Auf der Intensivstation

Auf der Intensivstation

Brigitte Teigeler, Sabine Walther

Brigitte Teigeler
Sabine Walther

Auf der Intensivstation

Patienten und Angehörige
zwischen Leben, Tod und Trauma

hogrefe

Brigitte Teigeler, Fachjournalistin, Dipl. Pflegewirtin, Marburg
Frankfurter Str. 53A
DE 35037 Marburg
mail@brigitte-teigeler.de

Dr. Sabine Walther M.A., Sprachwissenschaftlerin, Duisburg
Paschacker 77
DE 47228 Duisburg
sw@lektorat-walther.de

Bibliografische imInformation der Deutschen Nationalbibliothek
Die Deutsche Nationalbibliothek verzeichnet diese Publikation in der Deutschen Nationalbibliografie; detaillierte bibliografische Daten sind im Internet über http://www.dnb.de abrufbar.

Anregungen und Zuschriften bitte an:
Hogrefe AG
Lektorat Pflege
z.Hd. Jürgen Georg
Länggass-Strasse 76
3012 Bern
Schweiz
Tel. +41 31 300 45 00
info@hogrefe.ch
www.hogrefe.ch

Lektorat: Jürgen Georg, Martina Kasper, Franziska Schönberger
Herstellung: Daniel Berger
Umschlagabbildung: Tashi-Delek, Getty Images
Umschlag: Claude Borer, Riehen
Satz: punktgenau GmbH, Bühl
Druck und buchbinderische Verarbeitung: Multiprint Ltd., Kostinbrod
Printed in Bulgaria

1. Auflage 2022

(E-Book-ISBN_PDF 978-3-456-96151-4)
(E-Book-ISBN_EPUB 978-3-456-76151-0)
ISBN 978-3-456-86151-7
https://doi.org/10.1024/86151-000

Für Hermann – ohne den wir das Buch nicht geschrieben hätten.

Inhaltsverzeichnis

Vorwort

Mit den Augen der anderen

Eigentlich wollten wir ein ganz anderes Buch schreiben. Zu einem völlig anderen Thema. Die ersten Texte waren schon fertig, aber wir konnten uns nur schwer darauf konzentrieren, waren mit unseren Gedanken bei etwas anderem. Wir brauchten ein bisschen, es zu verstehen. Das war Mitte 2019.

Anfang 2020 haben wir das Buch geplant, das Sie jetzt in Ihren Händen halten. Im Frühjahr 2020 haben wir Jürgen Georg vom Hogrefe Verlag unsere Idee geschickt – und hatten drei Tage später die Zusage. Ein bisschen schwindelig war uns schon, dass es plötzlich so schnell ging.

Aber wer sind wir? Was eint uns? Warum haben wir dieses Buch gemeinsam geschrieben?

Beide sind wir Krankenschwestern, haben beide vor etlichen Jahren einen anderen Weg eingeschlagen, wie so viele Pflegende vor und nach uns auch schon. Heute arbeiten wir mit unterschiedlichen Schwerpunkten an und mit Texten. Wir schreiben, wir korrigieren, wir unterrichten, wir beraten – alles rund um Sprache. Wir lieben Wörter und Geschichten – und sind neugierig auf die Menschen dahinter.

2006 sind wir uns auf einem Schreibwettbewerb für Pflegende begegnet, den das Alumni Netzwerk Pflege braucht Eliten e. V. zum ersten Mal ausrichtete. Im wundervollen Kloster Irsee. Hermann war auch dabei. Es brauchte noch einen zweiten Schreibwettbewerb in Irsee, um zu spüren, dass uns drei mehr als Berufliches verbindet.

Anfang 2017 ist Hermann auf einer Intensivstation gestorben. Manches, was damals auf der Intensivstation passiert ist, verstehen wir erst heute, nach der Arbeit an dem Buch.

Hermann hat immer gesagt, es genügt nicht, wenn du einen Plan B hast, du musst auch einen Plan C haben und am besten auch einen Plan D.

Doch für etwas Schreckliches versagt jeder noch so gut durchdachte Plan.

Was aber können wir machen mit dem Schrecklichen, das in unser Leben gekommen ist, wenn wir nicht daran zugrunde gehen wollen? Was mit den Gedanken und Bildern, die niemals verschwinden werden? Schaut man sich um, gibt es unzählige wunderschöne, kraftvolle Lieder, berührende Geschichten und Gemälde, mit denen Menschen ihre Geschichten erzählen, ihr Erlebtes nutzen, um andere zu stärken, andere zu inspirieren, andere zum Umdenken zu motivieren. Sicher ist mehr als eine Forschungsarbeit vor dem Hintergrund der eigenen Biografie entwickelt worden, aus dem Wunsch heraus, verstehen zu wollen, warum etwas geschehen ist und was möglich ist, damit es zukünftig nicht mehr geschieht.

Auch wir haben unser Buch mit diesem Wunsch geschrieben.

Wir haben mit Mitarbeitenden und Betroffenen gesprochen und geschaut, was die Forschung sagt. Wir wollten wissen, was gut läuft auf Intensivstationen, was verbesserungswürdig ist, was nachahmenswert.

Was machen Pflegende und Ärzt*innen, um Patient*innen und Angehörigen das Erleben einer Intensivtherapie zu erleichtern? Was sind die Erfahrungen der Mitarbeitenden? Welche Wünsche haben sie? Was haben sie geändert, um etwas zu verbessern?

Was bedeutet eine Intensivstation für die Betroffenen? Worunter leiden Patient*innen? Was wünschen sich Angehörige? Die Geschichten, die uns ehemalige Patient*innen und Angehörige erzählt haben, sind berührend und oft schrecklich. Sie erzählen aber auch von der Kraft und Energie, die Mitarbeitende geben können. An manchen Stellen erscheinen sie uns wie ein Dankeschön an die Mitarbeitenden. Weil Pflegende Angehörigen zugehört haben, sie genau beobachtet, sich eingefühlt haben, konnten sie ihnen Mut machen, sie beruhigen und ihnen Hoffnung geben.

Wollen wir Dinge ändern, müssen wir den Perspektivwechsel wagen, versuchen, mit den Augen der anderen zu sehen. Dieser Versuch hilft uns, Brücken zu bauen, Verbindungen herzustellen, Hände zu reichen und sie zu ergreifen.

Mit diesem Buch möchten wir Sie einladen, auf die andere Seite zu treten.

Sie halten in Ihren Händen ein Lesebuch, das Sie nach Ihren eigenen Interessen lesen können. Die Texte bauen nicht aufeinander auf. Steigen Sie einfach dort ein, wo Sie es möchten.

Es ist ein Buch für jene, die neugierig sind und anderes ausprobieren möchten, und für jene, die etwas ändern wollen, aber nicht wissen, wie und mit wem.

Es ist ein Buch für jene, die sich mit ihren Wünschen und Ansprüchen alleine fühlen und ein Buch für jene, die daran zweifeln, ob sie den richtigen Beruf haben.

Und dann ist es auch für jene, die einfach mal schauen wollen, was die anderen machen.

Vielleicht inspiriert Sie das, was Sie hier finden ebenso wie uns, als wir davon erfahren haben. Manchmal konnten wir es gar nicht fassen, wie viel Tolles schon gemacht wird. Wir sind begeistert davon, mit wie viel Kraft und Engagement Mitarbeitende auf Intensivstationen Ideen umsetzen, um Patient*innen und Angehörigen die Intensivstation zu erleichtern.

Es wird vieles geben, das wir nicht gefunden haben, von dem wir deshalb leider hier nicht berichten können. Wenn Sie möchten, schreiben Sie uns. Erzählen Sie uns davon, was Sie gemacht haben. Wir würden uns freuen!

Die Interviews und Gespräche im Buch haben wir zwischen September 2020 und November 2021 geführt. Manche Sachverhalte können sich mittlerweile geändert haben, etwa wegen Veränderungen durch die Corona-Pandemie oder Personalwechsel.

Bei den Schilderungen der Erlebnisse von Patient*innen und Angehörigen werden Sie vielleicht die ein oder andere medizinisch-pflegerische Ungenauigkeit finden. Wir haben hier bewusst die Wortwahl der Betroffenen belassen. Nicht der medizinische Sachverhalt, sondern die Perspektive der Betroffenen steht in diesen Geschichten im Mittelpunkt.

Auch wir mussten bei der Arbeit an dem Buch immer wieder den Blick wechseln und haben aus unseren unterschiedlichen Perspektiven geschrieben: aus der Perspektive der Pflegenden, der Angehörigen, der Liebenden, der Freundin, der Forschenden, der Journalistin, der Leserin.

Jetzt sind wir fertig und sehr gespannt auf Ihren Blick.

Duisburg und Marburg im Dezember 2021
Sabine Walther und Brigitte Teigeler

Dank

Dieses Buch konnte nur entstehen, weil uns viele engagierte Menschen unterstützt haben – und es waren viel mehr, als wir zunächst gedacht haben. Aus Gesprächen haben sich neue Ideen und Kontakte ergeben, sodass unser Buch und die Geschichten darin „gewachsen" sind. Dieses Buch zu schreiben, hatte etwas von einer Entdeckungsfahrt, bei der wir viele besondere Menschen getroffen haben und immer wieder auf neue Themen gestoßen sind.

Ein großer Dank geht an alle Patient*innen und Angehörige, die bereit waren, uns ihre Geschichte zu erzählen. Ohne sie hätten wir dieses Buch nicht schreiben können. Sie haben uns an ihren Erinnerungen und Erfahrungen teilhaben lassen und sich dafür gedanklich in die Zeit des Intensivaufenthalts zurückbegeben. Wir danken ihnen für die sehr berührenden Gespräche, das Vertrauen und das große Interesse, das sie unserem Buchprojekt entgegengebracht haben. Sie haben damit nicht nur maßgeblich zu diesem Buch beigetragen, sondern uns auch immer wieder angespornt, weiterzumachen.

Ein herzlicher Dank geht an Ulrike Redlich von der Deutschen Sepsis-Hilfe, die den Kontakt zu mehreren Patient*innen und Angehörigen hergestellt hat und damit ein wichtiges Bindeglied zu den Betroffenen war. Auch Peter Nydahl, Angelika Zegelin und Lothar Ullrich standen uns mit vielen Ratschlägen und wichtigen Kontakten zur Seite und haben uns sowohl fachlich als auch ideell sehr unterstützt. Ein herzliches Dankeschön dafür!

Ein besonderer Dank gebührt unseren Gesprächspartner*innen aus den Kliniken – den Intensivpflegenden und -mediziner*innen Sebastian Allgäuer, Martin Glaser, Sabine Hermann, Carsten Jehle, Claudia Joneit, Sven Konrad, Steffen Krüger, Frank Sewing, Marina Ufelmann und Wanda Wuckert. Sie haben sich – und das in der Hochphase der vierten Pandemiewelle – die Zeit genommen, unsere Fragen zu beantworten und uns ihre Perspektiven zum Umgang mit

Intensivpatient*innen und den Angehörigen zu schildern. Es war eine große Freude, mit ihnen zu sprechen und ihr Engagement, Ideenreichtum und ihre Motivation mitzubekommen.

Ein herzlicher Dank geht auch an unsere Gesprächspartner*innen im Ausland: Phil Boncarda und Kelly Jones aus der Mayo-Klinik in Rochester, Minnesota, USA, Jos Latour von der University of Plymouth in Großbritannien, Paula Lykke vom norwegischen Intensivpflegeverband und Jürgen Maier vom Universitätsspital in Zürich. Wir danken ihnen für die spannenden Zoom-Gespräche und die wertvollen Einblicke in die Angehörigenbetreuung in anderen Ländern.

Weitere wichtige Gesprächs- und Interviewpartner*innen waren Anne-Bärbel Blaes-Eise von der Deutschen Stiftung Organtransplantation (DSO), die Psychologinnen Teresa Deffner und Jenny Rosendahl, die Seelsorgerin Heidemarie Hürten, der Pflegewissenschaftler Stefan Juchems, der Mediziner Matthias Thöns und der Jurist Wolfgang Putz. Sie haben uns in langen Gesprächen an ihren Erfahrungen teilhaben lassen und uns komplexe Themen verständlich nahegebracht. Ein großer Dank dafür!

Nicht zuletzt sind wir dem Hogrefe Verlag dankbar, und hier besonders Jürgen Georg, der sich sofort für das Thema begeistern ließ, uns bei der Umsetzung sehr unterstützte und uns größtmögliche redaktionelle Freiheiten ließ. Ein Dank geht auch an Martina Kasper, die sich unsere speziellen Satzwünsche geduldig anhörte und gekonnt umsetzte.

Ihnen allen gilt unser Dank für eine sehr schöne und verbindende Zusammenarbeit!

Marburg und Duisburg, Dezember 2021
Brigitte Teigeler und Sabine Walther

1 Das Erleben von Patient*innen und Angehörigen

Vier Patienten – vier Perspektiven

Woran erinnern sich Menschen, die über Tage oder Wochen beatmet und/ oder im Koma gewesen sind? Wie viel haben sie mitbekommen? Vier ehemalige Intensivpatientinnen und -patienten berichten.

„Mein einziger Halt waren mein Mann und meine Mutter"

Katharina T., 39, hat vier Wochen mit einer schweren Sepsis auf der Intensivstation gelegen. In dieser Zeit voller Albträume und Halluzinationen war ihre Familie der wichtigste Anker.

Es begann mit einer Halsentzündung, die in eine Mandelentzündung mit Abszess überging. Der Hausarzt riet mir, Novalgin zu nehmen, was ich dann auch über mehrere Wochen in Maximaldosis machte. Aber es wurde trotz Dauerschmerztherapie und Antibiotikum nicht besser. Ich hatte weiter hohes Fieber, konnte weder essen noch schlucken und habe mich dann irgendwann selbst ins Krankenhaus einweisen lassen. Was ich damals nicht wusste: Mein Körper hatte auf das Novalgin mit einer seltenen Nebenwirkung reagiert und mein Knochenmark arbeitete nicht mehr richtig – die Blutbildung war also gestört. In der Folge entwickelte ich eine schwere Sepsis mit Leberversagen und kurz darauf eine Lungenentzündung. Das wurde aber in der ersten Klinik nicht erkannt. Mein Zustand war allerdings mittlerweile so kritisch, dass ich per Helikopter in die nächste Uniklinik geflogen werden musste und dort direkt auf die Intensivstation kam.

Ich kann mich noch grob an den Flug erinnern, die Tage davor und danach liegen im Nebel. Auf der Intensivstation war ich nicht beatmet, aber sehr stark sediert. Etwa dreieinhalb Wochen war ich nicht wirklich zurechnungsfähig, bis ich dann mehr und mehr mitbekommen habe. An das, was sich auf der Intensivstation tatsächlich abgespielt hat und wie ernst mein Zustand war, habe ich nur wenige Erinnerungen und kann nur das berichten, was mein Mann mir erzählt hat. Unterbewusst habe ich jedoch sehr viel mehr mitbekommen, als man sich vorstellen kann.

Am schlimmsten waren für mich definitiv die Albträume und die Halluzinationen, die ich auf der Intensivstation hatte. Ich habe einen krassen Cocktail aus Schmerzmitteln, Sedativa und Beruhigungsmitteln erhalten. Wenn ich wach war, habe ich halluziniert. Daraufhin habe ich meist Schlaf- und Beruhigungsmittel erhalten. Ich bin zwar irgendwann eingeschlafen, aber dann fingen die Albträume an. Ich weiß nicht, was schlimmer war – die Albträume oder die Realität. Aber die Träume waren so schlimm, dass ich lieber wach sein wollte.

Ich habe zum Beispiel geträumt, dass die Krankenschwestern im Nachtdienst einer kriminellen Bande von Pflegenden angehörten. Die hatten sich zusammengetan und stahlen Medikamente aus dem Krankenhaus. Ich bin dieser Bande im Traum auf die Schliche gekommen, was wiederum die Krankenschwestern mitbekommen hatten und mich nun umbringen wollten. Und ich konnte nicht aus dem Bett! Es war wie ein Krimi mit mir als Mordopfer – und ich konnte nichts tun. Das war für mich die totale Realität. Ich konnte auch nicht zwischen den Pflegenden unterscheiden, mit denen ich im Traum zu tun hatte, und denen, die real da waren. Ich habe zu meinem Mann und meiner Mutter gesagt: „Hier passieren schlimmste Dinge." Sie haben mir zum Glück zugehört. Das Wichtigste in so einer Situation ist, dass einem geglaubt wird – egal, wie verrückt die Geschichte ist. Mein Mann hat immer gesagt: „Erzähl' mir alles genau, ich kümmere mich darum." Mein Mann war einfach toll in dieser Zeit.

Wenn ich nicht geschlafen habe, hatte ich häufig Halluzinationen. Plötzlich saß ein alter Mann an meiner Bettkante oder es lagen tote Tiere in meinem Bett. Mit meinem Mann habe ich darüber gesprochen, der hat mich dann beruhigt: „Da ist niemand." Den Pflegenden habe ich nichts gesagt. Ich dachte, sonst wird der Perfusor gestartet und die Träume gehen wieder los. Dieses Hin und Her zwischen Albträumen und Halluzinationen war der Horror. Ich war 36, hatte einen Job als Personalberaterin und hätte mir im Leben nicht vorstellen können, dass mir so etwas mal passieren würde. Ich habe mich auch geschämt, dass mein Gehirn nicht mehr richtig funktioniert. Das wurde erst besser, als ich von der Intensivstation verlegt und die Beruhigungsmittel ausgeschlichen wurden. Dann konnte ich auch mal ohne Albträume schlafen.

Mein einziger Halt in dieser Zeit waren mein Mann und meine Mutter. Wenn sie da waren, hatte ich das Gefühl, sie sind echt. Bei allen anderen Personen und

Ereignissen war ich unsicher: War das echt? Habe ich mir das eingebildet? Irgendwann wird man ja verrückt, wenn man sich immer wieder fragt: War das real? Mein Mann war meine wichtigste Bezugsperson, er hat mit den Ärztinnen und Ärzten gesprochen und für mich übersetzt. Dabei hat er mir immer ein Hoffnungsgefühl vermittelt: „Das bekommen wir hin." Wäre mein Mann nicht gewesen, hätte ich aufgegeben. Es hat mich wirklich am Leben gehalten, so einen Anker zu haben.

Am Anfang hat mein Mann nur meine Hand gehalten und an meinem Bett gesessen. Immer, wenn er da war, konnte ich schlafen und hatte auch keine Albträume. Ging er weg, bin ich wach geworden und die Träume kamen zurück. Auch meine Mutter hat oft meine Hand gehalten und mir manchmal etwas vorgelesen. Allein ihre Stimme zu hören, hat mir ein Gefühl von Sicherheit gegeben. In dem Moment war ich wieder ein kleines Kind. Manche Angehörige denken zwar: Die bekommt doch nicht mit, ob ich da bin oder nicht. Das stimmt nicht. Ich kann jedem nur empfehlen, so viel wie möglich da zu sein.

Als schlimm habe ich Geräusche und unangekündigte Berührungen erlebt. Wenn bestimmte Sinne nicht funktionieren, übernehmen andere Sinne. Bei mir waren der Tastsinn und das Gehör supersensibel. Kaum zu ertragen waren metallische Geräusche, zum Beispiel die Metalljalousien, die Bettpfannen-Spülmaschine oder wenn versehentlich etwas zu Boden gefallen ist. Oft habe ich diese Geräusche in meine Träume eingebaut. Dann habe ich manchmal sogar um Hilfe oder nach der Polizei gerufen.

Auch unangekündigte Berührungen waren ein Albtraum für mich. Das hat sich bis heute nicht gelegt – dabei bin ich früher immer ein sehr berührungsfreudiger Mensch gewesen. Aber ich habe etwa anderthalb Jahre in verschiedenen Kliniken gelegen, und dieses ständige Angefasst-Werden, gepaart mit dem Gefühl des Ausgeliefert-Seins hat seine Spuren hinterlassen. Jeder, der auf einer Intensivstation arbeitet, sollte sich vorstellen, im Bett zu liegen und rein gar nichts selbst machen zu können. Das ist so erniedrigend für jeden, der sich nicht komplett aufgegeben hat. Das ist der Horror.

Im Nachhinein hätte ich mir gewünscht, dass jemand ein Intensivtagebuch für mich geschrieben hätte. Ich habe später gelesen, dass es so etwas gibt. Für so ein Buch würde ich heute alles geben, einfach, um die verlorene Zeit rekonstruieren und dadurch besser verstehen und verarbeiten zu können. Und ich würde mir wünschen, dass die Pflegenden die Patient*innen immer ansprechen, bevor sie eine Pflegehandlung durchführen, ihnen möglichst viel erklären und sie wirklich als Menschen wahrnehmen. Und sie auch dann ernstnehmen, wenn sie verwirrt sind und ihre Erzählungen verrückt erscheinen. Das sind reale Ängste und Wahrnehmungen, die

Intensivpatient*innen haben! Auch würde ich mir wünschen, dass die Pflegenden sich so rücksichtsvoll wie möglich verhalten. Das bedeutet, unnötige Geräusche zu vermeiden, ebenso wie laute, oft auch private Gespräche vor den Patientenzimmern. Was mir in allen Kliniken negativ aufgefallen ist, ist, dass die Mitarbeitenden sich häufig über ihre Arbeit oder auch die Kolleg*innen beschweren. Ich weiß, die Bedingungen in der Pflege sind schwierig. Aber diese negative Energie überträgt sich auf die Patient*innen. Und sie sind doch diejenigen, denen es schlecht geht!

„Ich habe mich sehr verloren gefühlt"

Christoph H., 27, hatte innerhalb weniger Wochen zwei Not-Operationen mit anschließender Intensivtherapie. Seine Erfahrungen auf den beiden Intensivstationen waren – trotz ähnlicher Umstände – ganz unterschiedlich.

Es liegt knapp zwei Jahre zurück, dass ich zweimal auf der Intensivstation lag. Mir ging es vorher schon etwa ein halbes Jahr nicht gut, ich war häufig krank, hatte Fieber, bin nachts schweißgebadet aufgewacht und auch dreimal in der Notaufnahme gelandet. Eigentlich wohne ich allein, bin aber wegen meines schlechten Zustands vorübergehend wieder zu meinen Eltern gezogen. Drei Wochen nach Weihnachten bin ich dann ins Krankenhaus eingewiesen worden und die Ärzt*innen haben eine Mitralklappen-Endokarditis festgestellt, ausgelöst durch Streptokokken, bereits mit Embolisationen in Milz und Niere. Sie sagten, dass ich wahrscheinlich am Herzen operiert und dass meine Herzklappe ersetzt werden müsse. Als ich dann Sehstörungen bekam und ein dunkler Fleck auf meinem Handrücken auftauchte, ging es plötzlich ganz schnell. Die Ärzt*innen vermuteten eine Sepsis und ich wurde mit Blaulicht ins Herzzentrum gefahren.

Dort wurde ich in den OP-Saal geschoben und habe darauf gewartet, dass die Not-OP losging – keine schöne Situation. Ich weiß noch, dass ich dem Arzt gesagt habe, wie schade es sei, dass ich nicht mehr mit meinen Eltern sprechen könnte. Er hat dann meinen Vater angerufen und wir hatten ein sehr intensives, berührendes Gespräch. Ich habe ihm noch gesagt, dass ich ihn liebhabe – es war sehr bewegend. Ein bisschen Verabschiedung war irgendwie auch mit dabei.

Meine erste Erinnerung nach der OP habe ich an den Aufwachraum, wo ich mit gefühlt zehn Leuten lag. Ich war kurz wach, hatte das Bedürfnis zu wissen, wie spät es ist, bin dann aber wieder weggesackt. Als nächstes erinnere ich mich daran, dass meine Eltern neben mir standen, jeweils rechts und links an meinem Bett. Dieser erste Blick auf meine Eltern ist noch sehr präsent. Es war ein sehr schönes Gefühl von Wärme und Vertrautheit, die beiden zu sehen.

Von dort aus kam ich auf die Intensivstation, auf der ich etwa vier bis fünf Tage lag. Ich war nicht beatmet, habe aber Sauerstoff bekommen. In dem Zimmer lag ich zusammen mit einem Rumänen, unsere Betten standen sich gegenüber und wenn ich mich aufgerichtet habe, konnte ich ihn anschauen. Das hat mich irgendwie beruhigt. Es war zwar manchmal unruhig, weil er viel Besuch hatte, aber gestört hat mich das nicht. Überhaupt habe ich die Zeit auf dieser Intensivstation nicht negativ in Erinnerung. An einzelne Ärzt*innen oder Pflegende kann ich mich nicht erinnern, weiß aber noch, dass ich Besuch hatte. Meine Eltern waren da und mein Onkel. Und ein Priester ist gekommen und hat mir die Krankensalbung gespendet – ich bin katholisch. Als er das Ave Maria gebetet hat, sind mir die Tränen gekommen. Mich hat das sehr berührt. Es war das erste Mal nach der OP, dass ich geweint habe.

Von der Intensivstation wurde ich zunächst auf die Normalstation verlegt und dann in eine andere Klinik, die die Nachsorge übernommen hat. Dort ging es mir bereits deutlich besser, ich konnte meine Mahlzeiten am Tisch einnehmen und herumlaufen. Irgendwann war es mir beim Abendbrot ziemlich flau in der Magengegend und ich habe meinem Zimmergenossen gesagt: „Ich leg mich mal hin, mir geht es nicht gut." Dann muss ich wohl aufgestanden und gestürzt sein. Ich habe noch gehört, dass mein Bettnachbar meinen Namen gerufen hat. Bei diesem Sturz muss wohl meine Milz gerissen sein, die durch die Sepsis schon angegriffen war. Somit war wieder eine Not-OP erforderlich – nur drei Wochen nach der ersten OP. Und wieder wurde ich mit Blaulicht in ein anderes Krankenhaus gebracht, diesmal in die Uniklinik.

Bis ich operiert wurde, hat es gefühlt ewig lange gedauert. Mir war klar, entweder die Ärzte schaffen das jetzt oder es kann auch für mich heute zu Ende gehen. Ich habe gespürt, wie meine Lebenskraft sich zurückzieht und dass mein Körper sich darauf vorbereitet zu sterben. Ich habe die Situation aber nicht als schlimm erlebt. Ich hatte meinen Frieden schon damit gemacht, dass ich sterben könnte. Was ich sehr schlimm und traurig fand, war aber, dass ich mich nicht von meinen Liebsten verabschieden konnte.

Als ich nach der OP aufgewacht bin, war das erste, was ich dachte: „Meine Güte, jetzt bist du schon wieder so am Arsch." Ich hatte wahnsinnigen Durst, durfte aber nur einen kleinen Schluck trinken. Anschließend kam ich auf die Intensivstation, wo ich diesmal allein im Zimmer lag. Insgesamt habe ich die Zeit auf der zweiten Intensivstation – sieben Tage lag ich dort – als grauenvoll in Erinnerung. Ich habe mich sehr verloren gefühlt. Mich hat auch belastet, dass ich ganz allein im Zimmer lag. Auf der ersten Station war da ja noch jemand, ich war nicht komplett allein – das habe ich im Nachhinein mehr schätzen können. Meine Mutter war zu Besuch da, mein Vater auch, aber daran habe ich keine bewusste Erinnerung mehr. Das Gefühl des Verloren-Seins stand über allem.

Ich erinnere mich noch an zwei konkrete Begebenheiten. Für mich war das Essen immer sehr anstrengend und ich habe einer Krankenschwester gesagt, dass ich am Tag zuvor Tomaten gut vertragen hätte. Sie hat mir dann extra ein Knäckebrot mit geschnittenen Tomaten zubereitet. Das war positiv, auch wenn es an meiner Gesamtlage nichts geändert hat. Die zweite Begebenheit hatte ich nachts mit einem Pfleger. Ich hatte schon den ganzen Tag Rückenschmerzen gehabt und habe deshalb Morphium bekommen. Das hat aber nichts gebracht – ich hatte zwar einen Kick vom Morphium, aber die Schmerzen waren genauso schlimm. Nachts hatte ich dann wieder massive Rückenschmerzen und habe den Pfleger gerufen. Der fragte, ob ich Morphium möchte, was ich verneinte. Das ignorierte er aber und hat mir trotzdem Morphium verabreicht. Schlimm daran war für mich, dass der Pfleger einfach über meine Einwände hinweggegangen ist und ich nicht über mich selbst entscheiden durfte. Und danach war es natürlich noch schlimmer mit den Schmerzen. Es war ohnehin schon alles schlimm genug.

Diese beiden Aufenthalte liegen jetzt gut anderthalb Jahre zurück. Insgesamt war es eine sehr belastende Zeit. Ich könnte aber auch nicht sagen, dass es mir besser ergangen wäre, wenn dieses oder jenes anders gewesen wäre. Ich glaube, ich habe die Zeit insgesamt ganz gut verkraftet. Mir war aber schon im Krankenhaus bewusst: Da wirst du noch einiges verarbeiten müssen. Und der psychische Einbruch kam auch irgendwann in der Reha. Ich denke, ich habe das Ganze gut unter einem Deckel verpackt, der aber hochgeht, wenn bestimmte Reize kommen – von daher habe ich schon noch damit zu knuspern. Insgesamt war diese Krankheitserfahrung sehr prägend für mich, auch was meine generelle Einstellung zum Leben betrifft. Ich war auch schon vorher ein sehr ausgeglichener Mensch, das hat sich nach dieser Erfahrung nochmal deutlich verstärkt. Ich nehme alles sehr gelassen, weil ich denke: Ich lebe ja noch. Das kann man zumindest als positiven Effekt sehen.

„Ich war wie gefangen in meinem Körper“

Nach einem Routine-Eingriff lag Sandra G., 46, über ein halbes Jahr im Krankenhaus – mit zwei Intensivaufenthalten und mehr als 40 Operationen. Doch sie hatte ein Ziel, für das sie gesund werden wollte.

Zwischen meinen beiden Koma-Phasen hat mir eine Freundin von einer Weltreise mit dem Kreuzfahrtschiff Aida erzählt. Sie hat mir die Route geschickt und ich habe beschlossen: Genau diese Reise möchte ich in einem Jahr machen. Ich möchte die Christusstatue in Rio sehen, zu Fuß durch Sydney laufen und auf dem Tafelberg in Kapstadt stehen. Das habe ich auch den Pflegenden und Ärzt*innen erzählt. Manche haben mich belächelt und gesagt: „Ja, ja, kommen Sie erstmal hier raus“, andere haben mich bestärkt.

Ich war wegen eines Routineeingriffs in die Klinik gekommen. Meine Gebärmutter sollte wegen mehrerer Myome entfernt werden. Die Ärzte planten die Operation in Schlüssellochtechnik. Ich habe mehrfach gesagt, dass ich das für keine gute Idee halte, da ich schon sehr häufig am Bauch operiert worden bin und viele Verwachsungen habe. Die Ärzte haben nur abgewinkt: „Mit dieser Technik sind sie viel schneller wieder fit.“ Tatsächlich sollte es fast neun Monate dauern, bis ich wieder fit war. Zwei Tage nach der OP wurde die Drainage entfernt und es sprudelte Stuhl aus dem Loch. Darauf folgte die erste Not-OP, drei Tage später die zweite und dann wurde ich auf die Intensivstation verlegt.

In dieser ersten „Runde“, wie ich es heute nenne, lag ich zwei Monate auf der Intensivstation, davon sechs Wochen im Koma. Ich bin etwa 20-mal operiert worden, weil es immer wieder zu Leckagen am Darm kam. In dieser Zeit habe ich alle Komplikationen mitgenommen, die man so bekommen kann: Sepsis, Bauchfellentzündung, Nierenversagen, multiresistente Keime etc. Als ich dann aus dem Koma erwachte, hatte ich eine riesige Fistel auf dem Bauch, die wie ein künstlicher Darmausgang versorgt werden sollte. Fünf Wochen später wurde ich liegend in die Früh-Reha verlegt. Doch dort blieb ich leider nur fünf Tage, meine Fistel war nach unten gerutscht und galt als nicht mehr versorgbar. Also kam ich wieder zurück in die Klinik, damit die Fistel zurückverlegt wird.

Wieder folgte eine Not-OP nach der nächsten. Die Ärzte legten mir eine Unterdruck-Pumpe an, eine sogenannte VAC-Pumpe, die Heilgewebe erzeugen sollte. Das hat aber nicht geklappt, auch hier kam es immer wieder zu Dünndarm-Rissen. In dieser „zweiten Runde“ war ich etwa sieben Wochen auf der Intensivstation, davon fünf Wochen im Koma, mit rund 25 OPs und wieder mit zahlreichen Komplikationen. Besser wurde meine gesundheitliche Situation erst, als mir ein Stück Dünndarm komplett entfernt wurde. Eine Woche später konnte der Bauch endgültig verschlossen werden, das war allerdings fast ein halbes Jahr nach der ersten OP.

Das Aufwachen aus dem Koma war beide Male nicht leicht. Ich hatte überhaupt keine Kraft und konnte mich nicht mal allein zur Seite drehen oder mein Becken anheben, um auf den Schieber zu gehen. Ich war wie gefangen in meinem

Körper. Ich war zwar nicht fixiert, aber durch die vielen Schläuche und Elektroden war ich irgendwie doch wie angebunden. Es war ein Gefühl der Orientierungs- und Ausweglosigkeit. Das Aufwachen nach dem zweiten Koma war gefühlt noch anstrengender. Es hat etwa zwei Wochen gedauert, bis ich wirklich wieder orientiert war. Auch für meinen Vater muss das wahnsinnig hart gewesen sein. Meine Mutter ist 2007 auf einer Intensivstation verstorben, und ich lag 2010 schon mal für eine längere Zeit auf der Intensivstation.

Nach dem ersten Aufwachen war mir überhaupt nicht klar, warum ich auf der Intensivstation bin. Es gab einen supernetten Pfleger, der mir das mit viel Geduld immer wieder erklärte. Ich war jedes Mal froh, wenn er kam und sagte: „Ich bin heute für Sie zuständig." Dann wusste ich: Heute wird ein guter Tag. Er hat sich Zeit genommen und mir auch mal etwas Persönliches erzählt, zum Beispiel von seinem Sohn. Er galt als streng und manchmal, wenn ich gesagt habe, ich habe keine Lust, hat er gesagt: „Es muss trotzdem sein." Aber er hat mir immer erklärt, warum es wichtig ist, und dann war es auch okay. Auch hat er sehr schnell erkannt, wenn es mir mal nicht gut ging. Einmal kam er morgens zu mir und stellte gleich fest: „Ihnen geht es irgendwie nicht gut, oder?" „Mir ist, als ob ein Backstein auf meiner Brust liegt", habe ich gesagt. Er hat dann gleich die Ärzte gerufen und tatsächlich waren es erste Anzeichen einer Sepsis.

Ich habe meinen Lieblingspfleger sogar einmal in einen meiner Träume eingebaut, die ich auf der Intensivstation hatte. Ich bin von Moskau mit einem kleinen lebendigen Bären zurück nach Deutschland geflogen, und der Pfleger war der Major, der mitgeflogen ist. Interessant war, dass ich den ganzen Tag Benzingeruch in der Nase hatte, weil eine Schwester mir morgens das Stoma gesäubert hatte – und nachmittags hat der Pfleger gearbeitet. Überhaupt habe ich viel geträumt, aber überwiegend waren es schöne Träume, in denen ich in fernen Ländern wie Thailand oder Russland war. In einem Traum war ich bei meinem Bruder, der in einem sehr futuristischen Haus wohnte, das alle körperlichen Funktionen überwachte. Das Haus hat mich gefangen genommen, in den Keller gebracht und mich komplett überwacht. Diesen Traum kann ich heute nachvollziehen, weil ich ja immer wieder in den OP gebracht wurde.

Ich erinnere mich auch, dass mir von den Pflegenden wiederholt eine Maske aufgesetzt wurde – ich glaube, es war eine CPAP-Maske –, weil ich anfänglich Probleme mit der Atmung hatte. Die meisten haben die Maske einfach aufgesetzt, und ich weiß, dass ich sie einmal einfach abgerissen habe. Dann kam eine Schwester und sagte streng: „Sie wissen wohl gar nicht, wie schlecht es Ihnen geht!" Nein, das wusste ich tatsächlich nicht. Der Pfleger hat mir dann erklärt, dass ich die Maske brauche, damit ich keine Lungenentzündung bekomme, und dass es wichtig ist, dass ich sie dreimal am Tag für eine halbe Stunde aufbehalte. Mit einer solchen Erklärung konnte ich das akzeptieren. Wenn ich aber nicht weiß, warum und wie lange es dauert, ist es nicht verwunderlich, wenn ich Maßnahmen verweigere.

Das ist auch etwas, dass ich mir stärker von den Pflegenden und Ärzt*innen gewünscht hätte, dass sie viel mehr erklären. Und nicht nur die alltäglichen Sachen, sondern gerade die invasiven und unangenehmen Maßnahmen, die sie an mir durchführen, und das am besten auch wiederholt. Und dass sie mehr mit den Patient*innen reden und ihnen auch zuhören. Ich erinnere mich an einen Oberarzt, der zu mir kam und sagte: „Sie haben einen multiresistenten Keim" und dann gleich wieder gegangen ist. Als ich fast ein Nierenversagen hatte, kam derselbe Arzt zu mir und sagte: „Sie brauchen einen Port." Und schon wieder war er verschwunden. „Nein", habe ich nur gesagt. Eine Woche später, als der Chefarzt mir das genau erklärte, habe ich einer Portanlage auch zugestimmt. Wenn man sich Mitarbeit vom Patienten wünscht, muss man sich auch die Zeit nehmen, das so zu erklären, dass der andere es versteht.

Und ich würde mir wünschen, dass die Personen, die dort arbeiten, sich vorstellen, auch mehrfach. Das haben viele Ärzt*innen und Pflegende nicht gemacht. Eine junge Pflegerin kam einmal zu mir und sagte: „Ich weiß nicht, ob Sie noch wissen, wer ich bin. Ich heiße Sarah und ich betreue Sie schon seit ein paar Tagen." Das fand ich sehr gut. Schön wäre es auch, wenn man ein Einzelzimmer hätte – zumindest, wenn man wach ist. Und ich hätte mir mehr indirektes Licht gewünscht. Wenn man als Patient so vor sich hinliegt, braucht es keine Festbeleuchtung.

Ein Dreivierteljahr nach diesem Intensivaufenthalt habe ich es tatsächlich geschafft, eine viermonatige Weltreise zu machen und kam erholt, gestärkt und ohne neue gesundheitliche Probleme zurück. Aus Rio, Sydney und Kapstadt habe ich dem Intensivteam auch eine Postkarte geschickt. Für mich war es während der Erkrankung extrem wichtig, Ziele zu haben. Ich wollte zurück in meine Wohnung, die im 3. Stock liegt, und ich wollte diese Reise machen. Ich konnte also nicht trödeln mit dem Gesundwerden. Beides habe ich geschafft.

Ich bin meinem Vater sehr dankbar, der jeden Tag zwei Stunden an meinem Bett gesessen hat, und den Ärzt*innen und Pflegekräften auf der Intensivstation, die viel geleistet und viel Geduld mit mir gehabt haben. Ich war manches Mal am Boden zerstört und habe mich oft gefragt: Wo ist das Licht am Ende des Tunnels? Deshalb bin ich auch dem viszeralen Chefarzt dankbar, dass er die Geduld hatte abzuwarten und immer wieder einen neuen Versuch zu starten.

„Es ist superwichtig, wie Ärzte und Pflegende mit Patienten sprechen"

Matthias B., 58, hat nach einer großen Bauch-OP einen Tag auf der Intensivstation und vier Tage auf der Überwachungsstation verbracht. Als promovierter Germanist sind ihm vor allem ein paar kommunikative Stolpersteine im Gedächtnis geblieben.

An die ersten Tage nach der Operation habe ich nur wenige Erinnerungen. Meine Freundin war sehr überrascht, als ich ihr das erzählte. Ich hatte ja jeden Tag mit ihr telefoniert, ihr von meinen kleinen Fortschritten berichtet und gesagt, wie nett und kompetent das Pflegepersonal sei. Aber daran erinnere ich mich nicht mehr – vielleicht bedingt durch die vielen Medikamente oder den Schlafmangel, den ich in den ersten Tagen nach der OP hatte. Ich weiß noch, dass ich auf der Überwachungsstation regelmäßig von den Pflegenden mit all meinen Schläuchen und Ableitungen an die Bettkante gestellt wurde. Mir ist dabei am Anfang immer sehr übel gewesen und ich hatte große Angst, mich übergeben zu müssen. Nach einer großen Bauch-OP wäre das nicht so toll gewesen, das war mir schon klar. Am Tag nach der OP ist ein Arzt gekommen und hat meinen Bauch leicht berührt – das waren höllische Schmerzen, und es war wirklich nur ein vorsichtiges Berühren.

Dann erinnere ich mich an laute Stimmen und Satzfetzen, die eher beunruhigend waren. Eine Pflegende kam zum Beispiel zum Fiebermessen und rief laut: „Jetzt nicht erschrecken." Dabei hätte ich mich ohne diese Ankündigung wahrscheinlich gar nicht erschreckt. Andere sagten: „Jetzt wird es mal unangenehm" oder „Ich habe mal einen Anschlag auf Sie vor." Das klang alles eher so, als wäre man an einem gefährlichen Ort und müsste sich Sorgen machen. Ich hatte den Eindruck, dass die Pflegenden aus ihrer Erfahrung heraus negative Reaktionen der Patient*innen antizipieren und diese vorauseilend negieren: „Sie müssen keine Angst haben", „Sie müssen sich keine Sorgen machen" usw. Dieses negative Framing hat bei mir aber eher das Gegenteil bewirkt.

Ich erinnere mich auch schwach an die Visiten auf der Überwachungsstation, die mit lauten Stimmen überfallmäßig an mein Bett kamen. Generell hatte ich bei den Visiten im Krankenhaus – mit einigen Ausnahmen – den Eindruck, dass die Ärzt*innen sich vor allem mit ihren Kolleg*innen austauschen und über den Patienten eher hinwegreden. Dabei sollte die Visite ja ein Beratungsgespräch sein. Auch hatte ich den Eindruck, dass gerade bei Visiten viele private Daten preisgegeben werden, die Mitpatient*innen mithören – ob sie wollen oder nicht. Auf der Intensivstation geht das wahrscheinlich nicht anders, aber ob das rechtlich so in Ordnung ist, bin ich mir nicht sicher.

Meine schlimmste Erfahrung bei einer Visite hatte ich nach meiner ersten OP, bei der mittels Zystoskopie ein bösartiger Harnblasentumor entfernt werden sollte. Ein freundlicher Arzt hatte mich zuvor aufgeklärt, dass nicht in jedem Fall eine vollständige Entfernung des Tumors möglich sei, was dann später eine größere OP erforderlich machen könnte. Danach sehe es bei mir aber nicht aus, sagte er, was mich beruhigte. Bei der Visite am Tag nach dem Eingriff unterhielten sich die anwesenden Ärzt*innen zunächst einige Minuten miteinander, bevor ganz zum Ende hin eine Ärztin zu mir sagte: „Übrigens haben wir nicht alles rausbekommen, weil es zu viele Tumore waren. Ihre niedergelassene Urologin wird Ihnen dann erklären, was das bedeutet." Gedankenlos war nicht nur, dass die Ärztin diese Botschaft quasi ganz nebenbei am Ende platzierte und dann einfach alle verschwanden. Unglücklich war auch, dass sie mich mit diesem Wissen – ohne ein begleitendes Gespräch – aus dem Krankenhaus entließen.

Ich habe in einer anderen Klinik mit einem netten Oberarzt über das Thema gesprochen, der eine sehr vernünftige Einstellung dazu hatte. Er sagte: „Es ist superwichtig, wie Pflegende und Ärzte mit den Patienten sprechen. Der Körper heilt sich in vielen Fällen selbst, und eine gute Kommunikation kann diesen Genesungsprozess unterstützen." Das sei aber nicht allen Kolleg*innen bewusst, sondern hänge davon ab, inwieweit diese ihr Kommunikationsverhalten reflektieren und bereit seien, es anders zu machen. Aus meiner Sicht haben die Pflegenden hier sogar eine noch wichtigere Rolle als die Ärzt*innen. Mit dem Arzt habe ich vielleicht ein- bis zweimal pro Tag Kontakt, mit den Pflegenden bestimmt 15-mal.

Was mir auch im Kontakt mit Pflegenden und Ärzt*innen aufgefallen ist, ist die Attitüde, dass du genau das tun sollst, was sie von dir erwarten. Auf der Überwachungsstation wurde zum Beispiel stündlich der Blutdruck bei mir kontrolliert. Als ich gefragt habe, ob das auch nachts erforderlich sei, weil ich dann nicht schlafen könne, wurde dieser Einwand einfach so ohne Erklärung weggewischt. Ich hätte mir gewünscht, dass die Pflegende sagt: „Das ist Ihre Entscheidung, aber ich halte es aus diesem oder jenem Grund für sinnvoll, auch nachts den Blutdruck stündlich zu kontrollieren." So fühlt man sich in vielen Situationen als Patient nicht ernst genommen und entmündigt.

„Ich hatte immer wieder schreckliche Träume“

Anfang 2021 erkrankt Sascha R. an einer Covid-19-Infektion. Drei Wochen liegt er auf der Intensivstation – mit existenziellen Ängsten, bedrohlichen Träumen und absoluter Pflegeabhängigkeit. Doch er kämpft sich langsam in ein eigenständiges Leben zurück.

Den 13. März 2021 sieht Sascha R. heute als seinen zweiten Geburtstag. Es ist der Tag, an dem er nach einer Covid-19-Erkrankung und 13 Tagen Beatmung wieder aus der Sedierung erwacht. Sein Leben stand in dieser Zeit auf der Kippe, das weiß er im Nachhinein von den Ärzten, aber auch aus den bizarren Träumen, an die er sich erinnert. „Leben 2.0“ nennt der 46-Jährige sein Leben nun. Er ist sehr dankbar, dass es ihm heute gut geht – auch wenn er körperlich noch nicht wieder so belastbar ist und schneller kurzatmig wird. Seine Genesung hat aber nicht nur mit Glück oder dem deutschen Gesundheitswesen zu tun, ist er sich sicher: „Wenn ich nicht selbst den Arsch hochbekommen und so viel Unterstützung von meiner Familie und meinen Freunden gehabt hätte, wäre die Geschichte ganz anders ausgegangen.“

„Da habe ich plötzlich Panik bekommen“

Als er im Februar 2021 Kopf-, Gliederschmerzen und hohes Fieber bekommt, denkt Sascha R. zunächst gar nicht an Covid-19. Seit Wochen meidet er soziale Kontakte und hält sich streng an die üblichen AHA-Regeln. Durch seine Arbeit als Krankenpfleger ist er zwar im Kontakt mit Menschen, wird aber regelmäßig getestet und in seiner Einrichtung ist noch kein Coronafall aufgetreten. Er vermutet eine Grippe, fährt nach einer schlechten Nacht aber doch vorsichtshalber ins Testcenter.

Als er vom Labor den positiven Befund bekommt, begibt er sich direkt in Quarantäne. Er hat immer noch Fieber, teilweise bis 40 °C, nimmt Paracetamol und ist telefonisch mit seinem Hausarzt und dem Gesundheitsamt im Kontakt. Nach mehreren Tagen kommt ein trockener Reizhusten hinzu und Sascha merkt, dass irgendwas mit seiner Lunge nicht stimmt. Er ruft seinen Hausarzt an, der ihm eine sofortige stationäre Einweisung nahelegt. Der Rettungsdienst holt ihn mit Maske und Schutzanzügen ab und schließt ihn an die Sauerstoffsättigung an. „Die lag bei nur 67 %, und da habe ich plötzlich Panik bekommen“, erzählt er. Als Krankenpfleger ist ihm klar, dass die Lunge betroffen ist und dass er auf die Intensivstation kommt – dort, wo er früher selbst mal gearbeitet hat. „An Beatmung habe ich zu diesem Zeitpunkt noch gar nicht gedacht, aber an die vielen Medikamente, Geräte und Katheter; ich dachte nur, das willst du alles nicht."

Im Krankenhaus laufen zunächst Röntgen und weitere Untersuchungen. Ein Arzt kommt zu ihm und sagt: „Wir müssen schauen, dass Ihre O_2-Sättigung besser wird. Wir versuchen es mit einer Ozon-Sauerstoff-Therapie, aber wenn das nicht klappt, haben wir keine andere Option, als Sie maschinell zu beatmen und in ein künstliches Koma zu legen." Die Sättigung bleibt jedoch unter 70 %, und die Ärzte bereiten in Windeseile die Intubation vor. Dafür ist seine Einwilligung erforderlich. „Ich habe im Blindflug drei oder vier Papiere unterschrieben, ohne zu wissen, was ich unterschreibe", erzählt er. „Ich hatte Angst, aber ich wusste auch, ich bin körperlich an einem Punkt, wo ich das allein nicht mehr schaffe."

Er bittet darum, zwei letzte SMS-Nachrichten schreiben zu dürfen. Die eine geht an seine Mutter, die an diesem Tag beim Arzt und somit telefonisch nicht erreichbar ist. „Es wird nicht besser, Mama", schreibt er. „Die Ärzte haben entschieden, dass ich an die Beatmungsmaschine komme. Ali wird sich mit dir in Verbindung setzen und dir alles erklären." Ali ist sein bester Freund, an ihn geht die zweite Nachricht. Er bittet ihn, sich um seine Mutter zu kümmern. Auch gibt er seinen Freund als erste Kontaktperson für das Intensivteam an. „Ich wusste, dass Ali als Krankenpfleger den Ärzten anders zuhören und es dann meiner Mutter schonend beibringen kann."

Das letzte, was Sascha mitbekommt, ist, dass der Arzt vor der Intubation zu ihm sagt: „Wir geben unser Bestes und schauen, dass Sie so wenig wie möglich mitbekommen." Dann hört er nichts mehr.

Schweres Erwachen

Insgesamt liegt Sascha R. 13 Tage beatmet im Koma. Eine Lungenersatztherapie mit ECMO erhält er nicht, auch wird keine Trachealkanüle gelegt. „Ich war weg, mein Bewusstsein war komplett ausgeschaltet", sagt er. Nur dunkel erinnert er sich an das Aufwachen aus dem Koma: „Es war ein Gefühl, als würde ich im Erdgeschoss eines Hochhauses stehen und aus dem 10. Stock ruft mir jemand zu: ‚Sascha, Sascha!'. Und dann dauerte es eine Weile, bis ich gemerkt habe: Sascha, das bin ja ich."

Mehrere Tage vergehen, bis die Medikamente ausgeschwemmt sind und er klarer wird. Er hat Schwierigkeiten, die Ärzt*innen und Pflegenden hinter ihren Masken zu verstehen. „Sie haben sich über mich gebeugt und mit mir geredet, aber ich habe nichts verstanden. An ihren Augen habe ich jedoch gespürt, sie wollten mir Hoffnung geben. Ich habe deshalb immer Augenkontakt gesucht."

Am dritten Tag nach dem Wachwerden drückt ihm eine Pflegende das erste Mal ein Wasserglas in die Hand, um ihn selbstständig trinken zu lassen. Er lässt das Glas fallen, hat einfach keine Kraft. Danach bekommt er einen Schnabelbecher. Beim ersten Trinkversuch verschluckt er sich massiv, dabei ist er in fast aufrechter Position. In der Folge wird eine Schluckstörung zweiten Grades festgestellt und er bekommt alle Flüssigkeiten und Nahrungsmittel in angedickter Form. „Selbst der Brei war so, dass man ihn wie einen Käsekuchen hätte schneiden können, das war alles sehr unerfreulich", erzählt er.

Er hat keine Lust zu essen und fühlt sich auch kräftemäßig gar nicht in der Lage dazu. „Die 13 Tage Beatmung haben meinen Körper komplett lahmgelegt. Ich konnte nicht stehen, nicht laufen, nicht essen, mich nicht auf die Seite drehen, mich nicht aufrecht hinsetzen – ich hatte gar keinen Körperschwerpunkt mehr. Die Kraft kam einfach nicht zurück. In dieser Zeit habe ich das erste Mal Panik bekommen, dass ich nicht mehr der werde, der ich mal war", sagt er.

Träume von Verlassenheit und Hoffnungslosigkeit

Auf der Intensivstation verfolgen ihn auch bedrohliche Träume, an die er sich sehr klar erinnert. Sie alle handeln davon, dass er sich hilflos an einem verlassenen Ort erlebt, ohne Aussicht auf menschliche Hilfe. Er träumt zum Beispiel, dass er in die Radiologie gebracht und in ein CT- oder MRT-Gerät gelegt wird. Doch dort wird er vergessen. „Ich hatte nichts zu essen, nichts zu trinken und habe um Hilfe gerufen. Niemand ist gekommen", sagt er. In einem anderen Traum wird er zur Physiotherapie gebracht. Wieder befindet er sich in einem Raum ohne Menschen. Drohnen fliegen über ihn hinweg und scannen seinen Körper ab. Roboterarme greifen nach ihm und führen Bewegungen an ihm durch. Auf einem Touchscreen kann er die Bewegung des Roboters stoppen. Wieder ruft er um Hilfe, aber niemand kommt.

In seinem schlimmsten Traum wird er über Holland nach Asien verschleppt und dort in eine kleine Holzhütte gebracht, wo er vor sich hinvegetiert. Keiner bringt ihm etwas zu essen oder trinken, niemand spricht seine Sprache. Es ist ein langer und intensiver Traum. Nach und nach kommen immer mehr Personen in die Hütte, und er beginnt im Traum, sich von allen zu verabschieden. „Zu diesem Zeitpunkt hatte ich mit meinem Leben abgeschlossen, ich habe gedacht, es ist Zeit zu gehen", erzählt er.

Später erfährt er von den Ärzten, dass er in der Zeit der Beatmung eine Superinfektion hatte, was seinen Albtraum rational erklärt. „Mein Zustand war in der Zeit sehr kritisch", sagt er. Dieser Traum verdeutlicht seinen Lebenskampf, den er damals hatte, ist er sich sicher: „Die Medikamente haben schlimme Dinge mit mir gemacht. Während des Komas war mein Unterbewusstsein voll da. Ich hatte immer wieder schreckliche Träume.“ Wie lange er diese Träume hat, weiß er nicht mehr genau. Auch nach dem Erwachen aus dem Koma plagen ihn noch Träume, aber irgendwann werden sie hoffnungsvoller und hören schließlich auf.

Nachdem er aus der Beatmung erwacht, bleibt er noch zwei Tage auf der Intensivstation und kommt dann auf die IMC-Station. Er ist weiter komplett pflegeabhängig und erlebt sich als „sehr emotional, fast depressiv“. Es dauert Tage, bis er das erste Mal Besuch bekommen darf. Kurz davor telefoniert die Ärztin mit seinem Freund Ali und bittet ihn, dass er doch kommen möge – und nicht die Mutter. Sie möchte die Mutter schonen, denn Sascha hat durch die Bauchlage mehrere Dekubitalgeschwüre entwickelt, einen davon an der Nase. „Meine komplette Nase war schwarz“, erzählt er. „Die Ärzte haben mir gesagt: Das wird sich normalisieren, aber es braucht Zeit.“

Als Sascha seinen Freund sieht, ist er den Tränen nahe. „Mein erster Satz war: Hol‘ mich hier raus, die machen mich hier fertig.“ Er ist noch gefühlt in seinem Asien-Traum. „Ich habe gedacht, Ali ist um die halbe Welt gereist, um mich zu retten.“

Rückschlag auf der Normalstation

Von der IMC-Station wird er nach einer Woche auf die Normalstation verlegt. Er kommt in ein 4-Bett-Zimmer, wo er sich zusammen mit drei alten schwerkranken Männern wiederfindet. „Ich dachte, ich komme ins Sterbezimmer. Ich habe mich gefragt: Habe ich so gekämpft, um hier zu landen?“, erzählt er. Pflegerisch aufgenommen wird er von einer Schülerin, die ihm völlig unpassende Standardfragen stellt, zum Beispiel ob er einen Pflegegrad hat, einen Pflegedienst, ein Hörgerät. Er hat keine Klingel in Reichweite, kann sich nicht allein aufsetzen, keiner der Pflegenden schaut, wie es ihm geht. Er ist kurz vor dem Nervenzusammenbruch – hier komme ich nicht weiter, denkt er. Er ruft seinen Freund Ali an: „Bitte komm vorbei, so geht das nicht. Wir müssen eine andere Lösung finden.“ Sein Freund wendet sich an den Arzt der Intensivstation, der wiederum den Stationsarzt kontaktiert. Der sucht Sascha auf, nimmt sich Zeit für ein langes Gespräch und verlegt ihn in ein anderes Zimmer.

In der Woche auf der Normalstation wird Sascha bewusst, dass er jetzt für sich selbst einstehen muss. „Ich habe gemerkt, wenn du nicht selbst die Zügel in der Hand hältst, tut das niemand anders für mich. Du musst die Zähne zusammenbeißen, den Arsch hochbekommen und Dinge einfordern, sonst passiert nichts“, sagt er. Er fragt mindestens 20-mal nach Physiotherapie, fordert pflegerische Hilfe ein. Denn noch kann er nichts allein machen, weder aufstehen noch auf die Toilette gehen. Von der Intensiv- und der IMC-Station ist er gewohnt, dass immer jemand in Reichweite ist, sich kümmert und nach ihm schaut. Das ist auf der Normalstation anders. „Ich war bestimmt ein sehr unangenehmer Patient, aber die pflegerische Unterstützung war einfach nicht da", sagt er. „Ich mache meinem Berufsstand da auch keinen Vorwurf, die Personalsituation ist, wie sie ist."

Langsame Schritte nach vorn

Nach zwei Tagen kommt die Physiotherapeutin das erste Mal zu ihm, eine erfahrene Frau, die schon lange in ihrem Job ist. Sie spricht ihm Mut zu: „Ich merke, dass Sie Kampfgeist haben. Sie dürfen aber keine Wunder erwarten. Wir werden Schritt für Schritt schauen, dass Sie vorankommen." Sie zeigt ihm Übungen, mit denen er im Bett seine Arm- und Beinmuskeln trainieren kann und die er täglich wiederholen soll. Er merkt, dass seine Kraft – je mehr er übt – langsam zurückkommt. Als sein Freund Ali ihn mit seinem Theraband im Bett sieht, lacht er und sagt: „Ich erkenne dich ja gar nicht wieder." Kein Wunder, meint Sascha: „Ich bin eigentlich eher der bequeme Typ – so nach dem Motto: Man kann Sport machen, muss es aber auch nicht."

Zusammen mit der Physiotherapeutin gelingt es ihm das erste Mal, sich an den Bettrand zu stellen. Auf der Intensivstation war er dabei noch kollabiert. Er ist stolz, merkt aber auch, wie kraftlos er ist. „Das, was früher Beine waren, war auf einmal Pudding", sagt er. Seine Mutter, die ihn nun auch besucht, bringt ihm ihren Rollator mit, mit dem er – zwei Tage nach dem Stehversuch – seine ersten Schritte meistert: zunächst drei Schritte, am nächsten Tag fünf Schritte. Der Tag darauf ist ein Samstag und Ali kommt vorbei. Er bringt ihm einen Lolly von seiner Frau mit. „Den musst du dir aber erarbeiten", sagt er. „Wenn du sieben Schritte schaffst, bekommst du ihn." Während er mit dem Rollator langsam Fuß vor Fuß setzt, läuft Ali mit dem Toilettenstuhl hinter ihm her – für den Fall, dass Sascha sich plötzlich hinsetzen muss. „Ich habe mich dann so sicher gefühlt, dass ich mir gesagt habe: Diesen Lolly werde ich mir verdienen." Aus sieben Schritten werden schließlich 50. Danach ist er zwar klatschnass geschwitzt, aber auch stolz. „Das war der Punkt, wo es bei mir Klick gemacht hat. Ich wusste: Jetzt schaffe ich das."

Von diesem Zeitpunkt an traut er sich immer mehr zu und macht Tag für Tag Fortschritte. Der Blasenkatheter wird gezogen, er kann endlich wieder allein auf die Toilette. Täglich kommt einer seiner Freunde vorbei und übt mit ihm das Laufen. Bald schafft er es – mit Begleitung – bis zum Haupteingang des Klinikums und sich dort auf eine Bank zu setzen. Das erste Mal 350 Schritte am Stück! Draußen überrascht ihn ein kleines Empfangskomitee, seine Mutter und mehrere Freunde sind da und feiern das Wiedersehen.

Schon wenige Tage später kommt die Nachricht, dass er in die Frührehabilitation gehen kann. Da er wegen Corona weiter nur sehr eingeschränkt Besuch empfangen kann, organisiert er sich einen WLAN-Cube, um sicher mit seinen Freunden und seiner Familie im Kontakt bleiben zu können. Auch in der Früh-reha fordert er von den Physiotherapeut*innen und Ergotherapeut*innen immer wieder zusätzliche Übungen ein. „Wenn ich denen nicht auf die Füße getreten wäre, wäre wenig passiert“, sagt er. Diese Hartnäckigkeit zahlt sich aus. Er lernt in kurzer Zeit wieder, sich zu duschen, Treppen zu steigen, sich selbstständig zu versorgen. Zwei Wochen nach der Aufnahme kann er nach Hause entlassen werden.

„Ich habe in dieser Zeit definitiv einen Engel neben mir gehabt“

Sein Intensivaufenthalt liegt nun ein halbes Jahr zurück. Heute geht es ihm gut, auch wenn er kürzlich wegen einer Entzündung des Sehnervs wieder für eine Woche ins Krankenhaus musste. Noch sind die Ärzte unsicher, ob seine Probleme mit dem Sehen eine Long-Covid-Erscheinung sind. Seine körperliche Belastbarkeit sieht er bei 60 Prozent, seine kognitive Belastbarkeit schätzt er deutlich besser ein. Auch psychisch geht es ihm gut. Er versucht, offen mit seiner Covid-Erfahrung umzugehen und redet mit vielen darüber, mit Freunden, aber auch mit Fremden. „Mir tut es einfach gut, darüber zu reden“, sagt er. Er hat zwar hin und wieder kleine Flashbacks von der Zeit im Krankenhaus, aber das sieht er als „Teil der Verarbeitung“.

Seit Juli arbeitet er wieder in Vollzeit, nachdem er über mehrere Wochen hinweg langsam seine Arbeitszeit gesteigert hat. Er hat sich nach seiner Erkrankung entschieden, wieder festangestellt zu arbeiten, vorher war er selbstständig. Damals hatte er manchmal 12 bis 16-Stunden-Tage. Das möchte er nicht mehr, ebenso wenig wie die Unsicherheit, die mit einer Selbstständigkeit einhergeht. Heute möchte er gelassener sein, mehr genießen können und sich unwichtige Dinge nicht mehr so zu Herzen nehmen. Auch das hat sich durch seine Erkrankung geändert. Er weiß, dass es ihm deutlich besser geht als vielen anderen Betroffenen, die schwer an Covid erkrankt sind. „Ich falle unter Gottes Gnade“, sagt er. „Ich habe in dieser Zeit definitiv einen Engel neben mir gehabt. Mein Glaube ist ein Anker für mich und hat durch die Erkrankung nochmal eine andere Festigkeit bekommen.“

Kritisch sieht er die Strukturen im Gesundheitswesen, die er als Betroffener nun ganz anders mitbekommen hat. „Man ist eine Nummer unter vielen. Es fehlt einfach an Personal und Zeit“, sagt er. „Das ist umso schwerwiegender, wenn du alt bist, nicht mehr gut hören kannst oder Migrant bist.“ Er ist sich sicher, dass es dringend eine andere Personalquote braucht, damit die Menschen im Krankenhaus die pflegerische Versorgung und Ansprache bekommen, die sie brauchen. Im Moment sei das nicht der Fall, meint er. „Der Mensch selbst kommt in diesem System einfach zu kurz.“

Zwischen Hoffen und Bangen

Muss ein Familienmitglied intensivmedizinisch behandelt werden, ist dies für die ganze Familie eine enorme Belastung. Drei Angehörige berichten.

„Die Ohnmacht war das Schlimmste“

Lisa, 26, lag nach einem septischen Schock zwei Wochen auf der Intensivstation. Infolge einer Komplikation mussten ihr beide Unterschenkel amputiert werden. Ihre Mutter, Astrid B., 51, war in dieser Zeit von morgens bis abends bei ihr.

Ich erinnere mich noch sehr gut an den Tag, als Lisa uns aus der Rehaklinik ein Video geschickt hat – fünf Monate nach ihrem Intensivaufenthalt war das. Es zeigt, wie sie mit ihren beiden Prothesen selbstständig die ersten Schritte macht. Wir haben so geweint vor Freude! Ich hätte nicht gedacht, dass sie es so schnell schafft, auch wenn ich weiß, dass unsere Tochter ein sehr willensstarker Mensch ist. Im Juli ist es passiert, im November hat sie ihre ersten Schritte gemacht und im Mai drauf – also nur zehn Monate später – ist sie wieder in eine eigene, barrierefreie Wohnung gezogen. Ich bin so stolz auf sie. Ich weiß nicht, ob ich das so geschafft hätte.

Es fing ganz harmlos mit Grippesymptomen an. Der Arzt schrieb Lisa krank, er riet ihr, Paracetamol zu nehmen und sich zu schonen. Sie entschied sich, trotzdem mit ihren Freunden zu einem Festival nach Hamburg zu fahren – das war lange geplant. Dort angekommen, ging es ihr aber schon sehr schlecht, sodass sie nur im Hotel geblieben ist. Das ist sehr untypisch für sie – sonst gibt sie immer Vollgas und nimmt alles mit. Ihre Freunde haben dann den Notarzt ins Hotel gerufen, der wiederum zu Paracetamol riet. Nachmittags war Lisa allein im Hotelzimmer und hat plötzlich heftigste Bauchschmerzen bekommen, sodass sie sich nur noch kriechend fortbewegen konnte. Sie hat sofort ihre Freunde angerufen, die den Rettungswagen haben kommen lassen. Ab diesem Zeitpunkt hat Lisa einen Filmriss. Im Krankenhaus ist sie direkt auf die Intensivstation gekommen. Sie war schon im septischen Schock, musste beatmet und dialysiert werden und kam an die Herz-Lungen-Maschine.

Mein Mann und ich haben mitten in der Nacht erfahren, wie schlecht es um Lisa steht. Plötzlich stand die Polizei vor unserer Tür und sagte, wir sollen uns im Hamburger Krankenhaus melden. Wir haben auf die Schnelle ein paar Sachen zusammengepackt, unser Pflegekind geweckt und sind zu dritt losgefahren – das war ganz surreal, wie in einem Film. Noch auf der Fahrt habe ich eine WhatsApp-Familiengruppe eingerichtet, um alle informieren zu können – wir haben noch drei weitere eigene Kinder. Diese Gruppe sollte für viele Wochen mein einziger Halt sein, die einzige Möglichkeit, Außenkontakte zu haben. Schon um sieben Uhr morgens kamen wir in Hamburg an und konnten Lisa sehen.

Mit den vielen Wassereinlagerungen sah sie sehr verändert aus. „Das ist nicht meine Lisa", habe ich gedacht. Ich war sehr erschrocken. Meine größte Angst in dieser ersten Zeit war, dass wir entscheiden müssen, ob die Apparate abgestellt werden sollen. Wir hatten doch nie mit ihr darüber gesprochen! Lisa hatte eine Meningokokken-Sepsis und in der Folge entwickelte sie ein Waterhouse-Friderichsen-Syndrom, eine schwere Komplikation der Sepsis. Dabei können Hände und Füße betroffen sein und in kurzer Zeit absterben. Ihre Hände hatten schwere Nekrosen, konnten aber gerettet werden. Ihre beiden Unterschenkel mussten amputiert werden. Sie hatte insgesamt mehrere OPs, ihre Milz musste entfernt werden und sie bekam diverse Hauttransplantationen. In dieser ersten Zeit hatte ich oft das Gefühl, dass die Ärzt*innen uns nur sehr dosiert informiert haben – wahrscheinlich aus Rücksicht und Sorge, dass wir es sonst nicht verkraftet hätten. Auch dass Lisa kurz nach der Aufnahme reanimiert werden musste, habe ich erst zwei Wochen später durch Zufall in der Patientenakte gelesen.

Lisa lag eine Woche im künstlichen Koma. Die Ohnmacht war das Schlimmste. Mich hat einfach nur die Hoffnung getragen, dass die Folgeschäden nicht zu schlimm sind. Ich bin in dieser Zeit bei meiner Tochter geblieben, mein Mann hat sich um unseren Pflegesohn gekümmert. Ich habe Lisa gestreichelt, mit ihr gesprochen, mit den Ärzt*innen geredet, meine Familie auf dem Laufenden gehalten und immer wieder auf die Monitore geschaut. Sonst konnte ich nichts tun. Ich habe diese Zeit sehr bewusst erlebt und gemerkt, ich bin genau richtig hier. Gefühle hatte ich in dieser Woche gar keine. Es war eine Mischung aus Funktionieren und Entscheidungen treffen, die nun anstehen. In Extremsituationen bin ich sehr strukturiert und kann gut Ordnung ins Chaos bringen.

Nach einer Woche ist Lisa aufgewacht und war einen Tag darauf bei Bewusstsein. Im Nachhinein hat sie gesagt: „Als ich gesehen habe, dass Mama da ist, wusste ich, alles wird gut." Das war ganz wichtig für sie. An die Zeit des Komas konnte sie sich nicht mehr erinnern und hatte auch keine Albträume. Wenn sie wach war und schlafen wollte, hatte sie aber häufiger Halluzinationen und hat dann Dämonen gesehen. Wegen des Tubus konnte sie zunächst nicht sprechen und aufgrund der Nekrosen an den Händen auch nicht schreiben. Später habe ich zu ihr gesagt: „Du warst wieder wie ein Baby, und ich konnte dich zum zweiten Mal päppeln, damit du wieder ins Leben kommst." Ich konnte versuchen, ihr zu helfen, die neue Situation zu verstehen – Stück für Stück. Die Infos habe ich ihr nach und nach gegeben, um sie nicht zu überfordern.

Ich durfte auf der Intensivstation von morgens bis abends bei ihr sein – dafür war ich sehr dankbar. Auch durfte ich bald pflegerische Aufgaben übernehmen, ich habe zum Beispiel Lisas Nekrosen eingecremt oder ihr die Zähne geputzt. Die Pflegenden waren sehr einfühlsam, sie haben mich nicht kontrolliert, sondern mich machen lassen und mir möglichst viele Freiheiten gegeben. Ich kann mich nur an einen negativen Vorfall erinnern: Ich habe meiner Tochter abends zum Einschlafen immer ihre Lieblingsmusik ans Ohr gelegt. Einmal kam eine junge Krankenschwester ins Zimmer und hat mich runtergeputzt, dass das mit dem Handy im Bett nicht gehe, die Keime wären gefährlich usw. Das hat mich so getroffen, ich habe mich so gemaßregelt gefühlt. Ich habe dann auch zu einer anderen Pflegenden gesagt: „Wir sind in einer Extremsituation, ihr dürft uns das Handy nicht wegnehmen. Es ist der einzige Kontakt zur Außenwelt für uns!"

Das ist aber auch das Einzige, was ich negativ in Erinnerung habe. Alles in allem habe ich mich von den Pflegenden sehr unterstützt gefühlt. Wir waren ein gutes Team – ich hatte das Gefühl, die Pflegenden sehen das auch so. Sie haben sich auch um mich gekümmert und eine hat mich sogar mal in den Arm genommen, als ich abends so fertig war. Eine andere hat kurz vor der Verlegung zu mir gesagt: „Sie haben Unglaubliches geleistet in diesen Wochen!" Das hat mich so angerührt, dass mir die Tränen gekommen sind. Insgesamt haben wir viel Empathie, Menschlichkeit und Bestärkung erfahren, von den Pflegenden, aber auch von den Ärzt*innen. Eine Krankenschwester sagte auch zu mir: „Hier brüht man irgendwann ab und lernt, Dinge nicht mit nach Hause zu nehmen. Aber Lisa, die nehme ich mit nach Hause." Diese Menschlichkeit ist wichtiger als alle Professionalität, das Gefühl: Du bist nicht verkehrt, hier darf alles sein.

Sehr nüchtern und zweckmäßig habe ich die Räumlichkeiten auf der Station erlebt. Auch die Geräuschkulisse war sehr belastend. Es gab zwar einen Aufenthaltsraum für Angehörige, aber der war so wenig ansprechend, dass es kaum möglich war, mal etwas abzuschalten und Kraft zu tanken. Schön wäre auch gewesen, wenn es eine Schlafmöglichkeit gegeben hätte, wenn nicht im Zimmer, dann zumindest im Krankenhaus. So habe ich mir privat ein Zimmer in Hamburg organisieren müssen. Verpflegt habe ich mich in der Cafeteria der Klinik, aber ich durfte auch mal in die Teeküche der Station, um mir einen Tee zu kochen.

Insgesamt war meine Tochter zwei Wochen auf der Intensivstation in Hamburg, kam dann für sechs Wochen in eine Dortmunder Klinik und von dort aus in eine Reha-Klinik nach Bayern. Ich selbst musste mich zu Hause dann erst wieder eingewöhnen. Wenn man zur Ruhe kommt, merkt man, wie erschöpft man ist. Ich war gefühlt im Burnout und habe dann erst realisiert, wie schlecht es mir geht. Rückblickend war ich während der ganzen Zeit im Krankenhaus aber nie verzweifelt. Es war eher so, dass die Emotionen bei mir hochkamen und die Tränen flossen, wenn mal etwas gut lief. Der Rückhalt meiner Familie und der Menschen um mich herum hat mir viel Kraft gegeben, aber auch mein Glaube. Ich hatte immer Zuversicht.

Lisa führt heute wieder ein selbstbestimmtes Leben, auch wenn die letzten anderthalb Jahre sehr hart für sie waren. Sie hat vor einem Jahr angefangen zu studieren, fährt selbstständig Auto, hat einen Freund. Sie geht sehr offen mit ihrer Erkrankung um, auch in der Öffentlichkeit. Sie war zum Beispiel im Stern-TV, im Mittagsmagazin und bei Arte. Ihr ist es wichtig, dass mehr über das Krankheitsbild der Sepsis aufgeklärt wird, um anderen damit helfen zu können.

„Das Menschliche kommt oft zu kurz"

Gertrud K., 75, hat ihren Mann in den letzten drei Jahren bei zwei Intensivaufenthalten begleitet. Dass sie selbst Krankenschwester ist, hat ihr in dieser Zeit sehr geholfen.

Es war an einem Donnerstag im Juni, als mein Mann im Garten mit einem Herzstillstand zusammenbrach und mehrmals vom Rettungsdienst reanimiert werden musste. Er wurde dann in die nächste Uniklinik auf die Intensivstation gebracht. In der darauffolgenden Nacht bekam ich selbst Herzprobleme. Ich hatte plötzlich Schmerzen und ein Engegefühl in der Brust, so als ob ich einen Herzinfarkt hätte. Ich habe morgens früh meine Tochter angerufen, die mich direkt zur Hausärztin brachte. Die Hausärztin führte die Erstuntersuchung durch und erkannte den Ernst der Lage. Daraufhin rief sie den RTW und sorgte dafür, dass ich in die gleiche Klinik komme wie mein Mann. Ich litt an einem Broken-Heart-Syndrom, wie mir die Ärzte später sagten – dabei lässt die Herzfunktion als Folge von starkem, emotionalem Stress akut nach.

Bereits am nächsten Tag ging es mir besser. Ich bekam Medikamente und die Herzkatheter-Untersuchung war unauffällig, sodass ich meinen Mann – auf Anordnung der Ärzte nur zusammen mit meiner Tochter – zum ersten Mal auf der Intensivstation besuchen konnte. Er lag im Koma und war beatmet. Vier Tage später erwachte er aus dem Koma und konnte extubiert werden. Wir waren alle guter Hoffnung, dass alles gut ausgehen würde. Aber kurz darauf bekam er eine Aspirationspneumonie mit anschließender Sepsis. So wurde er erneut intubiert und bekam später auch eine Trachealkanüle. In diesen zwei Wochen hatte ich sehr viel Angst. Wird er das überleben? Wird er danach geistig wieder voll da sein? Überhaupt: Wie wird es weitergehen? Als er den Luftröhrenschnitt bekam, mussten meine Kinder und ich mitentscheiden, ob dieser Eingriff erfolgen soll. Das war eine schwierige Situation, weil man nie genau weiß, was der andere wirklich will. Mein Mann spricht auch nicht gerne über solche Dinge und hatte bis dahin keine Patientenverfügung. Er hat sich dann langsam erholt und konnte nach zwei Wochen extubiert und auf die normale kardiologische Station verlegt werden. Bevor er nach Hause durfte, bekam er noch einen Defibrillator implantiert.

Knapp drei Jahre später folgte nach einer Bypass-OP der nächste Intensivaufenthalt. Die ersten beiden Tage nach der Operation verliefen gut, danach kam es zu schweren Herzrhythmusstörungen und mein Mann musste mehrfach geschockt werden. Einige Male ist sein implantierter Defibrillator angesprungen, einige Male musste er auch vom Team geschockt werden. Dies ging über mehrere Tage so. An einem Tag war das so häufig der Fall, dass ich dachte, er überlebt es nicht. Es war für mich schrecklich mitanzusehen.

Insgesamt lag mein Mann drei Wochen auf der Intensivstation. Meine Kinder und ich wussten, dass die Situation sehr kritisch ist, aber wir haben die Hoffnung nicht aufgegeben. Doch es gab immer wieder neue Komplikationen, zunächst ein Nierenversagen, dann folgten wieder Rhythmusstörungen. Mein Mann hat später zu mir gesagt: „Wenn ihr nicht gewesen wärt, hätte ich das nicht geschafft.“ Er hatte danach Albträume und hat auch immer wieder gesagt, dass er dort nicht wieder hin möchte. Er hat viel durchgemacht. Für uns ist es ein Wunder, dass er das überhaupt geschafft hat.

Ich bin selbst Krankenschwester. Dadurch konnte ich viele Dinge anders einschätzen. Wenn ich Laie gewesen wäre, hätte ich die Bedrohlichkeiten in vielen Momenten nicht erkannt. Im Krankenhaus habe ich aber nie groß erzählt, dass ich Krankenschwester bin. Manche schauen dann kritisch und mir ist es lieber, wenn ich erstmal als Laie gesehen und auch so behandelt werde. Die meisten haben das nach und nach ohnehin gemerkt. Meine Tochter ist Physiotherapeutin, und wir haben meinen Mann oft zusammen gelagert und brauchten auch sonst wenig Unterstützung von den Pflegenden. Ich wusste, was man machen muss, und das hat mir in dieser Zeit sehr geholfen.

Als Angehörige sind mir bei den Aufenthalten einige Dinge aufgefallen, die ich mir anders gewünscht hätte, zum Beispiel das ständige Warten vor der Tür. In der Regel war ich von morgens zehn Uhr bis abends um halb acht da. Wenn ich auf die Intensivstation kam, habe ich geschellt und musste in der Regel eine Viertel- bis eine halbe Stunde vor der Tür warten. Häufig lag es daran, dass das Pflegepersonal immer viel zu tun hatte. Positiv fand ich, dass wir – ich und meine Kinder – wirklich jederzeit zu meinem Mann durften. Und in dieser Zeit wollte er wirklich nur uns sehen. Er wollte auch nicht, dass seine Enkel ihn so sehen, dafür ging es ihm zu schlecht.

Die Gestaltung der Stationen habe ich als sehr unpersönlich und nüchtern erlebt. Es gab sterile weiße Wände und unzählige Apparate. An den Fenstern hingen graue Jalousien, auf die mein Mann immer starrte, alles wirkte sehr trostlos. Mein Sohn hat dann ein Familienbild mit allen Kindern und Enkelkindern als Riesenposter vergrößert und an das Fenster gehängt, sodass mein Mann von nun an immer auf das Poster schauen konnte. Alle waren begeistert von dem Bild und haben oft danach gefragt. Das war auch ein schöner Anknüpfungspunkt für Gespräche mit den Ärzten und Pflegenden.

Insgesamt würde ich mir eine freundlichere Umgebung für die Patienten und Angehörigen wünschen, in der es etwas mehr Ruhe und auch einen geregelten Tag- und Nachtrhythmus gibt. Auf der ersten Station lag mein Mann im Doppelzimmer und war nur durch eine spanische Wand von dem Nachbarpatienten getrennt. Es war unheimlich unruhig in diesem Zimmer, Privatsphäre gab es gar keine.

Sehr wichtig fände ich feste Zeiten, in denen man sich mit den Ärzten austauschen kann. Oft musste man ihnen wirklich hinterherrennen. Bei uns kam erschwerend hinzu, dass unsere Kinder nur abends da sein konnten. Dann waren die Ärzte aber nicht mehr da. Es wäre sehr hilfreich, wenn es feste Termine geben würde, zu denen man anrufen kann oder sicher angerufen wird. Wünschen würde ich mir auch, dass die Ärzte laiengerechter aufklären – und zwar in deutscher und nicht in lateinischer Sprache. Den Fachjargon, den die meisten sprechen, kann kein Laie verstehen. Mein Mann hört zudem schlecht, und wenn schlecht deutschsprechende Ärzte zu ihm kamen, war die Verständigung sehr schwierig für ihn.

Aus meiner Sicht wäre es wichtig, dass die Pflegenden und Ärzte mehr Zeit für die Patienten haben, dazu gehört für mich auch Zeit für menschliche Zuwendung. Das geht wahrscheinlich nur mit mehr Personal. Bei den Pflegenden und Ärzten habe ich sehr große Unterschiede erlebt – einige waren supernett und zuvorkommend, andere waren fachlich zwar sehr gut, aber man merkte auch: Die machen ihren Job – und mehr nicht. Ich finde, man sollte schon in der Ausbildung die kommunikativen Kompetenzen stärker fördern. Ich erinnere mich an einen Arzt, der mir zunächst mit seiner Art der Kommunikation negativ aufgefallen war. Er hatte gesagt, ich solle die Familie zusammentrommeln, mein Mann würde die Intensivstation nicht mehr lebend verlassen. Der gleiche Arzt hatte eine Woche später Nachtdienst und hat sich zu meinem Mann ans Bett gesetzt und ihn gefragt, ob er sich etwas wünschen würde. Mein Mann sagte, ja, er hätte mal wieder Appetit auf ein Glas Wein. In der Nacht darauf hatte der Arzt dann tatsächlich ein halbes Glas Weißwein für ihn dabei.

„Ich konnte und wollte das nicht entscheiden"

Barbara M., 47, lag nach einer Hundeverletzung zwei Monate auf drei Intensivstationen. Ihre Kollegin und beste Freundin Vanessa T., 26, war jeden Tag bei ihr. Als erste Ansprechperson sollte sie plötzlich Entscheidungen treffen, die sie absolut überforderten.

Es ist jetzt zweieinhalb Jahre her, dass meine Freundin Barbara plötzlich ins Spital musste. Es ging ihr richtig schlecht, und wir wussten nicht, warum. Zwei Tage zuvor hatte sie mit dem Hund des Nachbarn gespielt, der mit seiner Kralle in ihrer Lippe hängengeblieben war. Dann hatte er nochmal drüber geschleckt und Barbara hat nur gemerkt, wie das Blut herunterlief. Sie hat die Wunde gereinigt und sich nicht weiter Gedanken darum gemacht. Als es ihr plötzlich so schlecht ging, haben wir das auch gar nicht mit diesem Vorfall in Verbindung gebracht. Ich habe sie auf die Notfallstation des nächstgelegenen Spitals gebracht und bin dann wieder gegangen.

Irgendwann rief mich das Spital an und sie sagten, Barbara sei jetzt auf der Intensivstation. Sie hätten sie intubieren müssen, weil ihr Zustand so schlecht war. Ich bin dann noch am späten Abend ins Spital gefahren, und erst wollten sie mich gar nicht hineinlassen. Ich habe gesagt: „Ich bin die Ansprechperson, sie hat niemanden." Dann durfte ich zum Glück zu Barbara, habe an ihrem Bett gesessen und auch mit den Ärzten gesprochen. Die sagten mir, sie könnten mir keine Garantie geben, ob Barbara morgen noch lebt. Ich habe dann unserer Chefin informiert – Barbara und ich arbeiten zusammen in einem Altenheim –, die dann auch direkt gekommen ist. Die Ärzte wussten immer noch nicht, was mit Barbara los ist, und ich bin dann hoffnungslos nach Hause gefahren.

Als ich am nächsten Tag kam, hat eine sehr liebe Ärztin mit mir das Gespräch gesucht. Sie hat mich sehr verständlich und ausführlich aufgeklärt und mir gesagt, wie schlecht es um Barbara steht. Man hat gespürt, wie leid es ihr tut. Sie war sehr einfühlsam und hat mich sogar in den Arm genommen. Das hat mir sehr gutgetan. Nur ein paar Tage später hat mich das Spital angerufen und gesagt, sie könnten jetzt nichts mehr für Barbara tun und würden sich mit anderen Spitälern beraten. So kam es, dass sie in das nächstgrößere Spital verlegt wurde. Es ging ihr weiter sehr schlecht, und sie haben es mit neuen Antibiotika versucht. Nichts half. Mir ist dann der Hundekratzer eingefallen und ich habe das den Ärzten gesagt. Ich konnte mir zwar nicht vorstellen, dass es etwas damit zu tun hat, aber es war zumindest ein Hinweis. Und tatsächlich hat sich dann herausgestellt, dass die Infektion von einem Bakterium kam, das nur bei Hunden und Katzen vorkommt. Eine Übertragung auf den Menschen ist extrem selten.

Barbara ging es trotz der Antibiose weiter sehr schlecht, auch ihre Leber und andere Organe haben langsam versagt. Schließlich haben die Ärzte mich vor die Wahl gestellt: Ich sollte entscheiden, ob die Maschinen nun abgestellt werden oder nicht. Ich war wie vor den Kopf gestoßen und habe nur gesagt: „Das kann und will ich nicht entscheiden!" Es war furchtbar, dass es jetzt an mir hängen sollte, ob Barbara lebt oder nicht. Das war Horror! Ich habe gesagt: „Am Schluss entscheidet das Barbara, ob sie leben will oder nicht." Also blieben die Maschinen an. Nur kurze Zeit später kam der Arzt wieder zu mir und sagte, die letzte Rettung sei, wenn man Barbara einen Teil ihrer Füße wegnehme. Es gebe aber keine 100 %ige Sicherheit. Wieder sollte ich das entscheiden. Ich habe dann gesagt, ja, sie sollten es versuchen. Ich habe auch angemerkt, dass Barbara eine Mutter in Österreich hat, aber sie sagten mir, sie sei zu weit weg, um diese Entscheidung zu treffen. Zudem war ich diejenige, die ganz klar Barbaras Ansprechperson war – wir haben in den vergangenen Jahren viel Zeit miteinander verbracht und die gegenseitige Unterstützung und das Vertrauen haben uns sehr verbunden.

Ich habe dann noch Barbaras Mutter ausfindig gemacht – bis dahin kannte ich sie überhaupt nicht. Ich habe mit ihr telefoniert und musste ihr schweren Herzens die Situation erklären. Nur wie erklärt man einer 80-jährigen Frau, was mit ihrer Tochter in der Schweiz los ist, ohne dass sie sich zu viele Sorgen machen muss? Und sie konnte ja auch nichts machen und auch nicht sofort herkommen, sondern erst nach zwei Wochen. Zu dieser Zeit lag Barbara schon in der dritten Klinik und die Füße waren ihr teilweise abgenommen worden. Trotzdem hat ihre Mutter natürlich auf mich gezählt, sie hatte ja niemanden außer mir. Auch diese Situation war extrem schwierig für mich. Ich habe mich sehr allein gefühlt. Unterstützung habe ich vom Spital keine bekommen. Ich habe zwar mit verschiedenen Ärzten gesprochen, aber jeder hat mir eigentlich etwas anderes gesagt. Oder ich habe gar keine Infos bekommen – das war von Spital zu Spital unterschiedlich.

Insgesamt lag Barbara zwei Monate auf drei Intensivstationen, etwa zwei bis drei Wochen davon im Koma. Ich war jeden Tag bei ihr – bis auf eine Woche, wo ich im Urlaub war. Und da hat mir ein Arzt noch Vorwürfe gemacht, wie ich denn jetzt in die Ferien fahren könne. Ich bin trotzdem gefahren, ich habe diese Auszeit dringend gebraucht. Im Urlaub habe ich jeden Tag im Spital angerufen. Sonst war ich jeden Tag bei ihr, meistens nach meiner Arbeit – ich habe ja noch voll gearbeitet. Ich habe an Barbaras Bett gesessen und mit ihr so gesprochen und sie so behandelt, als wenn sie wach wäre. Manchmal gab es Momente, wo Barbara die Augen geöffnet hat. Sie wollte mir dann immer etwas sagen, aber ich habe sie nicht verstanden, weil sie ja nicht sprechen konnte. Das war schrecklich. Und dann kamen die Ärzte und Schwestern und haben sie wieder sediert.

Im ersten Spital konnte ich jederzeit kommen, in den beiden anderen gab es feste Besuchszeiten. In einem Spital durfte man pro Tag nur eine Stunde bleiben. Wenn ich zusammen mit einer Kollegin dort war, durften wir nicht zusammen hinein, sondern jede nur für eine halbe Stunde. Überhaupt habe ich mich nur im ersten Spital wohlgefühlt. Die sind sehr einfühlsam gewesen, und die eine Ärztin war wirklich super. Auch wie sie mit Barbara umgegangen ist, das war wirklich rührend. Die Ärzte in den anderen Spitälern haben gar nicht mit ihr gesprochen, obwohl sie im Koma lag. Dabei sagt man doch immer: Komapatienten hören alles! Und sie haben kein Wort gesagt, auch nicht beim Umpositionieren. Einfach umgedreht, zugedeckt und fertig.

Als Barbara dann aus dem Koma geholt wurde, war ich nicht dabei. Aber die Ärzte haben mich gebeten zu kommen, als sie extubiert wurde. Damit jemand da ist, den sie kennt, falls sie reden kann. Sie ist danach noch in eine Art Delir gerutscht, was aber wohl normal ist, wie die Ärzte sagten. Und so kam es, dass sie noch ein bisschen länger auf der Intensivstation lag. Die Ärzte haben gesagt, wir sollten vor Barbara nicht über ihre Füße reden. Sie wüssten nicht, ob Barbara schon realisiert hätte, was mit ihren Füßen passiert sei. Ich habe immer gefragt: „Warum sollen wir nicht darüber sprechen?" Das muss man doch offen kommunizieren. Letztendlich war ich diejenige, die es ihr gesagt hat. Aber ich hatte das Gefühl, sie hat es in dem Moment gar nicht wahrgenommen. Und ich habe sie dann immer mal gefragt: „Wie geht es denn deinen Füßen?" Oder: „Komm, wir cremen deine Füße ein." Ich wollte, dass sie wieder Bezug zu ihren Füßen bekommt." Barbara hatte schlimme Schmerzen, vor allem bei den Verbandwechseln. Eine Ärztin hat dann verordnet, dass sie ein Schmerzmittel bekommt, bevor die Verbände gewechselt werden. Aber dafür war eigentlich nie Zeit.

Barbara war nach den zwei Monaten im Spital noch zwei Monate in einer Rehaklinik. Sie kann jetzt, zweieinhalb Jahre später, immer noch nicht arbeiten und weiß nicht, wie es weitergeht. Das ist ein großer psychischer Druck für sie. Sie hat immer noch Albträume und Panikattacken und ist deswegen auch in Behandlung. In einem wiederkehrenden Traum sieht sich in einem See liegen und befindet sich gleichzeitig auf dem Dach eines Hochhauses, wo sie mich, eine andere Kollegin und einen Polizisten sieht, die nach ihr suchen. Sie sagt zu uns: „Ich lieg doch da unten im See, warum seht ihr mich nicht?" Diese Bilder kamen immer wieder, auch im Wachen, und haben sie sehr belastet. Sie hat deshalb bei einem Psychiater eine Hypnose gemacht, bei der sie herausgefunden hat, dass sie uns Kolleginnen so hilflos erlebt hat und dass es das war, was ihr so Angst gemacht hat. Sie hat gespürt, wie hilflos wir waren, und hat unsere Ängste quasi auf sich übertragen.

Ich selbst habe diese Zeit auf der Intensivstation noch nicht wirklich verarbeitet. Das Bild von Barbara, wie sie im Koma liegt, habe ich noch oft vor Augen. Das Schlimmste war, meine Kollegin lebend ins Spital zu bringen und dann zu sehen, dass sie fast überhaupt nicht mehr lebt. Rückblickend hätte ich mir viel mehr Unterstützung von den Ärzten und Pflegenden gewünscht, so wie ich es von der einen Ärztin im ersten Spital erlebt habe. Und auch, dass man mich ins Intensivtagebuch eingebunden hätte. Die Pflegenden haben ein Tagebuch geführt, aber davon wusste ich nichts. Ich habe mal gefragt, ob ich Fotos von Barbara machen darf – damit sie das später verarbeiten kann. Aber das war nicht gestattet. Schön wäre auch ein Ruheraum auf der Intensivstation gewesen, der den Angehörigen zur Verfügung steht. Oder dass man mal ein Getränk bekommt. Das Wichtigste wäre aber für mich gewesen, dass ich eben nicht entscheiden muss, wie es jetzt weitergeht. Das war schrecklich. Das wünsche ich keinem.

„Ich habe irgendwann einen Teil von mir abgeschaltet“

Ende 2016 kam der Mann der Autorin mit der Diagnose transitorische ischämische Attacke (TIA) auf die Intensivstation. „Nach drei Tagen können Sie wieder runter“, stellte man ihnen in Aussicht. Neun Wochen und zwei Intensivstationen wurden es tatsächlich. Als Hermann C. bewusstlos wurde, erfuhr seine Frau Sabine Walther von den Intensivtagebüchern und begann, ihrem Mann Briefe zu schreiben.

Auf der ersten Intensivstation war mein Mann sechseinhalb Wochen. Täglich musste ich dort an einer Gegensprechanlage um Einlass bitten. Ich fühle noch heute, wie mein Körper sich verkrampfte, wenn ich die Klingel drückte. Es war, als wäre mein Mann im Gefängnis. Immer wieder stellte ich mir vor, wie ich sein Bett heimlich von der Station schiebe, irgendwohin, wo es keine Türen, keine Schlösser, keine Grenzen gibt.

Mein Mann hatte große Angst vor Krankenhäusern. Als kleines Kind war er mehrere Wochen mit schweren Verbrennungen im Krankenhaus. Seine Eltern durften ihn nur durch eine Glasscheibe sehen. Danach hat er lange nicht gesprochen, nur im Sitzen geschlafen. Wenn seine Angst aus dieser Zeit hochkam, habe ich versucht, ihn damit zu beruhigen, dass er nicht allein sein würde, sollte er je ins Krankenhaus müssen. Davon habe ich dem Stationsleiter der Intensivstation erzählt. Er reagierte sehr verständnisvoll und willigte ein, dass ich auch außerhalb der Besuchszeiten da sein dürfe. Was er nicht sagte: Jede Pflegende konnte individuell entscheiden. Die meisten haben mich länger bleiben lassen. Aber es schien keine Absprache im Team zu geben. Täglich musste ich aufs Neue fragen. Niemals wusste ich vorher, wie lange ich da sein durfte. Das hat mich sehr belastet. Ich habe dem Stationsleiter deshalb einen Brief geschrieben, auf den er nicht reagierte. Ich habe versucht, mit ihm auf der Station zu sprechen. Nach einigen Tagen gelang es mir. An der Situation hat es nichts geändert.

Jeden Abend stand ich am Fenster unserer Wohnung, sah in die Dunkelheit, spürte die Angst meines Mannes und hörte meine Worte „Ich werde bei dir sein“.

Am 30. Dezember kam mein Mann auf die Intensivstation. Die Anfangsdiagnose wurde schnell verworfen. Er trübte zusehends ein, niemand wusste warum. Anfang Januar war er bewusstlos. Ich begann, ihm täglich zu schreiben. Über zwei Monate hinweg, auch als er wieder aufgewacht war. In dem Bewusstsein, dass er die Briefe später lesen würde, habe ich manches weggelassen und abgemildert, zum Beispiel vom Schlafen gesprochen und nicht vom Koma. Eine verrückte Idee aus heutiger Perspektive. Er hat das Schreckliche ja erlebt. Aber vielleicht habe ich es damals auch für mich selbst abgemildert.

Tagebuch 25. Januar 2017

„Mein über alles geliebter Schnups, du hast vierzehn Tage geschlafen und vieles nicht miterlebt. Danach hat es einige Tage gedauert, bis du so wach warst, dass wir sicher sein konnten, du erkennst uns. Diese Aufzeichnungen der Tage, die du ohne uns und wir ohne dich verbracht haben, sollen dir helfen, deine verlorene Zeit zusammenzukitten. Sie sagen, das hilft. Mir hilft es schon jetzt, in dieser Weise mit dir zu sprechen, zu wissen, dass du das irgendwann lesen wirst und wieder bei uns bist, wieder bei mir bist, wir uns wieder haben...“

Täglich rief ich um 9 Uhr auf der Intensivstation an und fragte, wie es meinem Mann gehe. Ich strukturierte meine Tage neu. Nach diesen Anrufen arbeitete ich. Versuchte alles andere auszublenden. Mittags fuhr ich mit dem Bus zum Krankenhaus. Irgendwann habe ich angefangen, mir auf dem Weg dorthin Geschichten über die Zeit mit meinem Mann nach der Intensivstation auszudenken. Wir haben beruflich und privat gemeinsam geschrieben. Ich habe mir vorgestellt, dass wir über die Zeit auf der Intensivstation schreiben. Jeder aus seiner Perspektive. In das Leben dieser Geschichten einzutauchen, die immer gut ausgegangen sind, hat mir geholfen. Abends haben mich Freunde abgeholt, haben mir Essen mitgebracht, haben mich erzählen lassen oder einfach mit mir geschwiegen.

Was von Anfang an die körperliche Situation meines Mannes mitbeherrschte, war ein Blutdruck, der völlig verrücktspielte. Ständig piepste der Monitor, weil der Druck entweder viel zu hoch oder zu niedrig war. Am zweiten Tag fragte mich die Stationsärztin einmal, ob ich vielleicht der Grund für die Blutdruckanstiege sein könnte. Sie hat ganz vorsichtig gefragt. Ich merkte, wie schwer ihr diese Frage fiel. Ich selbst hatte auch darüber nachgedacht und immer, wenn ich meinen Mann berührte, habe ich den Monitor beobachtet. Einen Zusammenhang zwischen meinen Berührungen und den Blutdruckanstiegen sah ich nicht. Es begann die Zeit des Rätselratens. Als Ursache für die Eintrübung vermuteten die Ärzte die Sedativa und setzten sie ab. Mein Mann wurde wacher, aber auch unruhiger, zog sich Braunüle und Magensonde raus, dann trübte er wieder ein. So ging es hin und her. Ich sah die Ratlosigkeit in den Augen der Ärzte. Täglich musste ich Entscheidungen treffen über das, was mit meinem Mann geschehen sollte. Ich hatte schreckliche Angst, das Falsche zu entscheiden. Wenn möglich, nahm ich jemanden mit in die Gespräche. Ich war unruhig und nervös, vergaß vieles. Meine Lieben dachten für mich mit. Ich war so unendlich dankbar, dass sie da waren.

Am vierten Tag gab es eine neue Diagnose: Vaskulitis. Sie begannen mit einer Kortisontherapie. Daraufhin ging es meinem Mann besser. Der Blutdruck stabilisierte sich ein wenig, eine erneute Untersuchung des Herzens ergab, dass es nicht geschädigt war. Am Morgen des darauffolgenden Tages rief mich die behandelnde Ärztin an und sagte mir, mein Mann sei aufgewacht. Ich fuhr sofort zu ihm. Er war ziemlich benebelt, so wie nach einer durchzechten Nacht, aber wieder bei uns. Wir, Freunde, Familie, waren überglücklich. Ich weiß noch, wie ich in sein Zimmer kam, er mich anlächelte und sagte „Mein Würstchen." So nannte er mich, weil ich aus seiner Perspektive ziemlich klein war. Er streichelte meine Wange und versuchte, mich zu umarmen. Gegen Abend wurde er wieder unruhig, zog sich Schläuche raus. Ein Anästhesist kam. Am nächsten Tag sollte eine Angiografie gemacht werden, um zu sehen, welche Gefäße von der Vaskulitis betroffen waren. Weil mein Mann so unruhig war, sollte die Angiografie in Narkose erfolgen. Wir hatten deshalb große Angst.

Das Ergebnis der Untersuchung war gut: Von der Vaskulitits waren nur Gefäße im Kopf betroffen. Die Kortisontherapie schien der richtige Weg. Dann kam wieder alles anders.

Nach der Angiografie wachte mein Mann nicht auf. Er hatte während oder kurz nach der Untersuchung einen Schlaganfall. Genau konnten sie es nicht sagen. Die behandelnde Ärztin zeigte uns das Röntgenbild, sprach von einem „großen" Schlaganfall. Ich erinnere mich, dass ich nichts mehr gefühlt habe. Ich weinte nicht. Ich glaube, ich habe irgendwann einen Teil von mir abgeschaltet. Ich versuchte, viel zu lächeln und zu lachen und niemals zu weinen.

Kurz darauf musste er beatmet werden. Mitte Januar erhielt er ein Tracheostoma. Er war immer noch bewusstlos. Langsam wurde seine Atmung besser, er musste nur noch durch die Maschine unterstützt werden – so erklärten es uns die Pflegenden. Manche erklärten uns alles sehr genau und gut und waren sehr einfühlsam. Das beruhigte mich sehr.

Die Kortisontherapie brachte Verbesserungen. Mein Mann schien ruhiger, atmete bald ohne Beatmungsgerät. Eine Ursache für die permanenten Blutdruckschwankungen gab es weiterhin nicht.

Tagebuch 15. Januar 2017

„Immer noch bist du allein in dem großen Zimmer. Das ist sehr schön, weil wir dann alle bei dir sein können. Wir spielen dir Musik vor, die du magst. Einmal am Nachmittag muss Daniel dich absaugen, damit du besser atmen kannst. Das ist schlimm für dich und ich frage mich, wie du das erlebst. Tut es weh? Hast du Angst? ...

Später sind wir allein. Es ist so schön, bei dir zu sein. Ich möchte das Krankenhaus nicht verlassen. Will einfach die ganze Zeit bei dir bleiben, mein Schnups. Ich vermisse dich so sehr. An dich gelehnt, deine Hand zu halten, dich zu spüren, deinen Blick, dein Lächeln, deine Witze, unsere Gespräche, die Diskussionen, unsere gemeinsame Tasse Kaffee, bevor du zur Uni fährst… Unser wundervolles Leben, das ich für nichts auf der Welt tauschen möchte. Was für ein Glück, dass du bei mir bist. Ich liebe dich."

Am 17. Januar sah ich meinen Mann nach 14 Tagen zum ersten Mal wieder mit offenen Augen.

Tagebuch 17. Januar 2017

„Als ich dein Zimmer betrete, sehe ich dich mit offenen Augen im Bett liegen. Ich lege rasch meine Tasche zur Seite. Streichle deinen Arm, deine Stirn und flüstere dir zu: ‚Hallo, mein Schnups.' Ich erzähle dir, wo ich herkomme. Dann fällt mir ein, dass ich dir sagen soll, wo du gerade bist. Weil du fast zwei Wochen geschlafen hast, musst du dich erst wieder orientieren. Du kannst nicht wissen, wo du bist. Nämlich im Krankenhaus. Du kannst nicht wissen, warum du im Krankenhaus bist. Ich sage dir das. Wähle ganz einfache Sätze. Brigitte hat mir einen Artikel gegeben, in dem steht, warum und wie man das machen soll. … "

Der Zustand meines Mannes war wie eine Achterbahnfahrt. An einem Tag gut, am nächsten schlecht. Aber er blieb wach.

Tagebuch 18. Januar 2017

„Heute hast du wieder fast drei Stunden gesessen. Dazu wurde dein Bett zu einem Sessel ‚verbogen'. Manchmal hast du deine Augen aufgemacht. Wir haben dir Fotos gezeigt … Es tut mir gut zu erleben, mit welch lieben Gefühlen du umgeben bist. …

Wenn wir alleine sind, rücke ich näher an dich heran. Ich lege meine Stirn an deine, nehme deinen Kopf in meine Hände, küsse dich. Bin ganz vorsichtig. Manchmal lege ich für einen kurzen Moment meinen Kopf auf deinen Arm, schließe die Augen und stelle mir vor, dass wir im Wohnzimmer sitzen und aneinander gekuschelt einschlafen. Alles ist in Ordnung. Ich möchte dich beschützen. Möchte die ganze Zeit bei dir sein, um aufzupassen, dass sie dir nicht wehtun. Ich hoffe, dass du vieles nicht intensiv erlebst. Ich hoffe, dass meine Liebe deine Wunden heilen hilft. …"

Ich habe immer versucht, mich auf das Positive zu konzentrieren, auf die Fortschritte. Ähnlich habe ich es beim Personal gemacht. Ich habe mich auf diejenigen konzentriert, die mir guttaten, diejenigen, die meinem Mann respektvoll begegneten. Die einfach lieb zu ihm waren. Diejenigen, denen ich Fragen stellen durfte, die auch meinem Mann erklärten, was sie taten, auch als er bewusstlos war. Diejenigen, die ihn und mich anlächelten.

Ich hatte das Gefühl, wir seien aus der Zeit gefallen, versehentlich in einem anderen Universum gelandet. Der Kalender zeigte Januar 2017. Für mich war 2016. Bis heute ist die Jahreszahl 2017 für mich unwirklich. Immer wieder habe ich darüber nachgedacht, was ich übersehen habe.

Am schwierigsten war es, zwischen den beiden Welten hin- und herzuwechseln. Die Grenzen zu überschreiten. Auf der Station anzurufen, vor der Stationstür zu stehen, die Station wieder zu verlassen.

Abends, wenn ich mich verabschieden musste, hielt mein Mann manchmal meine Hand fest, als wollte er mir sagen: Bleib. Nie sagte ich ihm, ich darf nicht. Immer sagte ich, ich gehe jetzt schlafen. Ich glaube, ich versuchte so etwas wie Normalität herzustellen: Du gehst schlafen. Ich geh schlafen. Alles ist gut.

Auch bei Therapien wie z.B. Logopädie wäre ich gern dabei gewesen, um von seinen Fortschritten zu hören, zu wissen, was er vormittags tat und auch, was ich selbst machen könnte.

Manchmal, wenn ich nachmittags kam, durfte ich nicht sofort zu meinem Mann. Oft erfuhr ich den Grund nicht. Ich erinnere mich an eine besonders schlimme Situation. Ich kam zur Besuchszeit, durfte aber nicht rein. Man sagte mir nur, ich müsse mindestens eine halbe Stunde warten. Als ich reindurfte, erfuhr ich, dass eine Kontrollgastroskopie gemacht worden war. Mein Mann hatte die Augen geschlossen. Als ich seine Hand nahm, drückte er meine ganz fest. In diesem Händedruck spürte ich all seine Verzweiflung. Ich hätte weinen können. Ich flüsterte ihm ins Ohr, dass ich ihn liebe. Streichelte ihn, legte meinen Kopf neben seinen. Ich hatte das Gefühl, ich bin nur halb. Meine andere Hälfte war weg. Ich fiel. Wo war ich? Wo war mein Liebster? Ich wusste, er sieht mich. Aber ich wusste nicht, wie wir die sichtbaren und unsichtbaren Grenzen überwinden konnten, die uns umgaben.

Vor der Glastür der Station wurde viel geweint und gefleht. Eine völlig überforderte junge Stationsassistentin hatte die Aufgabe, den Einlass der Angehörigen zu regeln. Wenn sie Angehörige abwies, konnte sie oft nicht sagen, warum. Ich sah die Gesichter der anderen, die wie ich abgewiesen wurden. Ihre Ängste und Hoffnungen, die Wut darüber, ausgeliefert vor dieser Tür zu stehen, die drinnen von draußen trennt und dass die da drinnen darüber entscheiden dürfen, ob wir da draußen unsere Liebsten sehen dürfen.

Ende Januar erfuhren wir, was mein Mann hatte: eine seltene Unterform der Vaskulitis, ABRA, so die englische Abkürzung, oder Beta-Amyloid-assoziierte Angiitis des ZNS. Andere Erkrankungen wurden nicht gefunden. Mit dem Verlauf des Aufwachprozesses waren die Ärzte zufrieden, ebenso mit der Hirnstrommessung und dem letzten Kopf-CT. Der schwankende Blutdruck blieb weiterhin ein Problem. Aber auch hier machte man uns Hoffnung. Es wurde in Aussicht gestellt, dass mein Mann in etwa 14 Tagen in eine Früh-Reha könne.

Weil ich mit meinem Mann kommunizieren wollte, habe ich versucht, Codes mit ihm zu vereinbaren: einmal Handdrücken für ja, zweimal nein.

Tagebuch 26. Januar 2017

„Ich schaue dir in die Augen und sage: ‚Schnups, wenn du mich erkennst, drück mal meine Hand.' Du hast meine Hand gedrückt. Heißt das, du hast mich verstanden oder war das Zufall? Ich stell eine ähnliche Frage und du machst es wieder. Dann frage ich dich, ob du mich sehen kannst und du schüttelst leicht den Kopf. Ist das eine richtige Antwort oder hast du einfach den Kopf hin- und herbewegt? Ich merke, dass das gar nicht einfach ist. Für uns beide. ... Ich nehme deine Hand und streichle sie. Du tastest mein Gesicht ab und gehst mir durch die Haare. Ich lege meinen Kopf an deine Brust. Dann denke ich, vielleicht tut dir das weh. Ich frage dich das und du schüttelst den Kopf. War das eine Antwort? Ich deute es so, weil du gleichzeitig mit deiner Hand meinen Kopf runterdrückst, als wolltest du sagen: Leg dich wieder zu mir. Das tue ich und so bringen wir die Zeit von 15 bis 17 Uhr zu. Es ist so wundervoll, neben dir zu liegen, dir so nah zu sein, deine Hand auf meinem Kopf zu spüren. Ich bin beruhigt und entspannt. Und der Stationsleiter hat doch tatsächlich zu mir gesagt, du seist nicht ‚kooperativ'. Was der wohl sieht?"

In den folgenden Tagen wurde mein Mann wacher, seine Augen blickten klarer, er war sehr aktiv, bewegte viel seinen rechten Arm und sein rechtes Bein. Gegen Abend kam nun immer eine junge Ärztin und forderte meinen Mann auf „Heben Sie mal Ihr rechtes Bein" und „Heben Sie mal Ihren rechten Arm". Das Ergebnis hielt sie schriftlich fest. Mein Mann kam ihren Aufforderungen fast immer nach, häufig aber erst, nachdem die Ärztin das Zimmer wieder verlassen hatte.

Immer wieder habe ich mir vorgestellt, wie es wäre, wenn ich mich für ein paar Tage in sein Bett legen könnte und er für kurze Zeit nach Hause dürfte, um aufzutanken. Ich wollte ihm so gerne etwas abnehmen, wollte wissen, wie es sich für ihn in diesem Bett anfühlt.

Wenn ich darüber nachdenke, was am schlimmsten für mich war in den neun Wochen, dann waren es zwei Dinge: meinen Mann leiden zu sehen und nichts dagegen tun zu können und ausgesperrt zu sein. Manchmal, wenn ich vor der Glastür der Intensivstation stand, erfasste mich eine unglaubliche Wut darüber, dass andere Menschen bestimmen durften, wie lange mein Mann und ich uns sahen. Niemals hätte ich gedacht, dass das möglich ist. Ich fragte mich, wie es meinem Mann schaden könne, wenn ich bei ihm bin? Sollte es ihm tatsächlich guttun, wenn er allein in seinem Bett lag, an die weiße Decke starrte? Sollte es ihm tatsächlich guttun, wenn immer wieder der Alarm losging und niemand dann seine Hand nahm? Das sollte ihm guttun, und ich sollte ihm schaden? Wer dachte sich so etwas aus?

Als Rettungsanker habe ich die Pflegenden, Ärztinnen und Ärzte empfunden, in deren Augen ich Wärme sah. Jeden Tag hoffte ich, einen von ihnen bei meinem Mann anzutreffen. Sie waren ruhig, erfahren und lieb. Stellten uns Stühle bereit, boten uns Getränke an und mir abends auch schon einmal etwas zu essen. Bei manchen Pflegenden durfte ich im Zimmer bleiben, wenn sie meinen Mann betteten. Es fühlte sich so an, als nähmen sie mich in den Arm. Immer wenn sie da waren, bin ich beruhigt nach Hause gegangen.

Sehr beruhigt hat mich auch die Art und Weise, wie manche Mitarbeitende mit meinem Mann sprachen. Dass sie sich ihm vorstellten, auch als er bewusstlos war. Dass sie ihm erklärten, was sie taten, bevor sie es taten, dass sie ihm ins Gesicht sahen. Ich erinnere mich an eine Pflegende, die meinem Mann oft positive Feedbacks gab, ihn für das, was er machte, lobte.

Es ging ihm immer ein klein wenig besser, er konnte längere Zeit ohne Sauerstoff atmen, wurde zunehmend wacher und nahm seine kleine Zimmer-Umwelt bewusster war. Er wurde nun täglich in einen „Herzstuhl" gesetzt, zum ersten Mal wurde für kurze Momente eine Sprechkanüle eingesetzt. Er soll darüber einmal ‚Hallo' gesagt haben, erzählte mir ein Pfleger. Ich erlebte das leider nie.

Nur der Blutdruck normalisierte sich nicht.

Dann gab es wieder eine schlechte Nachricht. Das MRT zeigte neue Ischämien. Die Hypothese war, dass diese durch die Vaskulitis entstanden seien.

Am 2. Februar 2017 gab es eine neue Diagnose. Wir hatten einen Vaskulitis-Experten aus einem anderen Krankenhaus hinzugezogen. Seine Diagnose: Amyloidangiopathie. Das ist zwar häufiger, aber nicht besser. Nun gab es zwei Diagnosen von verschiedenen Ärzten. Dieselben Untersuchungsergebnisse wurden unterschiedlich interpretiert. Wir hatten große Angst. Ich versuchte, mich auf die Gegenwart zu konzentrieren, das, was im Moment war.

Tagebuch 5. Februar 2017

„Bevor ich gehe, stelle ich die Uhr und ein Bild von mir auf deinen Nachtschrank, so, dass du, wenn du auf der rechten Seite liegst, beides sehen solltest.
Ich sage dir, dass ich dich liebe, sage, dass ich jetzt auch schlafen gehe, dass noch dein Bett gemacht wird und du dann schlafen kannst. Du hältst meine Hand fest wie schon die Tage zuvor. Warum muss ich gehen, wenn du es nicht willst? Warum gibt es Rooming-In für Kinder und nicht für Erwachsene? Haben die weniger Angst? Lieben die sich weniger?"

Am 6. Februar 2017 gab es wieder gute Nachrichten. Die Ärzte sagten uns, die Entwicklung sei gut, wir müssten aber viel Geduld haben. Erklärten uns, das Gehirn sei in der Lage, viele neue Netzwerke zu knüpfen, es müsse aber dafür Ruhe haben. Deshalb hielt der Chefarzt eine Früh-Reha zu dem Zeitpunkt noch nicht für ratsam. Mein Mann solle noch ein wenig auf der Intensivstation bleiben. Was ich hörte, stimmte mich hoffnungsvoll. Bei jeder noch so winzigen positiven Kleinigkeit war ich überglücklich. Gleichzeitig fing ich an, darüber nachzudenken, ob mein Mann das alles wollen würde.

Dann gab es wieder Komplikationen. Die Ernährungssonde war in die Bauchwand eingewachsen und musste operativ entfernt werden. Eine neue Ernährungssonde sollte in den Dünndarm gelegt werden. Alles in Vollnarkose. Wir haben in Windeseile gemeinsam Fragen formuliert und sie den Ärzten geschickt in der Hoffnung, eine nicht operative Alternative zu finden. Doch die gab es nicht. Man sagte mir, ohne eine neue Sonde würde es meinem Mann schlechter gehen. Also unterschrieb ich die Einverständniserklärung.

Ich hatte eine Wahnsinnsangst. Ich hörte die Worte des Arztes, mit dem ich wegen dieser OP gesprochen hatte: „Eigentlich ist es eine unproblematische OP. Aber ihr Mann hat bisher alles mitgenommen. Ich kann nicht sagen, was passieren wird. Es kann alles passieren."

Die OP verlief gut. Aber danach wurde mein Mann unruhig. Sein Gesicht sah aus, als würde er vor Entsetzen schreien wollen. Es schien, als wäre er in einem Albtraum gefangen. Wir versuchten ihn herauszuholen, hielten seine Hand, streichelten ihn. Gegen Abend wurde es besser. Am nächsten Tag wurde es wieder schlimmer. Er hatte schreckliche Halluzinationen. Wir erfuhren, dass das Nebenwirkungen des opiathaltigen Schmerzmittels Piritramid waren.

Intime Momente gab es selten. Am Anfang war es mir unangenehm, wenn jemand hinter mir stand, während ich meinen Mann küsste, streichelte oder ihn mit seinem Kosenamen ansprach. Unsere Sprache, unsere Nähe, Zärtlichkeiten – das gehörte doch uns. Aber bald war es mir egal. Ich konnte ihn unmöglich mit Hermann ansprechen, nur weil mir wildfremde Leute zuhörten. Wir haben uns zu Hause nur selten mit unseren Vornamen angesprochen. Ich sagte ihm, dass ich ihn liebe, küsste ihn und blendete die anderen aus. Die Welt war für uns sowieso vollkommen verrückt geworden. Dass Intimes plötzlich öffentlich war, war da eine Kleinigkeit.

Mein Mann war nun seit sechs Wochen im Krankenhaus. Er konnte seinen Körper nicht alleine drehen, konnte nicht zur Uhr sehen, wenn er wollte... Irgendwann fing er an, seinen Kopf permanent langsam gleichmäßig von links nach rechts zu bewegen. Es erinnerte mich an Hospitalismus. So, wie man seinen Körper hin- und herwiegt, um sich zu beruhigen. Ein Zeichen von Angst, von Sich-Zurückziehen-Wollen.

Dann gab es Probleme mit der OP-Wunde. Der diensthabende Chirurg schaute sich die Wunde an und macht einen Ultraschall. Er beruhigte mich und sagte, er sehe nichts Bedenkliches. Auch die Oberärztin sagte mir, mit der Wunde sei alles in Ordnung.

Am 15. Februar konnten wir in die Früh-Reha. Ich war überglücklich. Nach sechseinhalb Wochen trug mein Mann wieder etwas Eigenes von sich. Es war so schön, ihn in seinem Schlafanzug zu sehen. Mit dem Notarztwagen wurden wir in ein Krankenhaus der Nachbarstadt gefahren. Meine Gefühle waren zwiegespalten. Auf der einen Seite Freude, auf der anderen Seite Angst. Wer werden die Neuen sein? Wie werden sie zu meinem Mann sein? Mein Mann war zweieinhalb Tage dort, dann platzte die OP-Wunde auf, er musste wieder auf die Intensivstation, wieder beatmet werden, alles fing von vorne an, nur noch viel schlimmer als zuvor.

Tagebuch 18. Februar 2017

„Um ein Uhr nachts schellt das Telefon. Ich schrecke hoch. Am anderen Ende die Reha-Station. Eine Frauenstimme sagt, dass du auf die Intensivstation musst. Sie fragt mich, ob es eine Patientenverfügung gibt und ob wir je darüber gesprochen hätten, was im Zweifel geschehen solle. Sie fragt mich, was sie tun sollen, wenn während der OP dein Herz aussetzt. Ich verstehe die Fragen nicht. Natürlich sollen sie dich am Leben erhalten. Ich sage ihr, dass ich komme. Sie rät mir ab. Sagt, wenn es ihre Eltern wären, würde sie sie so nicht sehen wollen. Ich sage ihr, dass das nicht ihre Eltern sind, und dass ich auf jeden Fall kommen werde. Ich sage ihr, worauf sie achten müssen bei einer OP. Als wir kommen, bist du schon auf der Intensivstation. ... Wir dürfen nicht zu dir. Das ist mir unerträglich, aber ich habe keine Kraft mich zu wehren und weil alle sagen, es ist gut im Moment und du bist nicht bei Bewusstsein, gehe ich mit den anderen. ..."

Die OP verlief gut. Der Allgemeinzustand war sehr schlecht. Mein Mann hatte zusätzlich eine Lungenentzündung. Sie konnten sich das nicht erklären. Wie oft ich diese Worte während der neun Wochen gehört habe.

Auch auf dieser Intensivstation waren die meisten Pflegenden und Ärzte sehr nett, einfühlsam, nahmen sich viel Zeit für uns, erklärten alles mehrmals. Wir durften immer wieder Fragen stellen, ohne dass sie ungeduldig wurden.

Zwei Tage später war eine erneute OP nötig. Sie vermuteten eine Verletzung am Darm. Möglicherweise durch das Legen der PEJ. Auch diese OP verlief gut. Es ging meinem Mann wieder etwas besser.

In den ersten Tagen auf dieser zweiten Intensivstation hatte ich das Gefühl, meine Kräfte schwinden. Ich erinnere mich noch, wie sehr ich zitterte bei meinem Mann. Ich hatte große Angst, dass er das spürt, das Gefühl bekommt, ich gebe ihn auf. Als es ihm langsam besser ging, hatte ich wieder mehr Energie. Ich arbeitete in dieser Zeit gar nicht mehr, zog zu Freunden.

Es ging wieder hoch und runter.

In der Kurve fanden wir die Worte ‚Ehefrau wünscht Maximaltherapie'. Ich erinnerte mich nicht, mit jemandem darüber gesprochen zu haben, jemandem, der mir erklärte, was das Wort für meinen Mann bedeutet. Natürlich wollte ich, dass er lebt. Aber nicht so. Immer mehr drängte sich uns, mir, das Gefühl auf, dass das Leiden überwiegt. Ich sprach mit meiner Schwägerin und unseren engsten Freunden darüber, was er wollen würde. Alle waren wir uns einig, was er nicht wollen würde. Also nahm ich mir ein Herz und sprach mit einer Ärztin. Sagte ihr unsere Sorge, unsere Gedanken zu den Wünschen meines Mannes. Sie beruhigte mich und erwiderte: „Sie müssen diese Entscheidung jetzt nicht treffen. Das kann ihr Mann später selbst machen."

Es ging ihm ein klein wenig besser. Zwischendurch war er wach, drückte meine Hand und erwiderte meine Küsse. Er atmete wieder selbstständig, konnte längere Zeit ohne Beatmungsmaschine sein, bekam wieder Sondenkost über die PEG.

Dann wurde es wieder schlechter. Wieder öffnete sich die Bauchwunde. Wieder war eine OP erforderlich. Wieder hieß es, die OP sei gut verlaufen.

Dann sank der Hämoglobin-Wert von einem Tag auf den anderen von 10 auf 6. Er bekam Bluttransfusionen und wurde erneut operiert. Im CT des Oberkörpers sah es so aus, als sei die Milz gerissen. Ich weiß noch, wie der chirurgische Chefarzt mir sagte, er könne sich das nicht erklären, weil das eigentlich nur bei Verletzungen und Unfällen passiere.

Vor der OP durfte ich bei meinem Mann sein. Während er im OP war, lief ich draußen herum, blieb aber ganz nah am Krankenhaus.

Das CT-Bild hatte sich bestätigt. Die Milz musste entfernt werden. Meine Schwägerin fand später heraus, dass Amyloidosen dazu führen können.

Nach der OP erhielt er viel Flüssigkeit, war ganz blass und schwitzte viel, der Blutdruck war sehr niedrig. Ich spürte seine Angst. Und er vielleicht meine. Ich sagte nur wenig, nur immer, dass ich bei ihm bin und dass ich ihn liebe. Ich nahm seine Hand in meine Hand, legte meine andere Hand an seine Wange. Tupfte ihm den Schweiß aus dem Gesicht. Irgendwann hörte das Schwitzen auf. Der Puls verlangsamte sich und der Blutdruck stieg. Dann wurde ihm übel und er musste sich übergeben. Ich holte den Pfleger. Er wollte ihm das Erbrochene wegwischen, aber ich wollte das selbst machen. Holte den Pfleger nur, damit er es weiß. Er gab ihm Vomex. Mein Mann wurde schläfrig, seine Vitalwerte stabilisierten sich. Ich hielt weiter seine Hand und streichelte ihn. Gegen 22 Uhr bekam er noch einmal Bluttransfusionen.

Ich hätte weinen können, weil er so leiden musste. Ich fragte mich, ob er das wirklich wollen würde. Niemand hatte ihn gefragt. Ich hatte Angst, dass es nicht aufhören würde. Dass er immer und immer wieder etwas anderes erleiden musste.

Der Pfleger sagte mir, ich solle nach Hause gehen und schlafen und morgen wiederkommen. Ich wäre so gerne dageblieben, hatte aber keine Kraft, etwas dagegen zu sagen. Der Pfleger war sehr nett, meinte es sicher lieb – aber ich wünschte, er hätte mich nicht nach Hause geschickt. Ich wünschte, er hätte mir einen Stuhl herangeschoben, mir eine Decke gegeben und mich bei meinem Mann sein lassen. ...

Nachts um zwei haben sie mich angerufen. Als das Handy neben meinem Bett klingelte, wusste ich, warum. Ich erinnere mich nur an Bruchstücke. Zuerst „Es tut mir leid, ...“, dann, dass er verblutet sei und dass das ein guter Tod sei. Später irgendwann beruhigte es mich, das zu wissen. Gehört habe ich noch, dass sie ihn reanimiert haben. Ich hoffe, dass er da schon tot war.

Ich erinnere mich, dass einige Ärzte erschrocken gewesen sein sollen über seinen Tod. Sie schrieben neben den Zeitpunkt und das Datum seines Todes die Worte „ungeklärte Todesursache“. Die Kripo wurde eingeschaltet. Sie sagten mir, es sei eine Formalität. Etwas Normales. Für mich war es die größte, unfassbare Katastrophe meines Lebens. ...

2 Angehörigenintegration – was braucht es?

„Wir brauchen eine ziemlich radikale Umkehr"

In den vergangenen 30 Jahren hat sich auf Intensivstationen viel geändert. Welche Kompetenzen und welche Unterstützung brauchen Intensivpflegende heute, um Patient*innen und Angehörige gut begleiten zu können?

Interview mit Lothar Ullrich
Lothar Ullrich ist 1. Vorsitzender der Deutschen Gesellschaft für Fachkrankenpflege und Funktionsdienste e.V. (DGF). Er ist Fachpfleger, Pädagoge und hat mehr als 40 Jahre lang die Weiterbildungsstätte für Intensivpflege und Anästhesie am Universitätsklinikum Münster (UKM) geleitet. Darüber hinaus hat er als Autor zahlreicher Fachbücher und -artikel die Aus- und Weiterbildung von Pflegefachpersonen maßgeblich mitgeprägt.

*Herr Ullrich, was hat sich in den vergangenen Jahrzehnten auf deutschen Intensivstationen geändert, gerade im Hinblick auf Patient*innen und Angehörige?*
Lothar Ullrich: Wir hatten früher vor allem mehr Zeit, der zeitliche Druck war ein ganz anderer. Dadurch konnten wir uns mehr Zeit für den einzelnen Patienten nehmen und auch mehr Gespräche führen. Das ist kein Vorwurf an das Pflegepersonal heute, sondern hängt damit zusammen, dass wir damals andere Personalschlüssel hatten. Ich erinnere mich an Zeiten, in denen in einer Schicht neun Pflegende plus Leitung für zwölf Intensivpatienten zuständig waren. Das ist heute unvorstellbar! Heute sind die Patienten mit wesentlich mehr unterschiedlichen Pflegepersonen konfrontiert.

Inwiefern?
Früher haben Intensivpflegende einen Patienten häufig zehn Tage lang kontinuierlich betreut. Diese Pflegenden waren natürlich über den einzelnen Patienten und sein familiäres Umfeld bestens informiert. Heute arbeiten viele Pflegende in Teilzeit, oft mit einer 25%-Stelle, und hinzu kommen immer mehr Zeitarbeiter. Das heißt, der Patient wird unter Umständen pro Woche von fünf verschiedenen Pflegenden betreut – pro Schicht wohlgemerkt. Das wirkt sich natürlich nachteilig auf den Beziehungsaufbau und das Eingehen auf individuelle Probleme des Schwerstkranken aus.

Wie haben sich die Besuchszeiten und die Einbindung der Angehörigen geändert?
Am Universitätsklinikum Münster haben wir die Angehörigen schon immer eingebunden, solange ich zurückdenken kann. Ich erinnere mich an einen jungen türkischen Patienten nach einer Herz-OP, dessen Großmutter jeden Tag zwölf Stunden an seinem Bett war. Ein anderer Patient, ein Italiener aus Rom, kam nach einem schweren Unfall auf unsere Intensivstation. Seine Frau war rund um die Uhr anwesend, sie hat ihm immer selbstgemachte Minestrone mitgebracht, weil er die deutsche Küche nicht mochte. Das war bereits in den 1980er-Jahren.

Das klingt fortschrittlich. Aber war das in anderen Kliniken auch so?
Nein, in vielen Kliniken war das ganz anders. Damals herrschte ja noch die irrige Vorstellung, dass Besucher hygienisch problematisch seien. Deshalb sollten sie die Intensivstation am besten gar nicht betreten. Aber auch heute sind die Besuchsregelungen für Angehörige von Intensivpatienten sehr unterschiedlich. Ich habe viele Weiterbildungsprüfungen in anderen Kliniken begleitet und dabei große Unterschiede sehen können – vom restriktiven bis zum offenen Modell.

*Warum ist die Anwesenheit von Angehörigen so wichtig für Patient*innen?*
Angehörige geben dem Patienten Zuversicht und Hoffnung. Sie unterstützen ihn, sich zu erinnern, sind glaubhafte „Erinnerungsvertreter“ und können die Zeit auf der Intensivstation im Nachhinein erfahrbar machen. Viele Intensivpatienten verlieren ja den Bezug zur Realität, und Angehörige helfen, diesen Realitätsbezug wiederherzustellen. Sie sind damit eine Rettungsleine zurück in die Realität. Verschiedene Studien haben die Bedeutsamkeit von Angehörigen untersucht und festgestellt: Angehörige sind Familie und kein Besuch! Sie sind lebensnotwendig, viele Patient*innen sagen im Nachhinein: „Ohne meine Familie hätte ich das nicht geschafft.“

In der Corona-Pandemie gab es plötzlich wieder sehr starke Besuchsbeschränkungen für Angehörige. Bedeutet diese Situation einen Rückschritt für die Öffnung von Intensivstationen?
Nein, ich gehe davon aus, dass die Intensivstationen mittelfristig für symptomfreie Besucher genauso offen sein werden wie vor der Pandemie. Auf den Intensivstationen gelten schon seit jeher sehr hohe Hygienestandards, hier arbeiten wirklich Hygieneprofis. Es ist in der Anfangszeit der Pandemie aber deutlich geworden, dass die Behandlung der Intensivpatienten durch die Besuchsbeschränkungen schwieriger und deutlich herausfordernder geworden ist.

Weil keine Angehörigen da waren?
Genau. In der ersten Zeit der Besuchsbeschränkungen waren die Intensivstationen ja längere Zeit komplett abgeriegelt, das heißt, es gab überhaupt keine Besucher. Intensivpflegende können aber die Funktion eines Angehörigen nicht übernehmen. Das wäre eine Überforderung. Hinzu kommt: Sind die Angehörigen nicht da, fehlen den Pflegenden wichtige Informationen. Wie sollen sie etwas über einen Patienten, der nicht sprechen kann oder sich im Koma befindet, erfahren, wenn nicht von seinem unmittelbaren Umfeld? Auch die emotionale Belastung der Pflegenden ist sehr hoch gewesen. Wenn man sich vorstellt, ein Intensivpatient liegt im Sterben und keiner seiner Angehörigen darf zu ihm – das ist extrem belastend, vor allem für die Angehörigen, aber auch für das ganze Behandlungsteam.

Was braucht es auf den Intensivstationen, damit Angehörige diese wichtige Funktion, die sie haben, auch wahrnehmen können?
Zentral ist aus meiner Sicht die Haltung des Teams: Sind sie offen für Angehörige, sehen sie diese als wichtige Unterstützer? Und es braucht natürlich auch gute Rahmenbedingungen, wie ein offenes Besuchsmodell, angemessene Räumlichkeiten für Angehörige und ausreichend Zeit. Meiner Meinung nach ist die Ressource Zeit dabei deutlich wichtiger als die Räumlichkeiten. Wenn Pflegende unter einem großen Zeitdruck stehen, wird das Handeln eher zu einer mechanischen Verrichtung des Notwendigen, und die Pflegenden kommen gar nicht mehr dazu, darüber nachzudenken: Ist das, was ich mache, eigentlich noch sinnvoll? Sie hetzen von einem Schritt zum nächsten, um all das, was noch ansteht, abzuarbeiten.

*Vermeiden Pflegende unter diesem Zeitdruck auch Gespräche mit Patient*innen und Angehörigen, um ihre Arbeit zu schaffen?*
Sie sagen das nicht, aber das kann man natürlich beobachten. Manche Pflegende lassen sich aber auch nicht zu sehr auf die Situation ein, um die eigene Belastung

zu reduzieren. Es belastet mich als Pflegeperson natürlich stärker, wenn ich mich intensiv mit einem Patienten beschäftige, als wenn ich zehn Handlungen hintereinander durchführe. Die Frage ist: Wie viel kann eine Pflegeperson emotional verkraften? Das heißt, die Pflegenden machen, machen, machen und dröhnen sich damit auch ein Stück weit zu. Das hat auch eine Schutzfunktion. Professionelles Handeln bedeutet jedoch: Ich muss tun und lassen können. Das ist gerade bei Intensivpatient*innen sehr wichtig.

Was bedeutet tun und lassen im professionellen Kontext?
Bei einer Reanimation muss ich zum Beispiel sehr schnell handeln, ohne groß nachzudenken. Dann muss ich das Emotionale auch beiseitelassen können. Aber wenn es darum geht, einen Angehörigen zu trösten, weil der Lebenspartner verstorben ist, muss ich wiederum das aktive Handeln sein lassen können und einfach zuhören und da sein. Dieser schnelle Wechsel von Situationen und damit zusammenhängenden Anforderungen ist nicht einfach. Pflegende müssen in der Lage sein, gleichzeitig Nähe und Distanz aufrechtzuerhalten. Junge Pflegende müssen das erst erlernen.

Wie werden Intensivpflegende durch die Fachweiterbildung darauf vorbereitet?
Diese Fähigkeit kann man nicht in einem Crash-Kurs vermitteln, das ist ein lebenslanger Prozess. Die meisten Intensivpflegenden, die die Fachweiterbildung beginnen, sind durchschnittlich 25 Jahre, also noch sehr jung. Gerade die Zeit der Fachweiterbildung ist eine sehr intensive Phase der Entwicklung. In dieser Zeit hat man viele Möglichkeiten, junge Menschen zu prägen und in ihrer Entwicklung zu fördern. Wir vermitteln ja nicht nur Fachwissen, sondern auch kommunikative Kompetenzen und das Rüstzeug dafür, die Interessenlagen der Patienten und Angehörigen zu vertreten, auch bei ärztlichen Visiten. Es geht also auch darum, dass die Pflegenden ein berufliches Selbstbewusstsein entwickeln.

Wie gehen Sie dabei methodisch vor?
Das funktioniert natürlich nicht mit Frontalunterricht, sondern indem die Pflegenden möglichst viele Erlebnisse und Situationen aus der täglichen Praxis einbringen. Diese nutzen wir dann pädagogisch und bearbeiten sie im Unterricht weiter. So können die Teilnehmenden reale Praxissituationen in der Gruppe reflektieren. Dafür ist natürlich pädagogisch gut geschultes Personal notwendig, nicht nur in den Schulen, sondern auch vor Ort. Wir brauchen gute hauptamtliche Praxisanleiter.

Um sicherzustellen, dass die gelernten Inhalte auch in der Praxis umgesetzt werden?
Richtig. Praxisanleiter*innen begleiten die Weiterbildungsteilnehmer*innen auf den Stationen und reflektieren pflegerische Situationen vor Ort mit ihnen: Wie haben wir das gemacht? Wie ist es dem Patienten oder den Angehörigen dabei ergangen? Könnten wir etwas besser machen, auch im Hinblick auf Kommunikation? Etwa 80 Prozent der Probleme mit Angehörigen resultieren ja aus Kommunikationsproblemen. Ich glaube, dass eine gute Praxisanleitung der Schlüssel zum Erfolg ist. Sie ist auf jeden Fall das, was aus Sicht der Weiterbildungsteilnehmer in den Evaluationen am höchsten bewertet wird. Es ist nicht der Theorieunterricht, sondern die 1:1-Betreuung vor Ort, das Gespräch und die Reflexion mit dem Praxisanleiter, was in den Augen der Teilnehmer*innen das Wertvollste für sie ist.

Welchen Schwerpunkt hat das Thema Kommunikation in der Weiterbildung?
Wir starten am UKM seit Jahren direkt mit einem 3-tägigen Kommunikationsseminar, in dem sich die Teilnehmer kennenlernen und sich mit der Frage beschäftigen: Wie gehen wir mit Patient*innen und Angehörigen, aber auch anderen Berufsgruppen um? Das Thema Kommunikation zieht sich durch die gesamte Fachweiterbildung. In unserem Trainingszentrum üben wir zum Beispiel mit anderen Berufsgruppen konkrete Notfallsituationen. Das wird dann per Video aufgezeichnet und anschließend gemeinsam reflektiert: Was können wir noch besser machen? Ein wichtiger Fokus liegt natürlich auch darauf, den Weiterbildungsteilnehmern vor Augen zu führen: Was wünschen sich Patienten und Angehörige, welche Bedürfnisse haben sie, was ist ihnen wichtig?

Wie gehen Sie dabei vor?
Ganz unterschiedlich. Eine Zeit lang haben wir am UKM zum Beispiel ehemalige Intensivpatienten und Angehörige in den Unterricht eingeladen, um aus erster Hand zu erfahren: Was war gut, was war weniger gut? Wir haben dann immer gefragt: Was war denn das Schlimmste für Sie auf der Intensivstation? Die Antworten haben uns oft überrascht. Wir Pflegende fokussieren ja sehr stark auf: Haben Sie Schmerzen? Haben Sie Durst? Für die Patient*innen und die Angehörigen stehen aber viel häufiger die existenziellen Sorgen, die mit der Erkrankung zusammenhängen, im Vordergrund. Ich denke, dass ein direktes Feedback für die Pflegenden sehr wichtig ist und viel eher in den Köpfen bleibt als Wissen aus Büchern.

Welche Kompetenzen sind aus Ihrer Sicht besonders wichtig für Intensivpflegende?
Ein empathisches Verhalten ist sehr wichtig, ein bewusster Umgang mit Nähe und Distanz und eine gewisse Selbstsicherheit, die junge Pflegende oft durch die Fach-

weiterbildung erlangen. Es braucht eine Klarheit und Verständlichkeit in der Sprache und ein Stück weit auch Resilienz. Pflegende sollten ihr Handeln auch gut reflektieren können. Hier haben wir im Vergleich zu anderen sozialen Berufen noch einen großen Nachholbedarf.

Woran liegt das?
Eine psychosoziale Unterstützung von Pflegenden, zum Beispiel in Form von Supervision, ist in den Kliniken kaum etabliert, auch nicht in größeren Kliniken. In der Psychiatrie ist das meist Standard – im Intensivbereich leider nicht. Dabei sind kompetente unterstützende Systeme wie Seelsorger und Psychologen in den meisten Kliniken vorhanden. Es wäre so wichtig, dass Supervisionen auf Intensivstationen regelhaft eingeführt werden! Viele Pflegepersonen verlassen den Beruf, weil sie übermäßig belastet sind. Gerade die jungen Pflegenden sind heutzutage schnell bereit, in eine andere Klinik zu wechseln oder etwas ganz anderes zu machen, wenn sie unzufrieden sind.

Welche Rolle spielt das Team, gerade in belastenden Situationen?
Das Team spielt eine entscheidende Rolle. Wie offen geht ein Team mit Belastungen um? Ist es möglich, dass ich als junge Pflegende sage: „Ich komme mit diesem Angehörigen nicht klar“, oder: „Mein Patient ist gerade verstorben. Ich kann jetzt nicht sofort den nächsten betreuen.“ Darf ich als Pflegeperson so etwas äußern oder wird mir das als Schwäche ausgelegt?

Wie kann eine solch offene Kommunikation gelingen?
Das setzt eine gute eigene Reflexion voraus. Pflegende müssen reflektieren können, was sie in einer Situation als belastend erlebt haben und sie müssen lernen, über sich und ihre eigenen Nöte und Ängste zu sprechen. Und: Wir müssen imstande sein, uns gegenseitig zuzuhören, die Schwächen des anderen zu akzeptieren: Wenn sich jemand öffnet, ist das auch eine Stärke fürs Team. Wir müssen also auch untereinander sehr gut miteinander umgehen. Es ist sehr wichtig, eine Teamkultur zu schaffen, die eine solche Offenheit zulässt. Ansonsten werden wir gerade die jungen Pflegenden schnell wieder verlieren. Ein gutes Klima und eine wertschätzende Kommunikation innerhalb des Teams sind ganz wichtige Faktoren, um Belastungen zu reduzieren und mehr Berufszufriedenheit zu schaffen.

Womit sind die Pflegenden unzufrieden?
Junge Intensivpflegende sind vor allem frustriert, wenn sie das, was sie in der Weiterbildung gelernt haben, nicht anwenden können. Dafür fehlt es oft schlicht

an Zeit. Und dann sagen sie: „So hatte ich mir das nicht vorgestellt!“ Wenn Pflegende das, wofür sie ausgebildet sind, aus Zeitgründen nicht mehr in der erforderlichen Qualität machen können, sind sie verständlicherweise frustriert. Es geht den Pflegenden in erster Linie nicht darum, ob sie 200 Euro mehr verdienen oder nicht, sondern unter welchen Bedingungen sie pflegen und ob sie ihre Arbeit noch mit ihrem eigenen Berufsethos vereinbaren können. Wir müssen den Pflegenden eine ganz andere Wertschätzung entgegenbringen, wenn wir sie in unseren Einrichtungen behalten möchten.

Was muss sich dafür ändern?
Ich bin Realist und weiß natürlich, dass ein Krankenhaus ein Wirtschaftsbetrieb ist. Aber auch ein Wirtschaftsbetrieb wird nur dann funktionieren, wenn man Mitarbeitende hat, die in diesem Unternehmen auch vernünftig arbeiten können und sich wohl fühlen. Wenn das nicht der Fall ist, wird auch der Wirtschaftsbetrieb leiden – das beeinflusst sich ja gegenseitig. Das Akquirieren neuer Mitarbeitender ist sehr teuer und löst auch das bestehende Problem nicht. Wir brauchen eine ziemlich radikale Umkehr, gerade im Hinblick auf die Wertschätzung von Pflegenden. Ich habe den Eindruck, dass viele Vorstände das noch nicht begriffen haben.

Welche drei Dinge auf Intensivstationen sind aus Ihrer Sicht entscheidend, um die Situation für alle Beteiligten zu verbessern?
Es braucht aus meiner Sicht 1. eine offene Kultur in den Behandlungsteams, 2. eine hohe Professionalität und eine selbstbewusste Pflege, und 3. mehr Zeit, mehr Zeit, mehr Zeit. Pflege ist ein toller Beruf – aber nur, wenn die Rahmenbedingungen es auch zulassen, den eigenen Ansprüchen Rechnung zu tragen.

Das Interview mit Lothar Ullrich haben wir im Herbst 2020 geführt.

Offen, geschlossen, verhandelbar

Angehörige fördern die Genesung, motivieren und beruhigen. Trotzdem ist es in Deutschland noch keine Selbstverständlichkeit, dass sie ohne vorherige Absprachen kommen dürfen. Welche Besuchsregelungen gibt es – und warum gibt es unterschiedliche?

Ein sonniger Tag im Juli. Peter schlendert mit seiner Frau Hand in Hand am Flussufer entlang – als sie plötzlich zusammenbricht. Mit dem Krankenwagen wird sie in die nächste Klinik auf die Intensivstation gebracht. Im Krankenhaus muss Peter einen anderen Weg, getrennt von seiner Frau, zur Station gehen. Hier steht er vor einer verschlossenen Tür. Links von ihm ein Schild „Besuchszeiten: täglich 15.00–18.00 Uhr", rechts ein Hinweis „Bitte hier klingeln." Er drückt den Knopf und hofft. Das wird er in den kommenden Wochen unzählige Male tun. – Peter gibt es nicht. Doch das, was er erlebt haben könnte, geschieht Tag für Tag auf deutschen Intensivstationen. Plötzlich ist ein geliebter Mensch hinter verschlossenen Türen. Ihn zu sehen, ist keine Selbstverständlichkeit mehr, sondern muss ausgehandelt werden.

Besuchsregelungen in Theorie und Praxis

In Deutschland können Angehörige eine Intensivstation nicht betreten wie eine Normalstation. Zu welchen Zeiten sie kommen und wie lange sie bleiben dürfen, ist verschieden. „Es gibt das restriktive Modell mit festen Besuchszeiten. Dann gibt es das offene, ohne feste Besuchszeiten. Und dann das hybride Modell, mit einer Bezugspflegeperson, die für die Schicht zuständig ist und individuell entscheiden kann", sagt Stefan Juchems, Pflegewissenschaftler und Fachkinderkrankenpfleger für Intensivpflege und Anästhesie. Das restriktive Modell war Anfang 2000 noch das häufigste. Heute sei das sicherlich anders, vermutet Juchems. „Allerdings wurde immer schon gesagt ‚Ja, die Zeiten stehen da, aber wir halten uns nicht dran'." Das heißt, wie die in der Theorie genannten Modelle in der Praxis umgesetzt werden, unterscheidet sich mitunter von Klinik zu Klinik, ja, sogar von Station zu Station.

Anfang 2000 haben Pflegewissenschaftler*innen der Universität Witten/Herdecke, an der auch Juchems studiert und zum Thema geforscht hat, im Rahmen einer pflegewissenschaftlichen Studie eine Bestandsaufnahme der üblichen Besuchsregelungen gemacht. Dazu befragten sie Pflegende auf Intensivstationen in ganz Deutschland. Weit mehr als die Hälfte der Befragten nannten feste Besuchszeiten als normale Regelung (Abt-Zegelin et al., 2006).

Die Wissenschaftler*innen machten die Situation publik und fragten: Wie ist die Praxis veränderbar?

Mehr als zehn Jahre später wurden in einer groß angelegten Befragung noch vor der Covid-19-Pandemie die Besuchspolitik und die Praxis der familienzentrierten Pflege von Intensivstationen in Österreich, Deutschland, Luxemburg und der deutschsprachigen Schweiz unter die Lupe genommen (Brauchle et al., 2022). In der ersten und bislang einzigen Studie dieser Art wurden Mitarbeitende auf Erwachsenen-Intensivstationen, pädiatrischen und gemischten Intensivstationen befragt. Die Studie konzentriert sich auf Kinder als Besucher. Nichtsdestotrotz bietet sie zum ersten Mal einen umfassenden Einblick in die Besuchspolitik im deutschsprachigen Raum. Die Ergebnisse lassen eine Verschiebung hin zu einer familienzentrierten Pflege und offenen Besuchszeiten erkennen. Von den Teilnehmenden, die auf die Einladung zur Befragung geantwortet haben, überwiegend Ärzt*innen, nennen ein Drittel offene Besuchszeiten. Diese Besuchspolitik ist in der Pädiatrie höher. Die Autor*innen geben als Einschränkung die niedrige Antwortquote an (19,8 %) und eine mögliche Verzerrung bei der Rekrutierung von besucherpositiven Teilnehmenden. Die Gesamtzahl von 385 Befragten liefere zwar wertvolle Erkenntnisse, aber es sei fraglich, ob die Ergebnisse für alle Intensivstationen verallgemeinert werden können.

In der gegenwärtigen Praxis in Deutschland verschwimmen die drei Besuchszeiten-Modelle. „Eine Intensivstation, die man wie eine Normalstation betreten kann, gibt es meines Wissens nirgendwo." Vor allem aus Sicht der Patient*innen sei das auch gut, sagt Juchems. Die meisten könnten sich nicht gegen zu viel oder unerwünschten Besuch wehren und wären bei einer völlig offenen Station Besuch hilflos ausgeliefert. „In der Wissenschaft unterscheiden wir zwischen ‚Angehörigen' und ‚Besuchern'. Entscheidend ist die Perspektive der Patientinnen und Patienten: Wer in ihrem Zuhause kein Besucher ist, gehört zur Familie und sollte auch immer auf die Intensivstation dürfen. Angehörige sind die engsten Vertrauten. Vor diesem Hintergrund ist ein ‚Filter' an der Stationstür wichtig", sagt Juchems.

Das hybride Besuchszeiten-Modell sei im Moment das häufigste. Hierbei würden Zeiten genannt, könnten jedoch individuell nachverhandelt werden. Das sei problematisch, weil hier Regeln vorgegeben, aber nicht eingehalten werden. „Dann wäre es konsequenter, die Angehörigen zu bitten, ihre Anwesenheit mit der Bezugspflegeperson abzustimmen. Die Vorgabe fester Besuchszeiten, von denen abgewichen werden kann, ist eine kontraproduktive Pseudoregel." Juchems wünscht sich, dass alle Stationen, die Besuchszeiten haben, sich einmal fragen, ob diese Vorgaben wirklich hilfreich seien. „Würde es einen Unterschied machen, die Anwesenheit stattdessen bedürfnisorientiert zu vereinbaren?"

Auch die Intensivstation des Klinikums Brandenburg nutzt das hybride Besuchszeitenmodell. Auf der Website nennt sie feste Besuchszeiten von 16 bis 18 Uhr. Zusätzlich steht dort, dass weitere Zeiten mit dem Stationsteam vereinbart werden können. „Die Besuchszeiten sind nicht starr zu sehen. Das sind empfohlene Zeiten. Individuell sind Absprachen möglich“, sagt Steffen Krüger, Abteilungsleiter der Pflegedirektion des High-Care-Bereichs am Klinikum Brandenburg.

Die Intensivstation des Alfried Krupp Krankenhauses informiert auf ihrer Website, dass Besuchszeiten individuell vereinbart werden können, bittet aber darum „aus organisatorischen Gründen in der Zeit von 7 bis 10 und 13 bis 14 Uhr von einem Besuch abzusehen, weil in diesen Zeiträumen Pflegetätigkeiten und Visiten stattfinden“. Und ergänzt: „Ausnahmen können Sie immer mit den Pflegekräften absprechen. In besonderen Situationen dürfen Sie auch nachts bei Ihrem Angehörigen bleiben.“

Offene Besuchszeiten bietet die Intensivstation des Evangelischen Krankenhauses Hattingen an. Auf der Website heißt es: „Grundsätzlich ist der Besuch 24 Stunden möglich. Wir bitten jedoch um Beachtung der Visitenzeiten (morgens von 7.30 bis 9.00 Uhr und nachmittags von 15.00 bis 16.30 Uhr), zu denen der Besuch unterbrochen werden sollte.“ Vorherige Absprachen sind in Hattingen nicht nötig. „Man muss vorher nicht anrufen und kann einfach vorbeikommen. Wir sagen nur, dass bestimmte Zeiten nicht günstig sind und es sein kann, dass man warten muss“, sagt Frank Sewing, Stationsleitung der Intensivstation des Evangelischen Krankenhauses Hattingen.

Warum verschiedene Besuchsregelungen?

Wieso entscheiden sich Teams für eine bestimmte Regelung? In der Fachliteratur wird der Verzicht auf Besuchszeiten favorisiert. Angehörige werden hier nicht als Besucher, sondern als Familienmitglieder verstanden, die dazu beitragen, dass Patient*innen schneller genesen (Hartog & Bodechtel, 2018). Deshalb sei es wichtig, sie einzubinden, erläutert Juchems: „Angehörige helfen, den Genesungsprozess zu fördern, die Potenziale des Patienten zur Entfaltung zu bringen. Sie sind wichtig, um dem Patienten zu vermitteln ‚Es hat einen Sinn. Ich habe eine Zugehörigkeit‘.“ Warum werden in der Praxis trotzdem Besuchszeiten genannt – und davon immer wieder abgewichen?

Erfahrungsgemäß sei vormittags viel zu tun und im Spätdienst mehr Zeit für die Angehörigen, erläutert Steffen Krüger vom Klinikum Brandenburg. „Wir versuchen, die Besuche auf einen bestimmten Zeitraum zu zentrieren und so gut wie alle Maßnahmen bei unseren Patienten im Frühdienst durchzuführen, damit es am Nachmittag entspannter ist."

Feste Zeiten und Aushandeln – zusätzliche Arbeit und Potenzial für Konflikte

Nicht alle Angehörigen halten sich an vorgegebene Zeiten. Sie rufen auf der Station an, fragen, ob sie früher kommen können oder kommen ungefragt zu anderen Zeiten. Das Personal versucht, ihnen entgegenzukommen. „Dann müssen sie jedoch mit Wartezeiten rechnen", sagt Krüger.

Am besten seien kurzfristige Absprachen, weil man nie wisse, wie viel zu tun sei und wie es dem Patienten gehe, sagt Stationsleiter Sven Konrad vom Alfried Krupp Krankenhaus Essen. „Es können aber auch Absprachen für eine ganze Woche getroffen werden, wenn jemand arbeiten muss und erst um fünf kommen kann."

Das ist für die Pflegenden ein zusätzlicher organisatorischer Aufwand. Sind feste Zeiten dann doch besser? „Wenn alle auf einmal kommen und alle auf einmal Fragen haben, ist das Stress. Und die Patienten halten sich mit ihren stabilen Zyklen nicht an Besuchszeiten", sagt Pflegewissenschaftler Stefan Juchems. Feste Zeiten könnten eine Mehrbelastung für die Pflegenden bedeuten. Offenere Regelungen und die Möglichkeit individueller Absprachen könnten die Situation für alle Beteiligten entzerren.

Werden Ausnahmen von einer vereinbarten Regelung gemacht, könne das auch zu Konflikten führen. „Heute bin ich im Dienst und mache eine Ausnahme, und morgen ist meine Kollegin im Dienst und macht die Ausnahme nicht. Dann wissen wir schon, wer der Gute und wer der Böse ist", sagt Juchems. Warum wie entschieden wird, müsse den Angehörigen erklärt werden. Routinemäßige Angehörigengespräche könnten helfen und stressmindernd wirken.

„Neben der Organisation auf der Station bestimmt der akute Zustand des Patienten die individuellen Absprachen", sagt Konrad. Zu welcher Zeit man kommen kann, wie lange man bleiben und ob man nachts da sein darf, wird außerdem entschieden nach den Arbeitsroutinen der einzelnen Pflegenden, dem aktuellen Arbeitsanfall, der Belegung eines Zimmers, den zeitlichen Möglichkeiten der Angehörigen und deren körperlicher und psychischer Verfassung.

„Wir versuchen eine Nachtruhe ab 20, 21 Uhr einzuhalten", sagt Konrad. Grundsätzlich sei aber eine längere Anwesenheit von Angehörigen möglich. Auch im Klinikum Brandenburg können Angehörige in Absprache länger bleiben – bei besonderen Krankheitsbildern oder -verläufen auch nachts. „Dann stellen wir einen Mobilisationsstuhl neben das Bett, damit die Angehörigen bequemer sitzen oder liegen können“, sagt Krüger.

Wenn Angehörige ohne Absprache kommen dürfen

Auf der Hattinger Intensivstation gibt es keine Einschränkung. Unabhängig vom Zustand des Patienten dürfen Angehörige auch nachts da sein. „Wir haben hier Stühle, die sind höhenverstellbar. Man kann darauf liegen und auch einigermaßen schlafen. Das machen manche auch, allerdings selten“, sagt Stationsleiter Frank Sewing.

Ohne zeitliche Vorgaben entfallen Absprachen, um Termine zu vereinbaren. Das Miteinander scheint dadurch leichter. „Wenn man mal sagt ‚Sie müssen jetzt eine Stunde warten‘, haben die Angehörigen Verständnis“, sagt Sewing.

Ein Verzicht von Besuchszeiten fordert von den Pflegenden mehr Flexibilität. Nicht immer sei es günstig, wenn Besuch kommt und man Maßnahmen unterbrechen müsse, räumt Sewing ein. Wenn ein Angehöriger kurz vor seiner Arbeit noch seine Mutter besuchen wolle, müsse man schon mal mit der Arbeit pausieren. Das würde aber von allen sehr gut getragen. Sewing ist seit 1987 auf der Hattinger Station. Die offene Regelung gab es schon, bevor er dort anfing. Seit 2007 ist die Station als „Angehörigenfreundliche Intensivstation“ zertifiziert. Als erste in Deutschland (Sewing & Jehle, 2020). Für Sewing stehen die positiven Erfahrungen mit der offenen Regelung eindeutig im Vordergrund. Die Angehörigen seien dafür sehr dankbar. Dass mal jemand sieben oder acht Stunden dableibe, passiere selten. „Aber sie können es. Ich glaube, das ist das Entscheidende. Dass sie wissen, dass es geht“, sagt Sewing. Das entspricht auch Forschungsergebnissen: Eines der zehn wichtigsten Bedürfnisse von Angehörigen ist, oft bei dem Patienten sein zu können (Hönig & Gündel, 2016).

Wenn Angehörige bleiben möchten

Mit Besuchsregelungen wird versucht, allen entgegenzukommen – insbesondere den Bedürfnissen der Patient*innen. „Prinzipiell stehen die Bedürfnisse des Patienten immer vor denen des Angehörigen. Der Angehörige ist für den Patienten wichtig und für uns dementsprechend auch“, sagt Sven Konrad vom Alfried Krupp Krankenhaus Essen. Manchmal habe der Angehörige „eine andere Vorstellung als die Pflegenden davon, was gut für den Patienten ist“. Dann bemühten die Pflegenden sich „im Sinne des Patienten“ zu entscheiden, sagt Konrad.

So beschreibt es auch Steffen Krüger vom Klinikum Brandenburg. Kriterien für die Entscheidung, ob Angehörige bleiben können, seien die Stimmung des Patienten, seine Vitalwerte und ob Untersuchungen oder pflegerisch-medizinische Maßnahmen anstünden. Bei der Beurteilung helfe die pflegerische Expertise. „Eine geschulte Pflegekraft erkennt, ob ein Patient von Besuch erschöpft ist. Man sieht den Patienten ganzheitlich und hat ein Gefühl dafür, ob es noch Sinn macht, wenn die Ehefrau sehr aufgeregt ist", sagt Krüger. Manchmal würden ihnen die Patienten auch Zeichen geben und sie um Hilfe bitten, die Angehörigen zu verabschieden. Diese Brücke könne man nutzen, und die Angehörigen nett darum bitten zu gehen.

Was aber, wenn eine Einigung schwierig ist? Dann würden sie nach Kompromissen suchen. Hier sei dann die Leitungsperson gefordert, sagt Konrad. „Ist eine Absprache zwischen den Pflegenden und dem Angehörigen nicht möglich, spreche ich mit den Angehörigen, im Zweifelsfall gemeinsam mit dem Stationsarzt. Wir versuchen dann eine für beide Seiten akzeptable Regelung zu finden." Solch schwierige Situationen kämen aber in der Praxis selten vor. Kommen sie vor, würden sie den Kolleg*innen während der Übergabe geschildert, um deren Einschätzung zu hören.

Auch auf der Hattinger Intensivstation ist es selten, dass die Pflegenden den Eindruck haben, die Anwesenheit des Angehörigen sei für den Patienten nicht gut. Herauszufinden, was richtig ist, wenn man mit Menschen arbeitet, sei schwierig, sagt Sewing. „Man muss ein Fingerspitzengefühl dafür bekommen. Das hat etwas mit Krankenbeobachtung zu tun, mit Erfahrung und Empathie."

Welche Vorteile haben die gewählten Regelungen?

Seit 2018 hat die Intensivstation des Alfried Krupp Krankenhauses das Zertifikat „Angehörigenfreundliche Intensivstation". Mit der individuellen Absprache von Besuchsterminen hätten sie gute Erfahrungen gemacht, sagt Stationsleiter Konrad. Die Angehörigen müssten nun weniger lange warten und ein Besuch sei für sie entspannter, weil sie sich nicht hetzen müssten, um feste Zeiten einzuhalten.

Die Besuchsregelung der Intensivstation im Klinikum Brandenburg gibt es seit 2003. Damals wurden zwei Stationen zusammengelegt und man wollte die Besuchszeiten optimieren. Die Erfahrungen damit seien gut, so Krüger. Man könne den Arbeitsablauf anders planen, Patient*innen auf Besuche vorbereiten, ihnen vorher schon einmal aus dem Bett helfen. Die Patient*innen freuten sich über die strahlenden Gesichter ihrer Angehörigen, wenn sie sie im Sessel sitzen sehen. Fortschritte auf diese Weise mit Angehörigen zu teilen, sei für Patienten wichtig. Auch könne man die Patienten besser motivieren, wenn man weiß, wann Besuch kommt. Sie hätten ein Ziel vor Augen, wenn sie wüssten, wann sie noch einmal aus dem Bett müssten, und darüber auch eine Art Tagesstruktur, sagt Krüger.

Stationsleiter Sewing aus Hattingen sieht Vorteile der offenen Regelung im kommunikativen Bereich und in der Betreuung. Die Pflegenden bekämen mehr Informationen über die Patient*innen, wenn die Angehörigen länger da sind. Es gäbe mehr Interaktionen unter Mitarbeitenden, Patient*innen und Angehörigen. Missverständnissen könnte besser vorgebeugt werden. Gerade bei Patienten mit Demenzerkrankungen oder Delirien sei die Betreuung viel besser. „Sind die Angehörigen länger da, ist es für die Patienten vertrauter. Sie haben weniger Angst. Bleiben Ehepartner über mehrere Stunden, dann haben die Patienten dadurch eine Art Zuhause-Atmosphäre." Manche Ehepaare sähen gemeinsam die Tagesschau – so wie zu Hause. Gerade bei Demenzerkrankungen seien solche persönlichen Rituale sehr wichtig, sagt Sewing.

Wie machen es andere Länder?

Die Besuchsregelungen der europäischen Nachbarländer könne man als Nord-Süd-Gefälle beschreiben, sagt Juchems. Je weiter man in den Süden gehe, nach Griechenland, Italien oder in die Türkei, desto restriktiver seien sie. In den Niederlanden und den skandinavischen Ländern gebe es keine Besuchszeiten. „Dort fragen sie uns ‚Was sind denn Besuchsregeln?' Die verstehen die Diskussion nicht. ‚Das sind doch Familien!'", sagt Juchems. Dort sei die Perspektive eine andere: Im Mittelpunkt steht nicht die Regelung des Besuchs, sondern die Einbindung der Angehörigen. Weil sie für die Patient*innen wichtig sind, dürfen sie nicht ausgeschlossen werden.

Eine angehörigenzentrierte Pflege wird in Deutschland seit Anfang der 2000er Jahre intensiver diskutiert. Vieles hat sich seither verbessert, viele Pflegende erkennen die Bedeutsamkeit der Angehörigen für die Patient*innen an. Die Pflegewissenschaftlerin Angelika Zegelin spricht „von einem Paradigmenwechsel in der Intensivpflege"(Lücke, 2018, S. 43). Diese grundlegende Änderung sei auch über das Projekt „Angehörigenfreundliche Intensivstation" erreicht worden (s. Kap. 6, „Wenn die Familie mit zum Team gehört").

Dennoch müssen auch heute noch Angehörige regelrecht darum kämpfen, länger als die vorgegebenen Besuchszeiten da sein zu dürfen. Um die positive Entwicklung weiter voranzutreiben, sei es wichtig, zu verstehen, warum in Deutschland restriktive Regelungen lange Zeit vorherrschten, welche Auffassung dahintersteht. Will man die Besuchsregelungen offener gestalten, dann sei es auch wichtig, die Haltung zu ändern, sagt Juchems. „Ist es der Angehörige oder ein Besucher?" Dazu gehöre eine Arbeitsatmosphäre, die es Pflegenden ermögliche, das eigene Tun zu reflektieren (Schiff, 2015). Ebenso wichtig: Fortbildungen, in denen Pflegende aus der Praxis berichten und Tipps geben, wie die Integration von Angehörigen in den Pflegealltag für alle bereichernd sein kann. Manchmal ist es am besten, Änderungen direkt zu erleben – etwa in Praktika auf Stationen mit offenen Regelungen.

Und es gibt ein gutes Vorbild in Deutschland, sagt Juchems: die Intensivstationen für Kinder. „In der Pädiatrie ist die Integration der Familien mittlerweile völlig selbstverständlich. Bis 1995 war das dort noch unvorstellbar."

Wird Corona die Besuchsregelungen ändern?

Plötzlich ist man um Jahre zurückgeworfen. Es gibt nur eine Regelung: geschlossen. Nach und nach begehren die Pflegenden dagegen auf. Wie war es für sie ohne Angehörige? Organisatorisch sei es leichter gewesen, sagt Konrad. Mehr Zeit hätten sie nicht gehabt. Sie waren länger bei den Patient*innen. „Die hatten ein höheres Bedürfnis zu reden." Via Telefon, Handy oder Tablet über Skype, FaceTime oder andere Messaging-Dienste haben die Pflegenden den Kontakt zwischen Angehörigen und Patient*innen aufrechterhalten – behelfsmäßige Lösungen, die nicht für alle Patient*innen möglich waren. Die Pflegenden wissen um die Belastungen durch die fehlende Nähe von Angehörigen. „Insgesamt profitieren Patienten von Besuch. Und wenn der so stark limitiert ist, wie momentan, ist das für die Patienten einfach fürchterlich", sagt Konrad.

Alle Vorteile durch die offene Regelung gäbe es nicht mehr und die Ängste der Patienten seien größer, sagt Sewing. Auch die Unterstützung der Pflegenden durch Angehörige werde noch einmal deutlicher. „Die Angehörigen sind eine wichtige Stütze in der Intensivpflege. Sie motivieren die Patienten und fassen mit an. Man ist auf die Angehörigen angewiesen", sagt Krüger. Ähnlich hat Juchems es von vielen Pflegenden gehört, mit denen er gesprochen hat. „Die haben beschrieben, wie schlimm für sie das Aussperren von Angehörigen ist."

Werden diese Erfahrungen die Fortentwicklung der angehörigenzentrierten Intensivpflege vorantreiben? Corona sei wie ein Brennglas, sagt Juchems. Es mache viele Dinge klarer, etwa die Relevanz von Angehörigen. „Vielen in der Pflege ist noch deutlicher geworden, wie schwer es ist, die restriktiven Regeln, die aufgestellt wurden, zu akzeptieren. Sie merken: ‚Das will ich nicht für mich, das will ich nicht für andere, ich muss neue Wege finden.' Ich glaube, es ist eine Riesenchance, aus dieser Erfahrung andere Perspektiven zu finden, um Angehörige künftig nicht aussperren zu müssen."

Für diesen Beitrag haben wir Anfang 2021 mit dem Pflegewissenschaftler Stefan Juchems und den Stationsleitungen Sven Konrad, Steffen Krüger und Frank Sewing Interviews geführt.

„Ich wäre gern mit Worten an die Hand genommen worden“

Angehörige wollen kommunizieren – und es hilft ihnen. Das ist gut erforscht. Die Literatur bietet praktikables Wissen, doch es hapert an der Umsetzung. Was genau ist es, das Angehörigen hilft? Und warum reicht Intuition für professionelles Kommunizieren nicht aus? Gesprächserlebnisse auf Intensivstationen helfen zu verstehen, was Angehörige sich wünschen, warum manche Worte schaden, andere beruhigen.

Mit Angehörigen sprechen – Bedürfnisse und Einflussmöglichkeiten

Die Kommunikation mit Angehörigen auf Intensivstationen, ihre Bedeutung und Wirksamkeit ist national und international relativ gut erforscht. Unabhängig von kulturellen Unterschieden ist Angehörigen die Kommunikation mit den Mitarbeitenden, vor allem mit Pflegenden und Ärzt*innen, sehr wichtig und zählt zu ihren Hauptbedürfnissen (Grom et al., 2013; Hartog et al., 2018; Heitmann & Bohr, 2020; Niecke et al., 2017). Nicht nur das: Professionell geführte Gespräche können die Situation der Angehörigen auf der Intensivstation positiv beeinflussen, die psychische Situation verbessern und posttraumatische Belastungsstörungen (PTBS) der Angehörigen reduzieren (Niecke et al., 2017).

Betont wird die Wichtigkeit professioneller Angehörigengespräche insbesondere im Zusammenhang mit speziellen Situationen, etwa wenn absehbar ist, dass ein Patient sterben wird. Hierzu gibt es in der Fachliteratur viele Informationen und Empfehlungen für das kommunikative Vorgehen (Hartog et al., 2018; Münch et al., 2020).

Unabhängig davon zeigen Gespräche mit Angehörigen, dass professionelle Gesprächstechniken in allen Situationen mit Angehörigen auf der Intensivstation wichtig sind, auch für kurze Wortwechsel am Patientenbett.

Für Angehörige sind Gespräche mit Pflegenden wichtig. Sie sind ihnen Vermittler*innen zwischen Mediziner*innen und Patient*innen, aber auch Vertrauenspersonen. Die Beteiligung oder Anwesenheit Pflegender in nicht-pflegerischen Gesprächen kann helfen, ihre Angst zu mindern (Hartog et al., 2018). Angehörige als Partner*innen mit in die Pflege zu integrieren (Hartog et al., 2018; Lücke & Naef, 2019; Lücke & Maier, 2020), kommt also ihrem kommunikativen Bedürfnis nach und kann ihre psychische Situation stabilisieren.

Um Angehörigen kommunikativ zur Seite zu stehen, sie verständlich informieren zu können, sie zu beraten und trösten, sie zu beruhigen und unterstützen, muss man wissen, wie das geht. Intuition reicht nicht aus für professionelles Kommunizieren. Gut Gemeintes kann verletzten und das Gegenteil von dem bewirken, was beabsichtigt ist. Je gesprächskompetenter die Profis sind, umso sicherer können sie schwierige Gespräche führen und auch in belastenden Situationen angemessen reagieren.

Professionell mit Angehörigen kommunizieren

Es wird empfohlen, mit Angehörigen regelmäßig systematisch strukturierte Gespräche zu führen, auch interdisziplinäre Gespräche, etwa mit Psycholog*innen, Palliativmediziner*innen und Seelsorger*innen (Niecke et al., 2017). Dafür sollten spezielle Gesprächsstrategien genutzt werden. Kommunikative Vorgehensweisen und verständliches, angehörigenzentriertes Kommunizieren müssen in Fort- und Weiterbildungen gelernt und eingeübt werden (Hartog et al., 2018). Für Angehörigengespräche auf der Intensivstation wird die *VALUE-Strategie* empfohlen (Hartog et al., 2018; Niecke et al., 2017), auch speziell für Gespräche, in denen negative Nachrichten mitgeteilt werden. Die Abkürzung VALUE steht für die Vorgehensweise, das Verhalten und die Reaktion im Gespräch mit Angehörigen. Die fünf Buchstaben bedeuten im Einzelnen:

„**V** (‚value‘): würdigen, was der Angehörige sagt, Wertschätzung;
A (‚acknowledge‘): Gefühle zugestehen und bestätigen;
L (‚listen‘): zuhören;
U (‚understand‘): Fragen stellen, die es erlauben, die Persönlichkeit des Patienten zu verstehen;
E (‚elicit questions‘): Angehörige zu Fragen ermuntern“ (Niecke, 2017, S. 615).

Die VALUE-Strategie wurde in Studien mit herkömmlichen Gesprächen verglichen. Dabei wurde festgestellt, dass Angehörige nach Gesprächen mit der VALUE-Strategie drei Monate später deutlich weniger psychisch belastet waren (Hartog et al., 2018).

Was hilft Angehörigen in Gesprächen?

Was aber genau ist es, das Angehörigen in Gesprächen hilft? Dazu wurden Angehörige in unterschiedlichen Studien befragt. Hartog et al. (2018) nennen fünf Funktionen, die ein Gespräch für Angehörige erfüllen sollte: „1. Vertrauen aufbauen, 2. emotionale Unterstützung bieten, 3. medizinische Information vermitteln, 4. Verständnis für den Patienten als Person ermöglichen und 5. gemeinsame Therapieentscheidungen erleichtern" (Hartog et al., 2018, S. 234).

Der größte Teil dieser Gesprächsbedürfnisse kann mit Hilfe der VALUE-Techniken erfüllt werden. Um den Bedürfnissen nachzukommen, müssen Informationen, komplexe Sachverhalte, für Laien verständlich formuliert werden. Sind Fachbegriffe erforderlich, müssen sie erklärt werden.

Gespräche, vor allem längere, müssen gut strukturiert sein, sodass Angehörige folgen können. Gesprächsbeeinflussend sind außerdem die Umgebung, in der miteinander gesprochen wird, und der Gesprächspartner selbst. Beides kann dazu beitragen, Vertrauen aufzubauen. Viele Angehörige finden es zum Beispiel besser, wenn sie regelmäßig mit einer bestimmten Pflegenden sprechen können und ihre Bezugspersonen nicht immer wieder wechseln (Hönig & Gündel, 2016). Wie aber baut man im Gespräch Vertrauen auf, zeigt Verständnis oder bietet emotionale Unterstützung? Dazu einige Gesprächserlebnisse von Angehörigen.

Was Angehörige sich wünschen – und was sie erleben

Verständlich, umfassend und ehrlich informieren

Angehörige auf einer Intensivstation zu informieren, bedeutet weit mehr, als ihnen einen Sachverhalt mitzuteilen. Unabhängig davon, ob man über Besuchszeiten oder eine Therapieänderung informiert oder erklärt, wie eine Trachealkanüle funktioniert: Alle Sachverhalte können bei Angehörigen Gefühle auslösen, die man nicht immer vorwegnehmen kann. Dazu nachfolgend Aussagen von Angehörigen.

„Als meine Frau aus dem Koma aufgewacht ist und es so aussah, als würde sie wieder nach Hause können, hat mir eine Pflegende die Trachealkanüle erklärt und gezeigt, wie man sie säubert. Dafür hat sie eine Kanüle in ihre Einzelteile zerlegt. Das fand ich sehr gut. Nicht nur, weil ich gesehen habe, wie es geht, sondern, weil es mir eine Zukunft gezeigt hat, in der meine Frau lebt."

Angehörige wünschen Informationen über die Station, Betreuung, Pflege, Therapie und den Krankheitsverlauf des Patienten und über die Geräte beim Patienten (Hönig & Gündel, 2016). Informationen und Erklärungen sollten sich jeweils an der Situation der Angehörigen orientieren und berücksichtigen, was die Angehörigen wissen (Hönig & Gündel, 2016).

„Ich hätte mir gewünscht, dass sie mich mehr mit Worten an die Hand nehmen. Mir mehr erklärt hätten. Ein Gespräch mit mir und meinem Mann führen, damit sie erfahren, was er mag. Mir sagen, was ich mitbringen kann. Fotos, eine Uhr, ein Lieblingskissen ... wie ich mit ihm sprechen soll. Er hatte fast die ganze Zeit ein Tracheostoma. Alles habe ich von Freunden aus der Pflege und Medizin erfahren. Als mein Mann im Koma lag, haben sie mir erklärt, wie es sein wird, wenn er aufwacht. Dass das nicht damit zu vergleichen ist, wie wir morgens aufwachen. Sie haben mir einen Fachartikel gegeben, in dem genau beschrieben war, was man Patienten in dieser Aufwachphase wie sagen soll. Danach bin ich vorgegangen. Es hat mir sehr geholfen. Und mich beruhigt. Ich konnte wieder Kontakt zu ihm aufnehmen und hatte keine Angst, etwas falsch zu machen.“

Fast alle Angehörigen wünschen sich verständliche Erklärungen und wollen regelmäßig, ehrlich und vollständig informiert werden (Heitmann & Bohr, 2020; Niecke et al., 2017). Um diesen Bedürfnissen zu entsprechen, müssen die Mitarbeitenden sich die Ausnahmesituation der Angehörigen vergegenwärtigen. Ist man psychisch sehr belastet, fällt es schwer, Gespräche zu führen und ihnen zu folgen, Erklärungen zu verstehen und sie zu behalten. Ursache dafür ist eine „kognitive Abstumpfung“ (Hartog et al., 2018, S. 233). Das erfordert es, manches mehrmals zu erklären und Angehörige zu Fragen zu ermuntern (s. VALUE-Techniken). Hilfreich kann es für Angehörige sein, wenn Familienmitglieder oder Freunde, die emotional distanzierter sind, bei Gesprächen anwesend sind.

Hoffnung zulassen

Ein zentrales Bedürfnis ist es, hoffen zu dürfen, unabhängig von Krankheit und Prognose (Heitmann & Bohr, 2020; Hönig & Gündel, 2016). Das widerspricht dem Wunsch nach ehrlichen Informationen nur scheinbar. Hoffnung ist für Angehörige kraftspendend, gibt ihnen die Energie, jeden Tag aufs Neue ihre Liebsten zu besuchen und leiden zu sehen. Allerdings kann sich das, worauf Angehörige hoffen, im Verlauf der Krankheit ändern. So kann sich die anfängliche Hoffnung auf die Gesundung ändern in die Hoffnung darauf, dass der Patient möglichst wenig leidet (Heitmann & Bohr, 2020).

Wie kann es im Gespräch gelingen, Angehörige ehrlich zu informieren und sie trotzdem hoffen zu lassen?

„Mein Mann lag schon mehrere Wochen auf der Station. Sein Zustand besserte sich nicht, die Therapie wurde nicht mehr geändert. Wir holten eine Zweitmeinung ein. Danach hatten wir ein Gespräch mit der Stationsärztin und dem Chefarzt der Intensivstation. Sie erklärten uns die Ergebnisse: „Unser Kollege hat eine andere Diagnose ge-

stellt. Für diese Diagnose gibt es leider keine Therapie." So sagte es der Chefarzt. Ich weiß nicht, ob ich in diesem Moment begriff, was das bedeutete. Ich wollte nur wissen, wie es jetzt weitergeht. Ich fragte den Chefarzt, was er machen würde, wenn anstelle meines Mannes seine Frau dort liegen würde. Er antwortete mir: ‚Die Hoffnung nicht aufgeben. Wir wissen noch so wenig über das menschliche Gehirn und unsere bisherige Therapie hat geholfen, dass Ihr Mann aufgewacht ist. Ich würde damit weitermachen.' Er sagte das ganz ruhig, nicht drängend, mit sanfter Stimme. Er hat mir damit Hoffnung und Kraft gegeben."

Das Gespräch wurde in einem gesonderten Raum geführt. In dem Gespräch wird dem Bedürfnis nach ehrlichen medizinischen Informationen entsprochen. Die Angehörige kann Fragen stellen, Arzt und Angehörige entscheiden gemeinsam über das weitere Vorgehen. Dass der Arzt Unwissen eingesteht, macht ihn menschlich. Warum er selbst weiter hoffen würde, erklärt er sachlich.

Gut gemeinte Ratschläge überdenken

„Manchmal haben Pflegende und Ärzte mir gesagt, ich solle versuchen, etwas ruhiger zu werden oder empfahlen mir, mal einen Tag Pause zu machen. Das war bestimmt nett gemeint. Ich empfand das aber nicht so. Ich hatte eher das Gefühl, ich störe sie mit meinen Gefühlen, dachte, sie wollen mich loswerden. Hätten Sie mir angeboten, eine Runde spazieren zu gehen und dann wiederzukommen, hätte ich das vielleicht angenommen. Alles andere wäre nicht denkbar gewesen. Ich wollte einfach immer so nah und so lang wie möglich bei meiner Frau sein."

Untersuchungsergebnisse zeigen: Angehörige richten sich in allem vollkommen nach dem Patienten (Hönig & Gündel, 2016). Sie erkennen eigene Bedürfnisse nicht mehr. Übermüdung, Gewichtsverlust oder mangelnde Körperpflege sehen sie nicht – im Gegensatz zu Außenstehenden. Die Empfehlung, einen Tag Pause zu machen, wird in den meisten Fällen nicht helfen, weil das dem Bedürfnis widerspricht, so nah wie möglich beim Patienten sein zu können (Hönig & Gündel, 2016). Angehörigen ein Getränk hinzustellen, vielleicht eine Kleinigkeit zu essen oder ihnen anzubieten, in der Cafeteria der Klinik etwas zu essen und dann wiederzukommen, könnten eher angenommen werden. Das Angebot, wiederkommen zu dürfen, würde überdies Verständnis dafür signalisieren, dass Angehörige in der Nähe des Patienten bleiben möchten.

Ebenso gut gemeint sind sicherlich auch Worte wie „Sie müssen keine Angst haben" oder „Sie müssen sich keine Sorgen machen". Diese werden gerade in Gesprächssituationen zwischen Klinikpersonal und Patienten oft benutzt und sollen beruhigen. Das, was die Angesprochenen aber hören, ist etwas Negatives, wie ‚Angst' und ‚Sorgen'. Auch Fachjargon und -sprache des Gesundheitswesens kann Außenstehenden Angst machen (Lübbers & Zech, 2017). Studien und Literatur hierzu konzentrieren sich auf die Kommunikation mit Patienten, sie sind aber übertragbar auf Gespräche mit Angehörigen. Pflegende und Ärzte haben diese Sprache meist über viele Jahre hinweg gelernt und genutzt. Sie müssen zunächst einmal reflektieren, dass das, was für sie Normalität ist, ängstigen und beunruhigen kann – und lernen, wie es anders geht (Teigeler & Hansen, 2021). Der Anästhesist und Hypnotherapeut Ernil Hansen empfiehlt zum Beispiel statt „Sie müssen sich keine Sorgen machen" positiv zu formulieren (Teigeler & Hansen, 2021, S. 73). Übertragen auf die oben genannte Situation könnte das sein: „Gehen Sie ruhig nach Hause. Wir alle kümmern uns um Ihre Frau damit es ihr gut geht."

Vorsicht ist auch geboten bei Humor. Fällt es Angehörigen wegen der psychischen Belastung schon schwer, Erklärungen zu verstehen (Hartog et al., 2018), ist es möglich, dass sie humorvolle Äußerungen nicht verstehen und sie das zusätzlich belastet (Lübbers & Zech, 2017).

Trösten, unterstützen und einfühlen

Forschungsergebnisse legen nahe, dass eine einfühlende, empathische Kommunikation den Angehörigen nicht nur während des Aufenthalts auf der Intensivstation hilft und sie unterstützt, sondern auch anschließende psychische Belastungen, etwa ein PTBS, verringern kann (Hartog et al., 2018). Einfühlendes Kommunizieren ist auf vielerlei Weise möglich und nicht immer zeitaufwändig. Es erfordert nicht nur die richtigen Worte, sondern auch eine gute Beobachtungsfähigkeit, um die Bedürfnisse der Angehörigen zu erkennen.

„Mein Mann kam plötzlich auf die Intensivstation. Zuerst schien es, als ginge es ihm wieder besser. Dann wurde es sehr schnell immer schlechter und keiner wusste, warum. Ich sah die ratlosen Blicke und war völlig verzweifelt. Ich wollte mit jemandem sprechen, wollte tröstende, hoffnungsvolle Worte und bin über die Station gehetzt. Im Stationszimmer war niemand. Ich kauerte mich davor und habe geweint. Eine Krankenschwester kam zu mir und sagte ‚Gehen Sie doch nach Hause'. Aber ich wollte auf keinen Fall weg. Ich wollte bei meinem Mann bleiben. Ich wollte einfach nur, dass es ihm wieder bessergeht. Ich dachte, es muss doch etwas geben, das man machen kann. Ich weiß nicht, ob ich der Schwester geantwortet habe, nur, dass ich nicht aufhören konnte zu weinen und sie gegangen ist. Kurz darauf kam ein Pfleger, berührte mich sanft an der Schulter und sagte: ‚Es ist in Ordnung, wenn Sie weinen. Bleiben Sie hier, bei Ihrem Mann.' Ich war ihm so unendlich dankbar."

Der Pfleger erkennt und respektiert das Bedürfnis der Ehefrau, bei ihrem Mann sein zu wollen (Hönig & Gündel, 2016), reagiert empathisch, indem er das Weinen gutheißt, und beruhigt, indem er die Angehörige an der Schulter berührt.

Welchen Wert genaues Beobachten haben kann, zeigt auch folgendes Beispiel:

„Je nachdem, wie das Bett meines Mannes stand und wie er gelagert war, schaffte ich es nicht, ihn zu berühren und zu küssen. Eine Pflegende hat immer darauf geachtet, dass mir das möglich war. Einmal kam ich, da war sie gerade mit der Körperpflege fertig und sagte zu meinem Mann: ‚Jetzt haben Sie wieder einen frischen Geschmack im Mund und mit den frisch geputzten Zähnen können Sie Ihre Frau küssen.' Dabei zwinkerte sie ihm zu und lächelte mich ganz lieb an. Wir haben uns geküsst, als wollten wir uns aneinander festhalten. Als würde der eine dem anderen alle Kraft und Liebe geben wollen, die in uns war. Als würden wir uns nie mehr trennen wollen. Es gab kein Krankenhaus, keine piepsenden Geräte, keine Krankheit – überhaupt keine andere Welt. Nur noch er und ich, wir beide als Eins. Bis ich keine Luft mehr bekam und das Gleichgewicht verlor. Eine Woche später ist er gestorben."

Die Pflegende hat den Patienten und seine Frau genau beobachtet. Sie hat erkannt, was die beiden ganz praktisch daran hindert, zueinander zu kommen. Sie realisiert, dass Mundpflege mehr ist als Körperhygiene und Zahnpflege. Sie versetzt sich in die Situation des Patienten, der vielleicht aus Schamgefühl seine Frau nicht küssen möchte.

Über Patienten sprechen

Die wichtigste Person für die Angehörigen ist der Patient. Wie und ob mit ihm gesprochen wird, zeigt ihnen, wie und ob er als Mensch wahrgenommen wird (s. VALUE-Strategie; Hartog et al., 2018). Die Art der Kommunikation über und mit dem Patienten wirkt sich auch auf die Angehörigen aus. Sie kann sie stärken und beruhigen oder verletzen und ängstigen.

„Meine Frau war schon mehrere Wochen auf der Intensivstation, als ich mit einer Krankenschwester an ihrem Bett stand, sie auf der einen, ich auf der anderen Seite. Ich fand die Pflegende sehr nett und kompetent. Sie hat uns immer viel erklärt. Als wir uns am Bett meiner Frau gegenüberstanden, fragte sie mich unvermittelt über den Kopf meiner Frau hinweg: ‚Und wissen Sie schon, in welche Pflegeeinrichtung Sie Ihre Frau geben?' Ich war völlig entgeistert über ihre Worte und im ersten Moment sprachlos. Dann wütend. Ich blickte zu meiner Frau. Die Frage musste sich für sie, die mit ihrem

Tubus nicht sprechen konnte, so anhören, als sei alles schon geklärt, nur die Wahl der Einrichtung noch offen. Meine Frau konnte zwar nicht reden, aber hören und verstehen. Tatsächlich hatte ich so etwas niemals geplant und auch niemals mit irgendjemandem auf der Station besprochen. Ich entgegnete ihr, dass meine Frau selbstverständlich wieder nach Hause komme. Darauf sagte sie: ‚Ja, wenn Sie das schaffen, ist das ja gut.‘ Dann ging sie.“

Die Pflegende hat ein Thema aufgegriffen, das möglicherweise hätte besprochen werden können – allerdings nicht unvorbereitet für den Angehörigen und die Patientin und nicht in dieser Form:

1. Sie setzt mit ihrer Frage einen Sachverhalt als gegeben, der falsch ist.
2. Sie nimmt die Patientin als Menschen nicht wahr.

Wie hätte dieses Thema anders besprochen werden können? Die Pflegende hätte zunächst allein mit dem Angehörigen sprechen müssen, um herauszufinden, was er weiß und möchte. Daran anknüpfend hätte man gemeinsam mit der Patientin ein Gespräch führen können.

Dass die Pflegende mit ihrer unvermittelten Frage die Patientin missachtet, wiegt fast noch schwerer. Ein Mitsprachrecht der Patientin wird in ihrer Formulierung nicht mitgedacht: „Wissen Sie schon, in welche Einrichtung Sie Ihre Frau geben?“ – Hier entscheidet allein der Angehörige. Diese Frage über den Kopf eines Menschen hinweg zu stellen, ist würde- und respektlos.

Auf Ängste und Bitten von Angehörigen reagieren

Kommunikative Kompetenz zeigt sich auch daran, die eigene Haltung zu einem Gesprächsthema zu reflektieren und im Gespräch nicht in den Vordergrund zu stellen. Ob es um Organspende oder den Wunsch zu sterben geht, oder auch um zunächst unverständliche emotionale Reaktionen der Angehörigen – die Sicht der Angehörigen muss respektiert und darf nicht persönlich genommen werden (s. Value-Strategie).

„Mein Mann war eine Zeit lang sehr unruhig und hat sich immer wieder Katheter, Zugänge und Sonden herausgezogen. Ich habe mir immer vorgestellt, welche Schmerzen er sich damit zufügt, habe ihn immer wieder gebeten, es nicht zu machen. Auch zum Tracheostoma ist seine Hand oft gewandert. Ich hatte unsagbare Angst, dass er es sich rauszieht. Deshalb bat ich die Pflegenden, ihn zu fixieren. Darum bitten zu müssen, hat mich viel Kraft gekostet. Ihn, meinen Liebsten, angebunden zu wissen, so, dass er sich nicht mehr durchs Gesicht streichen konnte, nicht mehr kratzen konnte, wenn es juckte,

alles, was für uns selbstverständlich ist, nicht mehr tun konnte. Der Gedanke hat mich fast wahnsinnig gemacht, aber ebenso der Gedanke, dass er sich das Stoma herauszieht. Welche Schmerzen würde ihm das bereiten? Und würde er das überleben? Solange ich bei ihm war, habe ich seine Hand gehalten, eine Fixierung war nicht nötig. Einmal, als ich vor dem Nachhausegehen einen Pfleger darum bat, ihn zu fixieren, sagte er: ‚Das mach ich nicht. Dann zieht er sich eben die Kanüle raus. So schlimm ist das nicht. Dann stecken wir sie wieder rein.'"

Aus juristischer und ethischer Perspektive ist die Reaktion des Pflegers nachvollziehbar. Doch wie ist die Perspektive der Angehörigen? Was weiß sie darüber? Und warum wünscht sie die Fixierung? Diese Fragen hätten besprochen werden müssen. Die Wortwahl des Pflegers zeigt, dass er die Perspektive der Angehörigen nicht einnimmt. „Wir stecken es wieder rein", erinnert an handwerkliches Handeln. Etwa an ein Rohr, das aus der Wand bricht. Das lässt sich einfach wieder reinstecken. Hier geht es aber um einen Menschen, der Schmerzen empfindet und um einen anderen Menschen, der ihn schützen möchte. Denkbar ist ein sachliches Missverständnis. Die Angehörige spricht vom Tracheostoma, der Pflegende meint die Kanüle. Möglicherweise ist es in der Praxis so, dass Patient*innen meistens ‚nur' die Kanüle herausziehen. Auch das hätte erklärt werden müssen.

Was hätte der Pfleger stattdessen tun können? Im ersten Schritt hätte er Verständnis für die Angst der Angehörigen signalisieren und ihr das Gefühl geben können, ihre Sorge wird gehört, respektiert und ernst genommen (Lübbers & Zech, 2017). Dafür hätte er ihre Sorge erkennen müssen. Denkbar ist, dass er sie zwar erkannte, aber so stark belastet war, dass er sie ignoriert hat.

Fragen solcher Art sollten in einem gemeinsamen Gespräch von Pflegenden, Ärzt*innen und Angehörigen behandelt werden und nicht zwischen Tür und Angel. Damit wäre zudem einheitliches Handeln im Team gesichert und täglich sich wiederholende Gespräche zum gleichen Thema, die für alle belastend sind, würden sich erübrigen.

An diesem Beispiel zeigt sich, wie wichtig es ist, Angehörigen Fragen zu stellen und ihre Beweggründe herauszufinden. Mit Erklärungen können die Mitarbeitenden Ängste reduzieren. Was noch an diesem Beispiel deutlich wird: Professionelles Kommunizieren muss in Theorie und Praxis eingeübt werden. Mitarbeitende müssen die Möglichkeit haben, Gesprächssituationen in Fortbildungen reflektieren zu können und Alternativen in einer ruhigen Umgebung durchzuspielen. Gerade in Situationen, die auch für Mitarbeitende belastend sind, hilft Routine und spart überdies Zeit.

Fazit

Professionelles Kommunizieren lässt sich nicht allein in der Praxis lernen, sondern nur im Wechselspiel zwischen Theorie und Praxis. In Aus- und Fortbildung und im Studium müssen theoretische Kenntnisse zur Wirkung von Worten vermittelt werden. Es muss erklärt werden, wie Gespräche strukturiert sein sollten, welche Vorgehensweisen in welchen Situationen hilfreich sind und wie kulturelle und religiöse Unterschiede das Kommunizieren beeinflussen. Das Gelernte muss in der Praxis eingeübt werden. Stellenplan und Budget müssen professionelles Kommunizieren im gesamten Ablauf einer Intensivstation berücksichtigen.

„Ohne Vollmacht haben Angehörige keinerlei Rechte"

Patient*innen und Angehörige haben Rechte – auch auf einer Intensivstation. Ein Gespräch mit dem Juristen Wolfgang Putz über Besuchsregelungen, Vorsorgevollmachten, Patientenverfügungen und die nicht immer einfache Aufgabe, dem Patientenwillen Folge zu leisten.

Interview mit Wolfgang Putz
Wolfgang Putz ist seit 1977 Rechtsanwalt für Medizinrecht mit den Schwerpunkten Arzthaftungsrecht und Patientenrechte am Ende des Lebens. Er hat zahlreiche Bücher und Beiträge in Zeitschriften veröffentlicht, ist u.a. Mitglied in der Akademie für Ethik in der Medizin (Göttingen), Lehrbeauftragter an der Ludwig-Maximilians-Universität München und bietet Fortbildungen für Laien, Ärzte, Juristen und Pflegekräfte an: www.putz-medizinrecht.de

Herr Putz, haben Angehörige schon geklagt, weil sie während der Corona-Pandemie ihr schwerstkrankes Familienmitglied nicht sehen durften?
Wolfgang Putz: Zu Corona haben wir nur ein Urteil gefunden, und zwar vom 4. März 2020. Dabei handelte es sich um ein Eilverfahren, das heißt, innerhalb weniger Tage oder notfalls auch sofort ergeht eine „einstweilige" Regelung durch das Gericht. Bei dieser Klage ging es um ein Besuchsverbot in einem Pflegeheim. Wegen der Pandemie war dieses Besuchsverbot aber rechtmäßig, und in dem Eilverfahren wurde der Antrag der Angehörigen zurückgewiesen. Aber es gibt natürlich auch gerichtliche Entscheidungen, die nirgends erscheinen und nicht veröffentlicht werden.

Ist eine komplette Abriegelung der Kliniken, wie wir sie in der ersten und zweiten Welle der Pandemie erlebt haben, rechtlich erlaubt?
Das kann man nicht einheitlich beantworten. Es hängt davon ab, um welche Einrichtung es sich handelt, ob diese in einem Hot Spot liegt, welche Patient*innen dort betreut werden usw. Grundsätzlich ist es in Pflegeheimen und Krankenhäusern so: Zum einen können die Behörden Zugangsverbote erlassen, zum anderen können die Einrichtungen das selbst tun.

Kliniken haben also die Möglichkeit, selbst zu entscheiden: Für eine Intensivstation gilt ein Besuchsverbot, weil die Ansteckungsgefahr zu groß ist?
Hier gibt es in der Rechtsprechung eine klare Tendenz, die schon lange vor Corona galt: Man muss das Besuchsrecht gegen die mögliche Gefährdung abwägen. Bei Corona muss man davon ausgehen, dass sowohl auf Intensivstationen als auch in Al-

ten- und Pflegeheimen ein sehr hohes Risiko vorliegt. Und bei sehr hohen Risiken wurde ein solches Verbot bisher immer durch die Rechtsprechung bestätigt. Bei Corona ist neu, dass das Virus verschiedene Personen unterschiedlich stark gefährdet. Alte, pflegebedürftige, vorerkrankte und natürlich schwerkranke Menschen auf Intensivstationen sind besonders betroffen. Bei diesen Personen tritt das Besuchsrecht aufgrund der hohen Lebensgefahr zugunsten der Gesundheit zurück.

Unabhängig von Corona: Ist eine Beschränkung von Besuchen auf Intensivstationen generell rechtens?
Ja, das ist rechtens. Eine Intensivstation ist ja eine besondere Station, mit besonders gefährdeten und schutzbedürftigen Patient*innen. Natürlich kann man sich fragen: Sind die Besuchszeiten zu restriktiv bemessen, zum Beispiel wenn Berufstätige kaum eine Chance haben, ihre Angehörigen zu sehen. Im Prinzip geht es immer um die Verhältnismäßigkeit zwischen der Gefährdung des Patienten und der Einschränkung der Besuchsrechte, was eine Einschränkung der Grundrechte des Patienten – nicht der Besuchswilligen – darstellen kann.

Können Intensivstationen die Form der Besuchsregelung selbst entscheiden?
Der Besuch in einem Krankenhaus unterliegt dem Zivilrecht. Die beteiligten Parteien sind der Patient und der Krankenhausträger. Diese können vereinbaren, was sie möchten, solange sie sich einig sind. Besuchsregelungen sind Vertragsfreiheit innerhalb der gesetzlichen Grenzen von Verhältnismäßigkeit, Treu und Glauben, Sittenwidrigkeit usw. Es geht ja nicht um Leistungen, die die Krankenversicherung vorschreibt. Das Krankenhaus kann also festlegen, dass die Besuchszeit ab 17 Uhr beendet ist.

Habe ich als Angehöriger denn die Möglichkeit, trotz Besuchsbeschränkung länger zu bleiben, zum Beispiel weil dem Patienten meine Anwesenheit guttut?
So können Sie natürlich argumentieren, wenn die Zeit unverhältnismäßig kurz ist. Aber dann könnte bei üblichen Besuchszeiten auch jemand sagen: „Meine Mutter ist ganz besonders auf Besuch angewiesen. Sie hat 15 Enkel und braucht einfach längere Besuchszeiten." Dann könnte die Station eine Ausnahme machen oder sagen: „Tut uns leid, aber das geht in Abwägung unserer Berufssorgfalt nicht." Das sind immer Einzelfallentscheidungen.

*Gibt es Gründe, aus denen Pflegende oder Ärzt*innen Angehörigen den Besuch verwehren dürfen, auch während der Besuchszeit?*
Sicher, zum Beispiel wenn Angehörige ein offenes Ekzem haben, das auf eine ansteckende Erkrankung hindeutet, oder jemand auffallend stark hustet. Solche me-

dizinischen Gründe rechtfertigen es, Angehörigen einen Besuch auf der Intensivstation zu verwehren.

Wie ist es mit der Anwesenheit bei pflegerischen Tätigkeiten, zum Beispiel beim Betten, oder bei medizinischen Eingriffen. Haben Angehörige das Recht, dabei zu sein?
Grundsätzlich können Pflegende eine Anwesenheit in bestimmten Situationen ablehnen, wenn sie nachvollziehbare Gründe haben. Beim Betten können sie zum Beispiel sagen: „Wir müssen den Patienten heben und dabei zu zweit auf beiden Seiten des Bettes stehen. Da wird es zu eng, wenn Sie mit im Raum bleiben." Auch die Verletzung des Schamgefühls wäre ein möglicher Grund. Allerdings können die Patient*innen das nur selbst entscheiden. Solche Situationen erfordern viel Feingefühl. Eine gute Pflegeperson wird die Patientin nicht fragen: „Wir müssen Sie jetzt unten herum waschen. Dürfen Ihre Angehörigen dabei sein?" Sie wird eher zu den Angehörigen sagen: „Wir müssen Ihre Mutter waschen. Würden Sie bitte draußen warten?" Anders wäre es, wenn der Patient eine Bluttransfusion bekommt und eine Pflegeperson sagt: „Während die Transfusion läuft, dürfen Sie nicht dabei sein." Dann würde ich als Angehöriger doch fragen: „Warum? Die kann doch laufen, während ich weiter bei meiner Mutter sitze und ihre Hand halte."

*Intensivpatient*innen können nicht immer ihre Rechte einfordern, zum Beispiel, wenn sie beatmet sind. Was können Angehörige tun, um bei Eingriffen oder Behandlungen mit dabei zu sein, wenn sie wissen, dass ihre Mutter in so einer Situation Angst hat?*
Für solche Situationen ist es extrem wichtig, sich von seinem Angehörigen schon in gesunden Zeiten eine Vorsorgevollmacht geben zu lassen. Durch die Vollmacht ist man rechtlich in einer Position, dass man den Patienten medizinisch vertreten kann und gegenüber den Behandelnden gewisse Mitspracherechte hat. Das ist nicht nur dann wichtig, wenn der Angehörige beatmet oder komatös ist.

Das heißt, wenn ich eine Vollmacht habe, kann ich sagen, ich möchte bei diesem Eingriff mit dabei sein?
Eine Vollmacht berechtigt in aller Regel nicht, bei einer Behandlung dabei zu sein. Sie ermächtigt zu rechtlicher Vertretung! Es muss schon der Wille des Patienten sein, dass der Bevollmächtigte bei einer Behandlung zugegen ist. Das kann dann wieder aus zwingenden medizinischen Gründen verweigert werden. Die Vollmacht wirkt auch nicht erst, wenn der Vollmachtgeber komatös und willensunfähig ist. Sie ist bereits erforderlich, wenn der Patient zu seinem Angehörigen sagt:

„Bitte sprich den Arzt an und lass dir eine Kopie von der Krankenakte machen.“ So etwas geht nicht ohne Vollmacht. Liegt eine Vorsorgevollmacht vor, sollte die Station darüber informiert und gebeten werden, sich davon eine Kopie für die Krankenakte zu machen.

Wie ist es mit dem Recht zur Einsicht in die Unterlagen?
Das ist identisch. Ohne Vollmacht haben Angehörige keinerlei Rechte. Sie dürfen weder Einsicht in die Unterlagen ihres Angehörigen nehmen, noch haben sie Anspruch zu erfahren, was dem Patienten fehlt – es sei denn, es gibt eine Schweigepflicht-Entbindungserklärung. Diese gehört selbstverständlich zu jeder Vollmacht dazu.

Was kann man tun, wenn keine Vorsorgevollmacht vorliegt?
Dann könnte der Arzt die Patientin fragen: „Ihr Sohn möchte, dass ich mit ihm über Ihre Krankheit spreche. Bin ich ihm gegenüber von der Schweigepflicht entbunden?“ Das wird dann in die Krankenakte aufgenommen. Problematisch ist es, wenn die Mutter das nicht mehr sagen kann, weil sie plötzlich auf die Intensivstation gekommen ist. Dann besteht eine absolute Schweigepflicht und die Ärzte dürfen nichts sagen. In diesem Fall gibt es für die Angehörigen nur die Möglichkeit, sich beim Betreuungsgericht zum vorläufigen Betreuer bestellen zu lassen.

*Hat man als Patient*in auf der Intensivstation ein Recht auf eine Zweitmeinung?*
Man hat immer ein Recht auf eine Zweitmeinung. Grundsätzlich hat jeder Patient das umfassende Recht, über seine Behandlung zu bestimmen. Dazu gehört auch, eine Zweitmeinung einzuholen. Diese ist einfach ein konsiliarisches Hinzuziehen eines weiteren Arztes.

*Und können Angehörige mit einer Vollmacht auch Expert*innen aus einem anderen Krankenhaus für eine Zweitmeinung hinzuziehen?*
Ja, wenn sie eine Vollmacht haben, können sie das tun. Eine Vollmacht ist ein so einfaches Instrument, mit dem Angehörige rechtlich auf der sicheren Seite sind. Es gibt dafür Vordrucke im Internet.

Kann man mit der Vollmacht auch Kopien von Röntgenbildern, Dokumentationen und Untersuchungsergebnissen bekommen?
Ja. Sie müssen dafür zwar zahlen, aber Sie haben einen Anspruch darauf. Ich sag jetzt mal übertrieben: Ohne Vollmacht geht nichts, mit Vollmacht geht alles.

Dürfen Angehörige, wenn die Patientin oder der Patient nicht bei Bewusstsein ist, eine Therapie für ihn verweigern?
Grundsätzlich gilt: Der Patient ist Herr des Verfahrens. Ohne Eingriff in den Körper kann man nicht behandeln. Alles, was mit seinem Körper gemacht oder ihm medikamentös zugeführt wird, muss der Patient genehmigen. Ohne Zustimmung keine Genehmigung. Eine Therapie für einen bewusstlosen Angehörigen zu verweigern, ist nur möglich, wenn eine Vollmacht vorliegt. Aber auch dann haben Angehörige keine Narrenfreiheit. Eine Vollmacht ist ja dazu da, sie zum Wohle des Patienten zu nutzen. Wenn der Bevollmächtigte sagt: „Diese Behandlung lehne ich für meinen Angehörigen ab", obwohl sie dem Vater das Leben retten könnte, würde man sofort das Betreuungsgericht einschalten.

Und wenn der Bevollmächtigte sicher ist, dass der Vater diese Therapie nicht möchte?
Natürlich ist es sehr wichtig, den Wunsch des Patienten zu kennen, gerade am Lebensende. Angehörige sagen oft: „Wir möchten nicht, dass Vater noch diese Ernährung oder Krebstherapie bekommt" und womöglich sogar: „Wir haben die Vollmacht, das können wir entscheiden". Für solche Situationen schulen wir die Ärzt*innen, die Hintergründe einer solchen Entscheidung zu erfragen: „Warum wollen Sie das nicht?" – „Wir finden das schrecklich!" – „Was finden Sie schrecklich?"– „Das ist doch kein Leben mehr!" ... Die Ärzt*innen sollten so lange fragen, bis sie erfahren, was der Patient will. Angehörige dürfen nur nach dem Willen ihres Familienmitglieds entscheiden! Manchmal ist es auch die eigene Überforderung, die Angehörige im Gespräch zum Ausdruck bringen. Man muss immer darauf achten: Nur der Patientenwille zählt!

*Was ist, wenn die Angehörigen als Patientenvertreter*innen etwas anderes wünschen als die Behandler*innen?*
Wenn man sich nicht auf ein Vorgehen einigen kann, geht die Angelegenheit zum Betreuungsgericht. Die Kliniken sind da sehr fit, weil sie so etwas ja häufiger erleben und rufen dann als erstes den Richter an. Der kann per Fax oder E-Mail einen Eilbeschluss erlassen.

In der Praxis ist immer wieder zu hören, dass vorhandene Patientenverfügungen nicht eingehalten werden. Wie verbindlich ist dieses Dokument?
Eine Patientenverfügung ist für eine künftige Situation verfasst, in der ich selber nicht mehr willens- und entscheidungsfähig bin. Sie ist immer verbindlich, wenn sie die aktuelle Situation genau erfasst, was häufig eben nicht der Fall ist. Passt sie

sozusagen eins zu eins und wird nicht eingehalten, kann der Patient – oder stellvertretend sein Vertreter – rechtlich vorgehen und notfalls klagen.

Und was ist, wenn keine schriftliche Patientenverfügung vorliegt, sondern nur eine mündliche Äußerung?
Es reicht, dass die Mutter wohlüberlegt gesagt hat: „Das und das will ich nie." Eine mündliche Aussage ist ebenso verbindlich wie eine schriftliche. Und wenn diesem Willen nicht Folge geleistet wird, suchen die bevollmächtigten Angehörigen hoffentlich einen Juristen auf und sagen: „Das muss jetzt durchgesetzt werden." Wird der Patientenwille missachtet und die Behandlung einfach fortgesetzt, ist das eine strafbare Körperverletzung.

*Und wenn die Ärzt*innen den mutmaßlichen Patientenwillen anzweifeln?*
Wenn ein Dissens zwischen der Behandlerseite und den Patientenvertretern über den Patientenwillen besteht, muss das Betreuungsgericht entscheiden. So steht es im Gesetz. Auch die beste Behandlung darf nicht durchgeführt werden, wenn sie nicht vom Patientenwillen gedeckt ist. Wenn die Angehörigen zum Beispiel sagen: „Das hätte mein Vater nie gewollt. Das hat er immer gesagt", ist das der Wille des Vaters. Oder im Idealfall: „Das hat er in einer Patientenverfügung niedergelegt." Aber vielleicht trifft diese den Sachverhalt nicht ganz. Das ist der häufigste Fall. In einer guten Patientenverfügung steht zum Beispiel: „Wenn ich nach ärztlicher Einschätzung nie wieder zu einer Verbesserung des Zustands komme, wenn ich, wie derzeit, weder kommunikations- noch entscheidungsfähig bin, dann möchte ich keine lebensverlängernden Maßnahmen." Das ist ein perfekter Text und damit ist der Wille des Patienten klar. Aber die Frage ist: Ist die Situation so? Patientenverfügungen sind von der Konstruktion nur für wenige Krankheitssituationen passend. Deswegen ist der Vertreter eigentlich wichtiger. Denn der kann die unendlich vielen Grauzonenfälle, die die Patientenverfügung gar nicht im Voraus treffen kann, mit dem Arzt besprechen. In der Praxis sind die Fälle selten so knackig einfach wie in der Patientenverfügung. Im Prinzip bringt die Patientenverfügung aber schon die Lebenseinstellung des Patienten zum Ausdruck.

*Intensivpatient*innen und Angehörige sind in einer abhängigen Situation. Da ist es schwierig, die eigenen Rechte durchzusetzen. Gibt es Personen oder Institutionen, die unterstützen?*
In nahezu allen Krankenhäusern deutschlandweit gibt es sogenannte Patientenfürsprecher. In großen Häusern gibt es Vermittlerpersonen. Das Beste wäre, eine Vorsorgevollmacht zu haben und damit zum Patientenfürsprecher zu gehen. Oder

zu Verbraucherberatungen, Patientenberatungsstellen oder Patientenschutzorganisationen. In München gibt es zum Beispiel den Patientenladen. Und dann gibt es natürlich auch immer die Möglichkeit, zu einem Rechtsanwalt zu gehen, um das Recht des Patienten durchzusetzen.

Das Interview mit Wolfgang Putz haben wir Ende 2020 geführt.

3
Licht, Lärm, Farben – die Intensivumgebung

„Das Kühlschrankpiepsen macht mir nichts …"

In den neun Wochen auf der Intensivstation am Bett ihres Mannes hat Sabine Walther sich viele Fragen gestellt – zu dem, was sie umgeben hat, was sie gehört, gefühlt und gesehen hat, zu Piepsen, Neonlicht, weißen Wänden. Eine Frage hat sie sich damals nicht gestellt: Muss das sein?

Monitore, weiße Wände, piepsende Geräte, Menschen, die in blauer Kleidung über die Flure laufen … – zahlreiche Gedanken und Bilder. Die Intensivstation in meinem Kopf: eine Welt mit ihren eigenen Regeln, die wir, Angehörige und Patient*innen, nicht immer verstehen. Die Mitarbeitenden vielleicht auch nicht.

Ist man in dieser Welt, ist da zuerst die Technik, unübersehbar, unüberhörbar. Sie sagt mir: Alles wird gut, alles kann nur gut werden bei diesen technischen Möglichkeiten. Sie gibt Sicherheit. Zuerst. Irgendwann, wenn aus einem Tag auf der Intensivstation eine Woche wird, ein Monat, tauchen Fragen auf: Wie kann man bei diesem Gepiepse und Gesurre, der unablässigen Geräuschkulisse schlafen? Wie kommt man zur Ruhe? Wie kann man gesund werden? Wie wird das Leben nach der Intensivstation sein? Wird man dieses Piepsen im Kopf je wieder los? Oder wird jedes Piepsen des Kühlschranks die Zeit auf der Intensivstation aufleben lassen? Wird jede weiße Wand, auf die man später starrt, an diese Zeit erinnern, jedes grelle Neonlicht einen in Panik versetzen?

Viele Fragen, die ich mir gestellt habe in den neun Wochen, in denen ich täglich in dieser Welt bei meinem Mann war. Viele Ängste, Wünsche und Hoffnungen, über die wir nicht reden konnten, weil er beatmet wurde. Ich kenne nur meine Hoffnungen und Ängste und meine Fragen. Eine Frage habe ich mir nie gestellt: Muss das alles sein? Gibt es Alternativen? Gibt es Möglichkeiten, auf einer Intensivstation zu sein, ohne dass die Sinne so dermaßen gefordert werden? Ohne dass die Sinne Tag für Tag diesen Einflüssen ausgesetzt sind? – Es ist normal. Das ist eben die Intensivstation. Wenn wir diese Sicherheit, diese Behandlung wollen, müssen wir das akzeptieren! – Müssen wir?

Antworten auf die Frage, die ich mir nicht gestellt habe

Vier Jahre später lese ich davon, dass sich Mitarbeitende auf Intensivstationen diese Frage schon damals gestellt haben, als ich mit meinen Hoffnungen und Ängsten am Bett meines Mannes saß. Sie haben überlegt, ausprobiert und Kolleg*innen gefunden, die die gleichen Fragen und Ziele haben.

Im Laufe der Jahre haben immer mehr Menschen Alternativen für eine weniger belastende Erlebens- und Arbeitsumgebung auf Intensivstationen gefunden. Sie haben Stationen umgestaltet, Arbeitsabläufe verändert, Neues ausprobiert.

Ihre Suche ist nicht abgeschlossen, weil sich mit jedem Finden neue Fragen stellen. Manche Fragen sind vielleicht niemals endgültig zu beantworten. Je komplexer Situationen und Handlungen, desto schwieriger ist es auch, diese wissenschaftlich zu untersuchen. Ist es die jeweilige Veränderung, die das positive Resultat erzielt hat oder ist es etwas anderes? Manche Lösungen, die auf den ersten Blick gut erscheinen, müssen genauer betrachtet werden. Sind die positiven Erfahrungen mit messbaren Daten darzustellen? Gibt es wissenschaftliche Belege? Und umgekehrt: Ist das, was nicht mit Daten messbar ist, deshalb schlecht?

Wichtig, um komplexe berufliche Handlungen einschätzen und empfehlen zu können, ist Offenheit. Wir müssen für möglich halten, dass die Dinge anders sind, als wir erwarten. Es ist möglich, dass einzelne Menschen anders reagieren, auch wenn zuvor eine Vielzahl so nicht reagiert hat. So wie seit langem bekannt ist, dass Menschen unterschiedlich auf Medikamente reagieren, so reagieren sie auch unterschiedlich auf nichtmedikamentöse Behandlungen.

Die Sinne positiv beeinflussen

Farben, Geräusche, Licht, Raumgestaltung und Berührungen haben Auswirkungen auf alle Menschen, die auf einer Intensivstation arbeiten und sein müssen, unabhängig von ihren Professionen, Erfahrungen, Sozialisationen, Bedürfnissen, Hoffnungen und Wünschen. Mitarbeitende, Patient*innen und Angehörige – sie alle werden von den äußeren Reizen beeinflusst.

Wissenschaftler*innen und Praktiker*innen im In- und Ausland beschäftigen sich zunehmend mit der Frage, wie man die Sinne von Kranken, Angehörigen, aber auch Mitarbeitenden positiv beeinflussen kann. Die negativen Konsequenzen permanenter Sinnesherausforderung sind bekannt. Sie reichen bis zu einem früheren Sterben, ausgelöst durch die enormen Belastungen für die Schwerstkranken.

Die durch diese Belastungen hervorgerufenen physischen und psychischen Veränderungen haben nichts mit der Erkrankung selbst zu tun, sondern werden durch die Umgebungsreize bewirkt – nicht nur für Patient*innen, sondern auch für die Mitarbeitenden einer Intensivstation.

Wir wissen, dass wir mit all unseren Sinnen unsere Umwelt wahrnehmen und darüber in unserem Befinden beeinflusst werden. Dennoch wird uns das meist erst dann bewusst, wenn unsere Sinne herausgefordert werden – etwa durch starken Gestank oder Lärm. Die permanente, negative Beeinflussung unserer Sinne empfinden wir als Stress.

„Chronischer Stress hat viele schädliche Auswirkungen und kann Heilungsprozesse verhindern. Bei Stressreaktionen werden Hormone wie Adrenalin, Noradrenalin und Cortisol verstärkt gebildet, was wiederum den Blutdruck steigen lässt, die Herzfrequenz beschleunigt und die Blutgerinnung aktiviert. Außerdem verzögert Stress die Wundheilung, „schwächt die Fähigkeit des Organismus, Antikörper zu bilden, hemmt die Kraft des Immunsystems, Infektionen auf viele andere Weisen zu bekämpfen“ (Brichetti & Mechsner, 2019, S. 15).

Umgekehrt gibt es positive Effekte. Es wurde und wird erforscht, welchen positiven Einfluss Raumgestaltung, Farben, Geräusche, Licht und Berührungen haben können. Es wird von „heilsamer Architektur“ und Healing Design (Brichetti & Mechsner, 2019, S. 15) gesprochen, vom Patientenzimmer als „heilendem Raum“ und „Healing Environment“ (Leydecker, 2017, S. 7), von „heilenden Klängen“ (Haas, 2020, wie klingt Heilung?) von Therapeutic Touch, Berührungskompetenz und Respectare (Berggötz, 2012). Es gibt Möglichkeiten, Wahrnehmung, Wohlbefinden und Gesundung von Patient*innen auf Intensivstationen positiv zu beeinflussen, ohne ihnen Medikamente geben zu müssen, die wiederum negative Auswirkungen haben können.

Es ist also nicht nur wichtig, negative Reize zu entfernen oder zu reduzieren, sondern auch, positive zu setzen und zu verstärken. In diesem Kapitel wird beschrieben, welche positiven, die Gesundung und das Wohlempfinden unterstützenden bis heilenden Reize das sein können. Es werden pflegerische Handlungen, Modellstationen und Studien vorgestellt. Manche der für die positiven Veränderungen notwendigen Handlungen können Mitarbeitende einer Intensivstation indirekt initiieren, wie etwa die Farb- und Raumgestaltung. Auf andere können sie direkten Einfluss nehmen, wie z. B. Licht, Lärm und Berührung. Aber ob indirekt oder direkt: Einfluss nehmen kann man immer. Auch die Information von Verantwortlichen, wie etwa Pflegedienstleitungen, Chefärzt*innen, Krankenhausdirektor*innen, über Veränderungsmöglichkeiten ist eine Einflussnahme.

Intensivstationen durch Raumgestaltung und Farbe beruhigender machen

Mit einer speziellen Raum- und Farbgestaltung kann man nicht nur das Empfinden von Patient*innen und Mitarbeitenden positiv beeinflussen, sondern auch die Delirrate senken, die Einnahme von Medikamenten reduzieren und die Aufenthaltsdauer auf der Intensivstation verkürzen – Studien und Beispiele aus der Praxis.

Warum fühlen wir uns in einem Raum sehr wohl und möchten aus einem anderen schnell wieder raus? Die Architektin Brichetti und der Psychologe Mechsner haben sich gefragt, wie man dieses Phänomen leicht nachvollziehbar erklären kann. Ihre Antwort: Wir reagieren mit unserem Körper auf einen Raum und unser Körper wiederum beeinflusst unsere Wahrnehmung, unser Denken, Handeln und Fühlen (Brichetti & Mechsner, 2019).

Studienergebnisse zu Raumgestaltung und Farbgebung sagen: Das Befinden kann durch Veränderungen der äußeren Umgebung positiv beeinflusst werden (Brichetti & Mechsner, 2019; Leydecker, 2017). Dieser positive Effekt zeigt sich u.a. an der Senkung des Adrenalinspiegels und des Blutdrucks, der Reduzierung von Medikamenten, der Delirrate und der Aufenthaltsdauer auf der Intensivstation (Herzog, 2020a).

„Beruhigende Atmosphäre statt Beruhigungsmittel" – Gestaltung des Intensivzimmers

Um negative Umgebungsreize zu entfernen und positive zu verstärken, muss man wissen, was was ist. Dabei kann die „Checkliste: Design als Therapie" helfen, die Brichetti und Mechsner (2019) zusammengestellt haben (Brichetti & Mechsner, 2019). Sie wurde nicht speziell für die Beurteilung von Krankenhausbauten erstellt. Trotzdem ist sie bestens geeignet, sich erst einmal darüber klar zu werden, was Einfluss auf Menschen auf einer Intensivstation nimmt.

Welche Elemente hat ein Intensivzimmer? Wände, Decken, Böden, Lampen, Türen, Fenster, technische Geräte und Hilfsmittel, um sie zu befestigen, Schränke, eingebaute Waschbecken, Desinfektions- und Seifenspender, Wagen mit Materialien, rollbare Stühle für die Mitarbeitenden und nicht zuletzt die Betten, mit ihrer besonderen Bauart und den technischen Möglichkeiten. Alles ist aus einem bestimmten Material, das den hygienischen Anforderungen entsprechen muss. Materialien wiederum können Geräusche verstärken oder reduzieren.

Welche der aufgezählten Elemente in einem Intensivzimmer sollten und können verändert und umgestellt werden? Und was bedeutet es, ein Patientenzimmer so zu gestalten, dass der Raum Wohlbefinden und Heilung fördert?

Eine Um- oder Neugestaltung darf nicht nur die einzelnen Elemente in den Blick nehmen, sondern muss auch die Arbeitsabläufe berücksichtigen. Also die gesamte Intensivstation. Für die Patient*innen und Mitarbeitenden sind die Bedürfnisse mitunter verschieden. Das Arbeiten muss effizient möglich sein. Hilfsmittel müssen sich in unmittelbarer Nähe befinden. Das kann den Ruhebedürfnissen der Patient*innen widersprechen, wenn etwa Türen laut geschlossen werden, um Materialien aus einem Schrank zu nehmen. Ähnlich ist es mit hygienischen Erfordernissen. Es gibt Materialien, die aus hygienischer Sicht sehr gut geeignet sind, allerdings Geräusche verstärken. Das sind nur zwei Beispiele, für die man Lösungen gefunden hat (s. Abschnitt „Umbauen, abstellen, wegnehmen – Lösungen gegen den Lärm“, S. 106).

Um zu klären, welche Elemente eines Intensivzimmers einen Einfluss haben und wie sie verändert werden könnten, braucht es eine Vielzahl an Expert*innen. Die Mitarbeitenden einer Intensivstation, Architekt*innen, (Architektur-)Psycholog*innen, Designer*innen, Kommunikationswissenschaftler*innen, aber auch Produkt- und Materialentwickler*innen. Und sicher auch Patient*innen.

Seit Anfang des 21. Jahrhunderts forschen und arbeiten Expert*innen daran, Intensivzimmer in deutschen Kliniken umzugestalten. Dabei gehen Forschung und praktische Umsetzung Hand in Hand. Die Forschungsergebnisse zeigen einen positiven Zusammenhang von Raumgestaltung, Gesundung und Verbesserung der körperlichen und psychischen Situation kranker Menschen (Brichetti & Mechsner, 2019; Leydecker, 2017). Das heißt, mit richtig und gut gestalteten Patientenzimmern kann man den Heilungsprozess unterstützen. Was aber ist ein gut gestaltetes Patientenzimmer? Womit kann man Einfluss nehmen? Dazu ein Beispiel.

Modellstation in Berlin

Die Intensivstation 8i am Virchow Campus der Charité

Wenn man zum Thema in Pflegefachzeitschriften, wissenschaftlicher Literatur und im Internet recherchiert, stößt man immer wieder auf die Station 8i der Charité Universitätsmedizin Berlin. Fotos, Berichte, Artikel und Interviews berichten von den beiden Zweibettzimmern dieser Station, die mit der Perspektive der positiven Einflussnahme gestaltet und Ende 2013 erstmals genutzt werden konnten. Diese beiden Zimmer waren Teil eines Forschungsprojektes, in dem es darum ging, den natürlichen Schlaf von Intensivpatient*innen zu fördern (Willemeit, 2015). Dazu haben Kliniker*innen und Architekt*innen das Projekt „Intensivstation der Zukunft“ unter der leitenden Idee „Beruhigende Atmosphäre statt Beruhigungsmittel“ ins Leben gerufen (Brichetti & Mechsner, 2019, S. 188–191).

Immer noch ist es normal, Patient*innen auf Intensivstationen Beruhigungsmittel zu geben, um ihnen das Sein auf der Station zu erleichtern, ihnen die Angst zu nehmen und negative Einflüsse weitestgehend zu beseitigen. Allerdings ist mittlerweile bekannt, dass Beruhigungsmittel für das Gesundwerden nicht gut sind. Doch was ist stattdessen möglich?

„Wie kann in einer Atmosphäre der Dramatik, Nervosität und des Notfalls die Architektur dazu beitragen, dass Wohlbefinden und Genesung der Patienten sich auf allen Ebenen verbessern?“ (Willemeit, 2015, S. 128)

Auf diese Frage suchten Ärzt*innen und Architekt*innen gemeinsam nach Antworten.

Hat man das Bild einer Intensivstation vor Augen, scheint die Aufgabe nahezu unlösbar. Wie geht man vor, um das Unmögliche möglich zu machen?

Zuerst wurde geschaut, was in den beiden für die Untersuchung ausgewählten Intensivzimmern der Station 8i auf die Patient*innen Einfluss nehmen kann. Für die Planung der Zimmer wurden die Parameter berücksichtigt, deren Einfluss auf den Zustand der Patient*innen gemessen werden konnte, wie etwa Licht und Geräusche (Willemeit, 2015). Das Besondere an diesem Projekt ist, dass alle räumlichen Faktoren, die die Sinne beeinflussen, gemeinsam in den Blick genommen und aus Patientenperspektive verändert wurden. Ein Herzstück dabei sind Lichtdecken, die über jedem Patientenbett angebracht sind (s. Abschnitt „Den Tag-Nacht-Rhythmus verbessern“, S. 99).

In einer anschließenden Untersuchung konnte gezeigt werden, dass die veränderte Umgebung einen positiven Einfluss auf die Patient*innen hat: Sie hatten deutlich weniger Delirien als Patient*innen in den herkömmlichen Intensivzimmern und konnten früher die Intensivstation verlassen (Herzog, 2020a).

Farben – „mit wenigen Mitteln immens viel bewegen!“

Zahlreiche, meist psychologische Studien in unterschiedlichen gesellschaftlichen Bereichen, z. B. Werbung, Spiele, Mode, Wohnen, belegen, dass Farben eine Wirkung auf Menschen haben (Breiner, 2019; Buether, 2020).

Farben wirken nicht unabhängig vom Kontext und unseren Erfahrungen, sind individuell unterschiedlich und kulturell geformt. Hochzeitskleider sind in China traditionell rot, in Deutschland weiß. Ein T-Shirt mögen wir in unserer Lieblingsfarbe, nicht aber die Wand unseres Wohnzimmers. Beim Kauf eines T-Shirts greifen wir vielleicht zu einer anderen Farbe als unsere Freundin, trotzdem ist die Wirkung, die Farben auf unseren Körper haben, ähnlich und auch messbar (Braem, 2012). Das von uns als individuell Empfundene ist also durchaus verallgemeinerbar.

Farben nehmen Einfluss darauf, ob wir nervös oder entspannt sind, konzentriert oder unkonzentriert, zufrieden oder betrübt, ob wir uns fit und energiegeladen fühlen oder erschöpft und müde. Diese Erkenntnisse werden schon lange für die Werbung oder die Gestaltung von Wohnräumen genutzt. In Krankenhäusern und Pflegeheimen trifft man seit einigen Jahren auf Räume und Flure, die vom üblichen Weiß abweichen.

Die farbliche Umgestaltung von Intensivstationen mit begleitenden wissenschaftlichen Untersuchungen ist in Deutschland noch recht neu. In solchen kooperierenden Projekten zwischen Wissenschaft und Praxis wird untersucht, ob und welchen Einfluss eine bestimmte farbige Gestaltung auf Patient*innen und Mitarbeitende hat. Man lässt sich dabei nicht von eigenen Vorlieben leiten.

Expert*innen aus Wissenschaft und Praxis arbeiten eng zusammen. Die Forschungsergebnisse und Erfahrungen sind vielversprechend. Mit der ersten Studie dieser Art konnte die positive Wirkung von Farben auf Intensivstationen eindrücklich nachgewiesen werden (Buether, 2020). Die Studie am Klinikum für Intensivmedizin im Wuppertaler Universitätsklinikum hat ihren Anfang 2017 (Deutsches Farbenzentrum e. V., 2019). Daran schloss sich 2018 auf der größten der drei Intensivstationen des Wuppertaler Klinikums eine Folgestudie an. Auch für diese zweite Studie wurde die gesamte Station mit 15 Patientenzimmern umgestaltet (Deutsches Farbenzentrum e. V., 2020).

Modellstationen in Wuppertal

Das Klinikum für Intensivmedizin im Helios Universitätsklinikum

Welchen Einfluss haben Farb- und Lichtgestaltung von Intensivstationen auf das Wohlbefindenden und den Gesundheitszustand der Patient*innen und deren Medikamentenverbrauch (Deutsches Farbenzentrum e. V., 2019, 2020)? Wie beeinflussen sie die Arbeitsmotivation, die Haltung, das Wohlbefinden und den Krankheitsstand des medizinischen und pflegerischen Personals (Deutsches Farbenzentrum e. V., 2020)?

Auf diese Fragen haben Wissenschaftler*innen der Universität Wuppertal nach Antworten gesucht (Deutsches Farbenzentrum e. V., 2019, 2020).

Axel Buether, Professor für Didaktik der Visuellen Kommunikation an der Bergischen Universität Wuppertal, der gemeinsam mit Gabriele Wöbker, Chefärztin der Klinik für Intensivmedizin und Neurologin, das Forschungsprojekt leitete, ist überzeugt: „Die Raumgestaltung hat einen wesentlichen Einfluss auf den Genesungsprozess. Richtig umgesetzt, kann sie den Heilungsprozess fördern, ganz ähnlich wie Neuroleptika, allerdings ohne unerwünschte Nebenwirkungen. Spezielle Farbgebung kann, etwas überspitzt gesagt, letztlich sogar Leben retten" (Buether, 2020, zitiert nach Herzog, 2020b, S. 11).

Die Ergebnisse der Untersuchungen geben ihm Recht. Zu allen genannten Fragen konnten positive Wirkungen durch die räumlichen Veränderungen festgestellt werden. Sowohl Patient*innen wie Mitarbeitende beschreiben die Veränderung positiv. „Deutlich besser als vorher" sei es nun, „die Station hat ein wesentlich freundlicheres Ambiente", ist „viel bunter", „sehr angenehm", „warm" und „geborgen", „man hat aufgrund der Erdtöne das Gefühl, behüteter zu sein", es ist „nicht so ein technisches Eingeordnet-Sein des Patienten" sind Worte von Mitarbeitenden des Klinikums (Deutsches Farbenzentrum e. V., 2019).

Dieses positive Empfinden spiegelt sich auch in Zahlen wider: Die Mitarbeitenden waren seltener krank als vor der Umgestaltung. Von Patient*innen wurden sie als entspannter erlebt, so das Ergebnis der Befragung. Bemerkenswert ist auch, dass die Patient*innen nach der Umgestaltung ihre Umgebung als „wärmer", „leiser" und „weniger hektisch" erlebten, obwohl es dazu im Rahmen der Studie keine Änderungen gab (Deutsches Farbenzentrum e. V., 2020).

Auch das Ergebnis zum Medikamentenverbrauch ist eindrücklich. Die Gabe von Akut-Neuroleptika sank um rund 30 Prozent (Deutsches Farbenzentrum e. V., 2019), auf einer anderen Station um 51 Prozent (Herzog, 2020b).

Was war Anlass für die neuen Wandfarben? Auch hier ging es vor allem um die Reduzierung von Delirien und die Frage, wie das ohne Beruhigungsmittel möglich ist. Denn die können wiederum Delirien begünstigen. Wöbker und das gesamte Team der Station fragten sich: Wie kann man Delirien verhindern? Kann man mit Farben die Atmosphäre verändern?

Alle Mitarbeitenden der drei Intensivstationen des Klinikums für Intensivmedizin haben an dem Veränderungsprozess mitgewirkt. Es gab Workshops und Gespräche, auch mit Patient*innen. Die Situation im Klinikum vor und nach der Renovierung wurde beschrieben und festgehalten. Welche Wünsche und Bedürfnisse gibt es? Wie empfinden die Mitarbeitenden und Patient*innen die weißen Wände? Dazu haben sie vorher und nachher Fragebögen ausgefüllt (Deutsches Farbenzentrum e. V., 2019).

Die weiße Wandfarbe und die Gestaltung ihrer Intensivstation vor der Renovierung beurteilen alle Mitarbeitenden negativ: „Nicht so zufrieden" seien sie, die „Wandfarbenstruktur ist eintönig", die Station wird erlebt als „typisch Intensivstation von vor 25 Jahren, alles rein weiß gestrichen, sehr kahl, sehr grell". Sie wird als „kühl, steril, wenig gemütlich" empfunden und als „farblos und lieblos gestaltet" (Deutsches Farbenzentrum e. V., 2019). Diese negativen Empfindungen lassen sich mit einem wissenschaftlichen Befund erklären:

„Die Wände der meisten Intensivstationen sind weiß gestrichen. Allerdings sind die Lichtverhältnisse nicht immer optimal. Tageslicht oder künstliche Lichtquellen reichen meist nicht aus, um die weiße Farbe auch weiß zu reflektieren. Räume und Flure werden dadurch häufig grau wahrgenommen. Studien belegen jedoch, dass Grautöne, die nicht von anderen Farben durchbrochen werden, die meisten Menschen depressiv stimmen. Diese negative Farbwirkung kann unter Umständen Delirien begünstigen" (Buether, 2020, zitiert nach Herzog, 2020b, S. 11).

Wie ist man bei der Auswahl der Farben vorgegangen? Wie wurde entschieden, welche Farbe für welchen Raum der Station die beste ist? Die Mitarbeitenden des Klinikums sollten nicht ihre Lieblingsfarben bestimmen. Sie sollten ihre und die Bedürfnisse der Patient*innen beschreiben. Sie sollten sagen, wie sie auf der Station arbeiten möchten und wie die Patient*innen sich fühlen sollen. Sie sollten Tätigkeitsbeschreibungen machen und Eigenschaften nennen (z. B. konzentriertes Arbeiten oder Entspannen), aber auch Gefühle definieren. Was ist wichtig für das Arbeiten und den Genesungsprozess auf der Intensivstation?

Die beschriebenen Zustände und Gefühle wurden von den Kommunikationswissenschaftler*innen in Farb- und Lichtatmosphären „übersetzt" (Deutsches Farbenzentrum e. V., 2019). Die Räume wurden nicht einheitlich, sondern in unterschiedlichen Farben gestrichen – je nach Raum und Funktion (z. B. Patientenzimmer, Arbeitsraum/Funktionsraum, Pausenraum). Auch ein einzelner Raum hat nicht immer einen durchgehend gleichen Farbton und auch schon einmal unterschiedliche Farben.

Mehrheitlich wurden zurückhaltende, sanfte Farben eingesetzt, etwa Grün-, Orange- und Rosatöne. Ein Patientenzimmer etwa ist in einem sanften Gelbton gehalten. Intensive Farben wie starke Rot- oder Brauntöne werden nur auf kleineren Flächen genutzt.

Das Ergebnis der Farbgestaltung sind nicht nur schöne Räume, sondern Räume, die auf die Mitarbeitenden und Patient*innen wahrnehmbare positive Wirkungen haben. Die farbliche Neugestaltung des Wuppertaler Klinikums für Intensivmedizin zeigt eindrücklich, dass man auch mit geringem Budget etwas Positives bewirken kann. Oder wie es Wöbker sagt: „Ich kann mit wenigen Mitteln immens viel bewegen“ (Deutsches Farbenzentrum e. V., 2020).

Den Tag-Nacht-Rhythmus verbessern

Tagsüber schlafen, nachts wachen – krankmachende Realität für Intensivpatient*innen. Biologisch wirksames Licht in künstlicher Form kann den physiologischen Schlaf-Wach-Rhythmus und den Gesundungsprozess von Intensivpatient*innen unterstützen. – Zur Bedeutung natürlichen Lichts und wie man es auf einer Intensivstation einsetzen kann.

Natürliche Lichtverhältnisse zwischen Tag und Nacht regeln unser Leben zwar nicht mehr in dem Maße wie vor der Erfindung des elektrischen Lichts, allerdings bestimmen sie nach wie vor unseren Rhythmus von Schlafen und Wachen. Menschen, die nachts arbeiten müssen, werden oft krank. Tageslicht und seine natürlichen tageszeitlichen Veränderungen sind für Psyche und Körper essenziell. Das Tageslicht, seine Zusammensetzung, hat spezielle Eigenschaften und spielt die Hauptrolle für einen geregelten Tag-Nacht-Rhythmus. Auch das Schlafen selbst, die Nahrungsaufnahme, Bewegung und andere Aktivitäten beeinflussen als äußere Taktgeber unseren physiologischen Schlaf-Wach-Rhythmus. Sie werden in der Biologie als Zeitgeber verstanden, die auf unsere innere Uhr einwirken. Das Licht ist am wirksamsten und wird deshalb primärer Zeitgeber genannt. Wird unser physiologischer Schlaf-Wach-Rhythmus gestört, gerät unser Körper aus dem Gleichgewicht.

Mittlerweile gilt als gesichert, dass viele unserer Körperfunktionen tageszeitlich abhängig sind. Dazu gehören zum Beispiel die Produktion von Melatonin und Cortisol, die Aufmerksamkeit, Stress- und Schmerzwahrnehmung und die Reaktion unseres Immunsystems. Ist dieser Rhythmus gestört, wirkt sich das auf die Schlafqualität, das Wohlbefinden, den Appetit, die Müdigkeit und die Wachheit aus. Ebenfalls gilt als gesichert, dass das Tageslicht dafür sorgt, dass körperliche Vorgänge gleichzeitig oder in einer bestimmten Reihenfolge ablaufen (Völker & Schumacher, 2016).

Damit wir gesund bleiben, brauchen wir also tagsüber natürliches Licht und nachts Dunkelheit. Eine gesunde Licht-Umgebung haben viele Menschen auch in ihrem häuslichen Umfeld nicht. Sie Schwerstkranken auf einer Intensivstation zu bieten, erfordert umfangreiche Umgestaltungen und Änderungen – ist aber möglich.

Licht als Therapie

Die Frage, wie Licht bei Krankheit wirkt, ob und wie man mit Licht heilen, lindern oder Genesungsprozesse unterstützen kann, reicht weit in die Vergangenheit zurück. Schon im alten Ägypten wurde mit Licht behandelt. Seit mehr als 100 Jahren wird Licht therapeutisch genutzt. Seit den 1980er Jahren wird UV-Licht therapeutisch oder eine Therapie unterstützend eingesetzt, zum Beispiel in der Kardiologie, Dermatologie, Augenheilkunde, Orthopädie und Rheumatologie. Ebenso wird Licht in der Krebsbehandlung, der Schmerztherapie oder bei neurologischen Erkrankungen verwendet (Liebert & Kiat, 2021). Über die Jahre hinweg ist Licht in seinen therapeutischen Möglichkeiten, seinen physikalischen Eigenschaften und Wirkungen immer besser erforscht worden. Eine der bekannteren Lichttherapien der Gegenwart ist die Behandlung der Depression.

Therapeutisch wird mit Licht ähnlich wie mit einem Medikament behandelt: Mit dem Ziel, Krankheiten zu heilen oder Symptome zu lindern, wird es für eine bestimmte Dauer, in einer bestimmten Dosierung und an einer bestimmten Körperstelle eingesetzt. Ein Beispiel ist ultraviolettes Licht, mit dem seit den 1950er Jahren in Form von UV-B-Strahlen Hauterkrankungen behandelt werden (Liebert & Kiat, 2021).

Anders ist es bei Lampen auf der Intensivstation, mit denen Tageslicht simuliert werden kann. Sie leuchten den ganzen Tag über den Patient*innen.

Zwischen Therapie und Normalität – Licht für Intensivpatient*innen

Warum Tageslicht so wichtig für Körper und Psyche ist

Melatonin, ein Hormon, das bei Dunkelheit in der Epiphyse produziert wird, steuert unseren Schlaf-Wach-Rhythmus. Steigt der Melatoninspiegel im Blut an, richtet sich unser Körper darauf ein, zu schlafen. Bei zu wenig Tageslicht kann der Melatoninspiegel im Blut schon tagsüber steigen, sodass wir müde werden.

Damit Intensivpatient*innen am Tag wach bleiben und nachts schlafen können, ist eine bestimmte Intensität biologisch wirksamen Lichts erforderlich und Dunkelheit bei Nacht. Der Lichteinfall von Tageslicht durch Fenster scheint dafür zu gering. Hier wird vermutet, dass es zu viel seiner Strahlkraft eingebüßt hat, um entsprechend wirken zu können (Luetz et al., 2019; Smonig et al., 2019). Aber selbst, wenn das durch das Fenster einfallende Licht ausreichen würde – nicht für jeden Patienten gibt es ein Bett nahe einem Fenster.

Mit künstlichem Licht kann Tageslicht nachempfunden werden. Mittlerweile weiß man recht gut, welches künstliche Licht man wie als biologisch wirksames Licht einsetzen kann, damit es ähnlich positiv wie Tageslicht, also wie natürliches Licht, wirkt.

Der Markt bietet eine Vielzahl an tragbaren Tageslichtlampen mit biologisch wirksamem Licht für den häuslichen Gebrauch. Damit das Licht entsprechend wirkt, ist es wichtig, dass es über die Netzhaut der Augen in den Körper gelangt. Man muss also mit geöffneten Augen in das Licht schauen können.

Bei schwerstkranken Menschen ist die Situation eine andere als bei Menschen, die sich in ihrer häuslichen Umgebung allein bewegen und ins Freie gehen können. Überdies haben Schwerstkranke die Augen meist längere Zeit geschlossen. Sie haben zudem nicht nur mit einem Zuwenig an Tageslicht zu kämpfen, sondern mit einem Zuviel an schädigendem künstlichen Licht, das andere physikalische Eigenschaften hat. Normalen Lampen fehlt die biologisch wirksame Strahlung und ihr Blauanteil kann z. B. zu hoch sein. Auch wenn sie am Abend gelöscht sind, hält ihre schlafhindernde Wirkung noch längere Zeit an und kann das Einschlafen behindern. Diese Gesamtsituation stört den Tag-Nacht-Rhythmus erheblich und kann zu zusätzlichen Krankheiten führen.

Für Intensivpatient*innen ist ein ausgeglichener Tag-Nacht-Rhythmus enorm wichtig für die Gesundung. Als eine der dramatischsten Folgen eines durcheinandergeratenen Tag-Nacht-Rhythmus der Patient*innen wird das Delir beschrieben. Ein Zusammenhang zwischen Licht, gestörtem Tag-Nacht-Rhythmus und Delir gilt bislang nicht als eindeutig gesichert. Auch andere äußere Einflussfaktoren, zum Beispiel Lärm, gelten neben dem Licht als ein entscheidender Einflussfaktor für ein Delir. Es ist schwierig, diese unterschiedlichen Faktoren zu trennen und umgekehrt zu sagen, Tageslicht kann ein Delir verhindern (Estrup et al., 2018; Smonig et al., 2019). Als wahrscheinlich wird angenommen, dass die Beziehung zwischen Licht, gestörtem Tag-Nacht-Rhythmus und Delir beidseitig ist – ein Delir stört den Schlaf-Wach-Rhythmus, was wiederum das Delir verstärkt (Daou et al., 2020).

Bis in die Gegenwart lässt sich nicht eindeutig bestimmen, wie die verschiedenen Faktoren für Schlafstörungen und Delirien miteinander verknüpft sind. Sicher gilt, dass die Ursachen vielfältig sind und es einen Zusammenhang zwischen gestörtem Schlaf und Delirien gibt (Fontaine et al., 2020; Pinzon & Galetke, 2020; Sun et al., 2021).

Aber auch, wenn noch nicht genau gesagt werden kann, was ein Delir auslöst, verhindert oder reduziert – sicher ist, dass ein physiologischer Schlaf-Wach-Rhythmus gut für den menschlichen Körper und die Psyche ist. Mit allem, was wir momentan über die Bedeutung und den Einfluss des natürlichen Lichts wissen, scheint es erfolgversprechend, mithilfe von Tageslichtlampen den Schlaf-Wach-Rhythmus positiv zu beeinflussen, ihn in physiologische Bahnen zu lenken und darüber auf den Gesundungsprozess von Intensivpatient*innen einzuwirken.

Künstliches Licht für Intensivstationen

Das Angebot an Deckenleuchten für verschiedene Erfordernisse ist groß. Künstliches Licht gibt es zum Beispiel für Kaufhäuser, Büroräume, Schulen, private Räume oder Arztpraxen. Für Krankenhäuser werden Decken- und Wandleuchten von mehreren Firmen angeboten. Auch für spezielle Lichterfordernisse von Patient*innen auf einer Intensivstation gibt es Lösungen, zum Beispiel spezielle Lampen, mit denen Tageslicht simuliert werden kann. Die Licht-Leistungen solcher Lampen sind unterschiedlich. Lampen mit einer CE-Zertifizierung als Medizinprodukt erfüllen besondere gesetzliche Vorgaben. Sie müssen sicher sein und darüber hinaus mit ihrer Leistung den medizinischen und technischen Zweck erfüllen können, den Hersteller und Unternehmen für ihr Produkt angeben – etwa die Simulation von Tageslicht speziell für Schwerstkranke. Zudem müssen Beschäftigte, die mit Medizinprodukten arbeiten, laut dem Medizinproduktegesetz wiederholt geschult werden.

Die CE-Kennzeichnung sagt, dass ein Produkt den gesetzlichen Mindestanforderungen in Europa entspricht. Sie ist kein Gütesiegel.

Lampen für Intensivstationen sind in unterschiedlichen Formen, Größen und Funktionsmöglichkeiten verfügbar und können zentral gesteuert werden. So kann z. B. über ein Tablet die Stärke der Beleuchtung verändert werden. Manche Lampen sehen aus wie große Lichtquadrate, die zu mehreren nebeneinander an die Zimmerdecke gesetzt sind, andere wie eine tiefergehängte, leuchtende Zimmerdecke über dem Bett des Patienten und an der Stirnseite. Immer reichen die Leuchten deckenfüllend über das gesamte Bett des Patienten. In Zeitschriftenbeiträgen wird auch von einem künstlichen Himmel oder Lichthimmel gesprochen.

Die Deckenleuchten bestehen aus LED-Lampen und verfügen über ein Weißlicht-Programm, mit dem Tageslicht simuliert und jeweils an die tageszeitliche Lichtintensität angepasst werden kann. Das Licht ist, je nach Hersteller, über unterschiedliche Lichtprogramme individuell auf den Patienten einstellbar, z. B. je nach Alter und Aufenthaltsdauer. Für Untersuchungen kann das Licht entsprechend verändert werden. Für die Nacht ist ein reduziertes Licht möglich. Dies ermöglicht es, Patient*innen zu beobachten, ohne sie zu wecken.

Manche Lichtdecken können mehr als leuchten. Sie sind gleichzeitig Bildschirme, über die den Patient*innen z. B. Naturszenen, Himmel oder Bäume gezeigt werden können (Willemeit, 2015). Das hilft möglicherweise, sich zeitlich besser zu orientieren. Naturszenen sollen auch genutzt werden können, um natürliches Atmen nach einer Beatmung zu verbessern und um Schmerzen zu reduzieren (Herzog, 2020a). Auch als kognitives Training können die Bildschirme eingesetzt werden – vorausgesetzt, die Patient*innen sind in der Lage, ein Tablet zu benutzen, um das Programm zu steuern (Luetz et al., 2019).

Lichtdecken in der Erprobung und im Regelbetrieb

Für schwersterkrankte beatmete Menschen wird der künstliche Himmel als eine besondere Hilfe beschrieben (Herzog, 2020a). Was aber sieht ein Mensch, der nach einem Koma aufwacht, tatsächlich über sich? Wie erlebt er die große leuchtende Fläche? Als leuchtende Zimmerdecke oder riesige Lampe? Positiv im Sinne eines Lichthimmels oder furchteinflößend? Solche Fragen können nur die Patient*innen selbst beantworten.

Antworten braucht es auch auf die Frage, wie die Monitor-Bilder wirken, denn nicht nur die Krankheiten selbst, sondern auch Biografie, Alter und Fähigkeiten der Patient*innen sind verschieden.

In Deutschland wurden erstmals 2013 Lichtdecken auf einer Intensivstation installiert – mit dem Ziel, den Gesundheitszustand von Patient*innen positiv mit Licht zu beeinflussen und Delirien zu reduzieren. Sie wurden in zwei neu gestaltete Intensivzimmer der Berliner Charité eingebaut (s. Abschnitt „Intensivstationen durch Raumgestaltung und Farbe beruhigender machen“, S. 92). Ihre Wirkung wird wissenschaftlich begleitet.

Nachdem sich gezeigt hat, dass die gesamte Neugestaltung positiv auf Patient*innen wirkt, wird nun untersucht, welchen Anteil daran die Lichtdecken haben. Kann Licht allein Schlaf fördern, Angst reduzieren und Delirien verhindern, ohne zusätzlich Medikamente geben zu müssen? Sind Lichtdecken als Therapie für Intensivpatient*innen geeignet? Und welche Lichtverhältnisse sind überhaupt erforderlich, um darüber den Gesundungsprozess positiv zu beeinflussen?

Bisher gibt es nicht genügend Forschungsergebnisse, um diese Fragen eindeutig beantworten zu können (Luetz et al., 2019). Doch auch wenn vieles noch unbekannt ist, lässt sich jetzt schon sagen, dass die Licht-Erfordernisse für Schwerstkranke andere sind als für Gesunde. Bisherige Studien haben etliche dieser speziellen Faktoren nicht hinreichend berücksichtigt, wie z. B. den Zeitpunkt, zu dem eine bestimmte Lichtstärke auf den Patienten trifft (Luetz et al., 2019). Deshalb sind weitere Studien nötig, um eindeutige Angaben machen zu können, welches Licht hilft und welches schadet, und inwieweit die individuelle Situation und Krankheit des Patienten eine Rolle spielt.

Nach der CE-Zertifizierung der Lichtdecken in der Berliner Charité als Medizinprodukt wurden solche Decken erstmals auf der Intensivstation des Weseler Marien-Hospitals im Regelbetrieb eingesetzt (Blume, 2020; Redaktion kma Online, 2019). Lichtdecken auf Intensivstationen in Deutschland und Österreich gibt es u.a. in Berlin, Bielefeld, Detmold, Erlangen, Klagenfurt, Köln, Lemgo und Wesel. Die Deckenlampen sind nicht auf der gesamten Station installiert und auch nicht über allen, sondern über einzelnen Patientenbetten. Ob Delirien damit verhindert werden können, wird in begleitenden Studien parallel untersucht, z.B. in Erlangen, Wesel und Klagenfurt.

Genügen perfekte Lichtverhältnisse?

Um den physiologischen Schlaf-Wach-Rhythmus von Intensivpatient*innen zu stärken, ist eine Anpassung der Lichtverhältnisse elementar. Tagsüber ist biologisch wirksames Licht nötig, nachts Dunkelheit oder mindestens eine Reduzierung des Lichts.

Doch auch wenn Licht derart wirksam ist, genügen allein perfekte Lichtverhältnisse nicht. Fast ebenso wichtig ist es, Lärm zu verringern. Empfohlen wird außerdem, die Nahrungszufuhr auf bestimmte Zeiten zu beschränken, die Patient*innen während des Tages zu mobilisieren (Gao & Knauert, 2019) und sie möglichst nicht zu sedieren. Daneben gibt es viele nichtmedikamentöse Möglichkeiten einer Schlaf- und Entspannungsförderung (s. Abschnitt „Schlaf und Entspannung auf natürliche Weise fördern“, S. 118).

Für Schwerstkranke gibt es bislang keine schlaffördernden Medikamente, die nicht zu mitunter erheblichen Nebenwirkungen führen. Forschungsergebnisse zur Wirksamkeit von schlaffördernden Medikamenten für Intensivpatienten sind noch ungenügend. Deshalb empfiehlt sich, schlaffördernde Medikamente erst dann einzusetzen, wenn nicht-pharmakologische Maßnahmen nicht helfen. Unerwünschte Wirkungen solcher Maßnahmen sind geringer als bei Medikamenten. Sind Medikamente notwendig, sollten sie immer mit schlaffördernden Strategien wie Lärmreduzierung kombiniert werden (Fontaine et al., 2020).

Kann Melatonin als Medikament den Tag-Nacht-Rhythmus verbessern?

Grundsätzlich gilt: Steigt der Melatoninspiegel im Blut an, richtet sich unser Körper darauf ein, zu schlafen. Das geschieht bei gesunden Menschen zum Ende eines Tages hin mit der Abnahme des Lichts und zunehmender Dunkelheit. Umgekehrt wird nach dem Aufwachen am Morgen durch das Tageslicht die Melatoninproduktion gehemmt. Wie viel Melatonin nötig ist, um nachts schlafen zu können, ist individuell unterschiedlich. Die körpereigene Produktion nimmt mit dem Alter ab. Kann man nicht schlafen, ist es möglich, dass der Körper zu wenig Melatonin produziert. Dann kann die Einnahme von Melatonin

als Tablette oder Spray vor dem Schlafengehen über einen begrenzten Zeitraum helfen. Als Dauermedikation wird es nicht empfohlen. Dies gilt für ansonsten gesunde, nicht aber für schwerstkranke Menschen.
Tageslichtlampen auf Intensivstationen können dazu beitragen, die physiologische Produktion des Hormons Melatonin zu regulieren und darüber den Tag-Nacht-Rhythmus zu verbessern. Hilft das nicht oder sind keine Lampen mit biologisch wirksamem Licht installiert, kann man überlegen, Melatonin oral zu verabreichen. Ob die medikamentöse Verabreichung von Melatonin auch die Schlafdauer und -qualität von Intensivpatient*innen verbessert, lässt sich nicht eindeutig sagen. Es gibt Forschungsergebnisse, die dafür und solche, die dagegensprechen. Jeweils für sich genommen reichen sie aber nicht aus, um daraus klare Empfehlungen ableiten zu können (Brito et al., 2020; Lewis et al., 2018).
Eine Schwierigkeit für den Einsatz von Melatonin als Medikament bei Schwerstkranken ist ihr Melatoninspiegel im Blut, der entweder anhaltend hoch oder niedrig ist. In Studien fand man häufig einen außergewöhnlich hohen Spiegel (Luetz et al., 2019). Auch ein erhöhter Melatoninspiegel kann zu Schlafstörungen führen. Die Konsequenz daraus, mithilfe von natürlichem Licht die Melatoninproduktion zu hemmen und darüber den Schlaf zu verbessern, scheint naheliegend. Entsprechende Studien dazu lieferten bisher keine eindeutigen Ergebnisse (Luetz et al., 2019).
Die US-amerikanische Arzneimittelbehörde FDA (Food and Drug Administration) hat Melatonin als freiverkäufliches, unsicheres oder unwirksames Präparat, nicht als Medikament zugelassen, weil es nicht genau dosiert und seine Reinheit nicht gesichert werden kann. In Deutschland ist es ähnlich. Auch hier erhält man Melatonin fast nur als Tablette und als Spray freiverkäuflich in Apotheken und Drogeriemärkten. Als Nahrungsergänzungsmittel muss seine Wirksamkeit und Sicherheit nicht in klinischen Studien belegt werden. Als rezeptpflichtiges Medikament gibt es bisher in Deutschland nur ein Produkt mit Melatonin auf dem Markt.
Weil Melatonin relativ wenige Nebenwirkungen hat, wird es dennoch unterstützend, in Kombination mit nichtmedikamentösen Maßnahmen, für Intensivpatient*innen empfohlen (Fontaine et al., 2020).
Um klar sagen zu können, ob Melatonin Intensivpatient*innen hilft, besser und länger zu schlafen, sind weitere Studien nötig. Vermutlich ist es so, dass Melatonin allein nicht aus einem gestörten Tag-Nacht-Rhythmus heraushilft, sondern nur ein ganzheitlicher Ansatz dazu beitragen kann (Fontaine et al., 2020; Lewandowska et al., 2020). Ob es einem Intensivpatienten verabreicht werden soll, muss jeweils individuell entschieden, seine Wirkung und mögliche Nebenwirkungen müssen genau beobachtet werden.

Umbauen, abstellen, wegnehmen – Lösungen gegen den Lärm

Geht es leiser? Kann man belastende Töne wegnehmen oder ändern? – Über Lärmquellen, Alarmmüdigkeit und Möglichkeiten, Intensivstationen ruhiger zu machen. Mit Beispielen und Tipps aus der Praxis.

Das Gezwitscher von Vögeln kann entspannend sein – oder Stress bedeuten, wird man davon morgens um vier aus dem Schlaf gerissen. Was ist Lärm, was ein angenehmes Geräusch? Das ist bis zu einem gewissen Grad für jeden unterschiedlich, aber auch je nach Situation und Tageszeit verschieden. Ein Geräusch gilt erst ab einem bestimmten Schallpegel und einer bestimmten Dauer als Lärm und gesundheitsschädigend.

Lärm ist physikalisch Schall, der gemessen wird mit Schallpegelmessern. Um das Messergebnis beurteilen und einordnen zu können, sind Maßeinheiten erforderlich. In Deutschland wird mit der Maßeinheit dB(A) oder vereinfacht Dezibel der Schalldruckpegel angegeben. Es ist gut erforscht, welche Schallereignisse als Lärm und schädigend wirken und welche nicht.

Das Umweltbundesamt informiert über Grenzwerte im alltäglichen privaten Leben. Liegt der durchschnittliche Schallpegel in Wohnungen tagsüber unter 35 Dezibel und nachts unter 25, sind kaum Beeinträchtigungen zu erwarten. Das ist bei gekippten Fenstern möglich, wenn die Schallpegel außerhalb der Wohnung tagsüber unter 50 und nachts unter 40 Dezibel liegen. Liegt der durchschnittliche Schallpegel außerhalb der Wohnung am Tage über 55 Dezibel, kann dies das psychische und soziale Wohlbefinden beeinträchtigen. Zum Schutz der Gesundheit empfiehlt das Umweltbundesamt, tagsüber einen durchschnittlichen Schallpegel von 65 Dezibel und nachts von 55 Dezibel nicht zu überschreiten (Umweltbundesamt, 2020).

Für Kurgebiete, Krankenhäuser und Pflegeeinrichtungen wird empfohlen, tagsüber 45 Dezibel nicht zu überschreiten und nachts die Grenze von 35 Dezibel einzuhalten (Ministerium für Umwelt, Landwirtschaft, Natur- und Verbraucherschutz des Landes Nordrhein-Westfalen, 2020).

Zum besseren Verständnis: Flüstern erzeugt Geräusche von etwa 30 Dezibel, leichter Regen oder Kühlschrankgeräusche haben etwa 40 Dezibel, ein normales Gespräch etwa 60, Verkehrslärm etwa 70 Dezibel und ein Presslufthammer 80 oder mehr Dezibel (Schneider, 2020).

Dass Lärm krankmachen oder den Genesungsprozess behindern kann, gilt als erwiesen. Er hat Auswirkungen auf unser Nervensystem, auf Körper und Psyche, führt zum Anstieg von Blutdruck und Puls und dazu, dass Stresshormone freigesetzt werden (Fuchs, 2015; WHO, 2018a).

Sind wir gesund, haben wir die Möglichkeit, uns zu Lärm zu verhalten, nach Lösungen zu suchen, ihn abzustellen oder uns abzuschirmen. Können wir Lärm einordnen und wissen, wann er endet, empfinden wir ihn mitunter als weniger belastend.

Schwerkranke können Geräusche nicht immer einordnen und nicht immer artikulieren, dass sie stören. Lärm und Geräusche können sie am Schlafen hindern oder sie ängstigen, wenn sie das Geräusch nicht verstehen, wenn sie nicht wissen, woher es kommt und was es ist, etwa, wenn sie aus einer Narkose aufwachen. Lärm gehört zu den Problemen, die ehemalige Intensivpatient*innen am häufigsten nennen (Delaney et al., 2019; Luetz et al., 2019).

Umgekehrt können Geräusche, die nicht als Lärm empfunden werden, beruhigen. Sie versichern, man ist nicht allein, da sind andere, die sich kümmern (Beneker, 2017). Patient*innen, die aus dem geschäftigen Treiben einer Intensivstation in ein Einzelzimmer einer Normalstation verlegt werden, kann die plötzliche Stille in Angst versetzen. Wenn möglich, sollte den Angehörigen angeboten werden, in dieser Anfangssituation bei den Patient*innen zu bleiben.

Was ist Lärm und wie wirkt er auf Kranke?

Ist das fröhliche Pfeifen eines gut gelaunten Pflegers Lärm? Menschen, die lachend und redend über den Stationsflur laufen? Piepsende und surrende Apparate, das Blubbern des Wassers eines Sauerstoffgeräts, Rufen und Schreien anderer Patient*innen, Gespräche von Personal und Besuchern? Die Geräuschkulisse einer Intensivstation ist hoch. Viele Geräusche sind dem besonderen Umstand einer Intensivstation geschuldet. Oft über 24 Stunden hinweg. Die Patient*innen müssen permanent überwacht werden, die Türen der Patientenzimmer sind meist nicht geschlossen. Verstärkt werden können Geräusche durch die Art der baulichen Einrichtungen (s. S. 110).

Ist man dieser Geräuschkulisse durchgehend ausgesetzt, hat das körperliche Auswirkungen: Der Körper schüttet vermehrt Cortisol aus, die Gefäße verengen sich und der Sauerstoffverbrauch erhöht sich. Lärm von mehr als 30 Dezibel in Patientenzimmern beeinflusst den Schlaf deutlich negativ. Er verschlechtert die Schlafqualität und reduziert die Schlafdauer. Die Patient*innen haben weniger erholsame Schlafphasen als Normalschläfer und ihre einzelnen Schlafabschnitte sind wesentlich kürzer. Sie schlafen durchschnittlich jeweils 20 Minuten, werden also innerhalb einer Stunde bis zu dreimal wach. Diese Situation behindert einen stabilen und festen Schlaf (Delaney et al., 2019).

Lärmquellen auf Intensivstationen

Die Ursachen und Quellen von Lärm auf der Intensivstation und deren Auswirkungen auf Patient*innen und Mitarbeitende sind gut untersucht und beschrieben (Luetz et al., 2019). Als Lärmquellen werden in der Literatur die folgenden genannt: Alarme von Überwachungsgeräten, z.B. Monitore, Alarme von Geräten für die Verabreichung von Medikamenten, z.B. Spritzenpumpen, Geräusche von Beatmungsgeräten, das Öffnen von Blutdruckmanschetten, Gespräche von Personal, Angehörigen und Mitpatient*innen, Telefonate, das Klingeln von Telefonen, das Schellen von Besucher*innen, das Schließen oder Zufallen von Zimmer- und Schranktüren, das Öffnen von Verpackungen, das Nutzen von mobilen Untersuchungsgeräten, das Verstellen von Bettgittern.

Weil sich die Technik über die Jahre hinweg verbessert hat, haben akustische Alarme von Monitoren und anderen Geräten zugenommen und sind variantenreicher geworden. Mehr Sicherheit hat mehr Lärm zur Folge. Als eine der häufigsten Ursachen für Spitzenwerte über 80 Dezibel werden Gespräche des Personals ausgemacht. Auch andere Aktivitäten des Personals beeinträchtigen den Schlaf stark (Luetz et al., 2019).

Wie laut ist was?

Durchschnittlich beträgt die Geräuschkulisse auf einer Intensivstation 43 bis 66 Dezibel. Spitzenwerte liegen zwischen 80 und 90 Dezibel (Knauert et al., 2019). Wird eine Handschuhverpackung aufgerissen, erzeugt das einen Schallpegel von 86 Dezibel, das Schließen einer Schranktür verursacht bis zu 76 Dezibel, das Zufallen der Klappe eines mobilen Röntgengerätes 84 bis 92 Dezibel, das Auseinanderreißen von verpackten Absaugkathetern 78 bis 80 Dezibel, das Herablassen eines Bettgitters 90 Dezibel und das Herunterfallen einer Nierenschale 95 Dezibel (Beneker, 2017; Volkmann, 2016).

Zum Vergleich: An einer stark befahrenen Straße herrschen etwa 80 Dezibel.

Den Lärm abstellen – Lösungen zur Lärmreduzierung

Wie soll man Geräusche reduzieren oder gar wegnehmen, die zum normalen Arbeitsalltag gehören? Eine echte Herausforderung, deren Erfolg aber für alle auf einer Intensivstation gut ist – für das Arbeiten und die physische und psychische Gesundheit.

Die Forschungslage zu den Erfolgen lärmreduzierender Maßnahmen ist nicht eindeutig. Die einen beschreiben eine deutliche Reduzierung des Lärms durch solche Maßnahmen, die anderen nicht. Am häufigsten werden Maßnahmen beschrieben, die sich auf geändertes Verhalten des Personals beziehen. Dazu wird insbesondere kritisiert, dass es bislang keine Hinweise darauf gibt, ob die Verhaltensänderungen auch längere Zeit nach ihrer Einführung Bestand haben (Delaney et al., 2019).

Dass eine Reduzierung von Lärm auf der Intensivstation notwendig ist, steht außer Frage. Unsicher aber ist, ob sie allein zu einem besseren Schlaf und mehr Entspannung der Patienten*innen führt.

Gewährt man Patient*innen nachts mehrere Ruhephasen, hilft ihnen das, besser zu schlafen (Simons et al., 2018). Um Ruhephasen ermöglichen zu können, muss man wissen, wo und wie Lärm reduziert werden kann. Hausinterne Leitlinien mit Empfehlungen zur Lärmreduzierung helfen dabei, sich überhaupt der Geräusche bewusst zu werden und zu beurteilen, wann welche Geräusche wo akzeptabel sind und wie man Lärm gezielt reduziert und abstellt (Heine, 2016).

Geräuschmanagements zur Identifizierung störender, notwendiger und unnötiger Geräusche können dazu beitragen, die Geräuschsituation in Kliniken so zu gestalten, dass weder Patient*innen noch Mitarbeitende unter Lärm leiden. Wie wichtig solche Managements sind, zeigt ein grundsätzliches Problem der Geräuschvermeidung im Krankenhaus und auf Intensivstationen: Die einzelnen pflegerisch-medizinischen Maßnahmen, die erforderlich sind, um Patient*innen zu betreuen, zu pflegen und zu therapieren, bedeuten auch, laute Geräusche zu erzeugen. So etwa beim Einhalten der Hygienemaßstäbe: Nach und nach wurden in Kliniken spezielle Materialien für Wände, Decken und Böden genutzt und berührungslose Seifen- und Desinfektionsspender angebracht. Aus hygienischer Perspektive ist das sinnvoll, bedeutet aber eine zusätzliche Lärmbelastung. Hygienisch zweckmäßige Wand-, Böden- oder Deckenmaterialien können Schall verstärken. Berührungslose Desinfektionsspender erreichen mehr als 70 Dezibel. Produktehersteller arbeiten daran, diese Probleme zu lösen und die Spender geräuschärmer zu gestalten (Powell, 2019).

Um Lärm auf Intensivstationen zu reduzieren, wird viel gemacht und ausprobiert: Es wird umgebaut und renoviert, Räume werden umfunktioniert, Geräte werden umgestellt, schallschützende und -schluckende Materialien eingesetzt, auf schallreflektierende verzichtet.

Bauliche und räumliche Maßnahmen

Bei Neubauten oder Renovierungen können Oberflächenmaterialien verwendet werden, die weniger Geräusche erzeugen, schalldämmend oder schallabsorbierend sind, wie z. B. schallabsorbierende Deckenplatten. Schalldämmung kann erreicht werden über Akustikdecken, Akustikputze und Akustikpaneele (Leydecker, 2017; Luetz et al., 2019). Architekt*innen, die sich auf die Planung und Gestaltung von Krankenhausbauten spezialisiert haben, können hierbei helfen.

Wie sind die Räume auf einer Intensivstation verteilt?
Wo sind die Patientenzimmer, wo die Funktionsräume? Welche Geräusche erzeugende Anlagen befinden sich in nächster Nähe zu Patientenzimmern? Lässt sich hier etwas neu- oder umgestalten? Dazu Beispiele aus der Praxis:

Räume umfunktionieren: Im Bremer Klinikum Links der Weser wurden Patientenzimmer, die sich neben einem Aufzug und einer Spüle befanden, in Funktionsräume umgestaltet (Beneker, 2017).

Trennwände: Im neugebauten Klinikum Bremen-Mitte, in das bis Mai 2020 alle Fachkliniken einzogen, wurden (auch) auf der Intensivstation gläserne Trennwände eingebaut, um Lärm zu reduzieren (Sczuplinski, 2019).

Abstand zum Alarm: Je nach Zustand des Patienten und technischen Bedingungen können alarmgebende oder geräuschverursachende Geräte aus dem Zimmer genommen oder so weit wie möglich vom Patienten entfernt werden. „Sinkt der Geräuschpegel um etwa drei Dezibel (dBA), reduziert sich der Lärm für die Patienten schon um die Hälfte“ (Redaktion KWM, 2015). Technische Geräte können z. B. hinter das Bett des Patienten gestellt und mit einer Schallschutzwand abgetrennt werden. Diese Lösung hat man auf der Station 8i der Charité gewählt. Dort wurde im Rahmen eines Umbaus in Anbindung an das Modell-Patientenzimmer (s. Abschnitt „Modellstation in Berlin“, S. 93) ein Arbeitsraum gebaut, der auf der Seite zum Patientenzimmer ein großes Fenster hat. Die Zimmer sind über beidseitig nutzbare Schubladen verbunden. So kann man arbeiten, ohne die Patient*innen zu stören und sie gleichzeitig beobachten (Luetz et al., 2019).

Für Lärm sensibilisieren

Zu den häufigsten Ursachen von Lärm zählen Gespräche und Aktivitäten des Personals. Das Lärmbewusstsein zu schärfen sollte deshalb eines der obersten Ziele sein. Nötig dafür sind keine Umbaumaßnahmen, sondern Wissen, Reflexion und Erinnerungshilfen. Einen Sachverhalt zu verstehen, Zusammenhänge zu begreifen kann helfen, Verhalten zu ändern. Werden uns unsere Handlungen und ihre Auswirkungen gespiegelt, stellen wir uns leichter um. So haben sich Personal und Besucher*innen einer Intensivstation anders verhalten, nachdem sie darüber informiert worden waren, in welchem Grad sie selbst Lärm erzeugen. Der Geräuschpegel konnte damit zu vorgegebenen Ruhezeiten um durchschnittlich 10 bis 15 Dezibel verringert werden (Goeren et al., 2018). Zur Erinnerung daran, leise zu sein, wird empfohlen, zu festgelegten Ruhezeiten Umgebungsgeräusche zu entfernen, Gespräche zu begrenzen und das Licht zu dimmen.

Lärmampeln und Schallprotokolle sind eine Möglichkeit, den Mitarbeitenden einer Intensivstation Lärm bewusst zu machen und sie zu motivieren, ihr Verhalten zu ändern.

Lärmampeln: In Schulen und Kindertagesstätten werden Lärmampeln schon länger eingesetzt. Angeboten werden Lärmampeln aber auch unter dem Namen „Klinik-Lärmampel“. Vom Aussehen und der Wirkweise unterscheiden sie sich nicht von den Ampeln für Schulen. Alle sehen ähnlich aus wie die Ampeln, die wir aus dem Straßenverkehr kennen. Sie springen an, wenn ein bestimmter Schallpegel erreicht wird. Die Grenze für das Anspringen kann individuell festgelegt werden. Die Ampel signalisiert, wann es in einer Umgebung zu laut ist, sensibilisiert dafür, was Lärm ist, und nimmt darüber auf das Verhalten Einfluss.

Eine solche Lärmampel wurde 2015 auf der Intensivstation des Bremer Klinikums Links der Weser auf Initiative des Fachkrankenpflegers Andreas Schneider eingesetzt. Für seine Facharbeit zum Thema Lärm auf der Intensivstation hat er Patient*innen interviewt und Geräusche gemessen (Beneker, 2017).

Schallprotokollierung: Ebenfalls mit dem Ziel, das Bewusstsein für Lärm zu schärfen, Lärm als Problem auf der Intensivstation Mitarbeitenden und Besucher*innen bewusst zu machen, wurden im dänischen Universitätskrankenhaus Aarhus technische Schallprotokollierungssysteme getestet. Die Besonderheit hierbei: Der Lärm wurde aus der Perspektive der Patient*innen aufgezeichnet. Dazu wurden Mikrofone über den Betten angebracht. So sieht das Personal, wann es wie laut ist, und kann z. B. Behandlungen verschieben, um dem Patienten Ruhephasen zu gewähren (Luetz et al., 2019).

Intelligente Alarmsysteme nutzen

Im Zusammenhang mit dem Konzept des Adaptive Healing Rooms (s. Abschnitt „Intensivstationen durch Raumgestaltung und Farben beruhigender machen“, S. 92) werden im Universitätsklinikum Münster seit 2016 und in der Berliner Charité in ausgewählten Intensiv-Patientenzimmern intelligente Alarmsysteme eingesetzt (Lücke, 2016a; Management & Krankenhaus, 2015). Solche Alarmsysteme helfen, zwischen wichtigen und unwichtigen Hinweistönen zu unterscheiden und die Aufmerksamkeit auf die wichtigen zu richten. Das reduziert für alle auf der Intensivstation die Geräuschbelastung und gewährleistet trotzdem die Sicherheit der Patient*innen. Möglich ist auch, in einzelnen Zimmern Alarme ganz zu unterbinden. So werden sie auf der Intensivstation des Weseler Marien-Hospitals nachts aus den Patientenzimmern herausgeleitet (Blume, 2020).

Geräusche fernhalten, die nicht abgestellt werden können

Kopfhörer und Ohrstöpsel können Intensivpatient*innen helfen. Ihre Verwendung, insbesondere die von Ohrstöpseln, wird empfohlen (Brito et al., 2020; Hu et al., 2015; Younis et al., 2019). Eindeutige Belege für ihre klinische Wirksamkeit gibt es allerdings nicht. Zur Entspannung und Schlafförderung hat sich eine Kombination mehrerer nicht-pharmakologischer Maßnahmen wie Ohrstöpsel, Schlafmaske, Reduzierung von Lärm und Licht und Behandlungspausen bewährt (Al Mutair et al., 2020; Brito et al., 2020) (s. Abschnitt „Schlaf und Entspannung auf natürliche Weise fördern“, S. 118).

Kopfhörer und Ohrstöpsel sind eine relativ nebenwirkungsfreie Möglichkeit, Patient*innen und Mitarbeitenden mit wenig Mitteln Ruhe zu verschaffen – vorausgesetzt, sie akzeptieren diese und die Krankheit lässt es zu. In der Praxis werden sie schon länger verwendet, die Produkte haben sich über die Jahre verbessert und das Angebot ist vielfältiger geworden.

Kopfhörer für Patient*innen und Mitarbeitende: Im Zusammenhang mit dem Einsatz einer Lärmampel wurden auf der Intensivstation des Bremer Klinikums Links der Weser geräuschreduzierende Kopfhörer für Patient*innen und Mitarbeitende angeschafft. Diese Kopfhörer mit aktiver Geräuschunterdrückung (Active Noise Cancellation = ANC) gibt es mittlerweile als In-Ear- und Over-Ear-Kopfhörer in vielen Ausführungen und Preisklassen. Eine völlige Geräuschreduzierung ist dadurch nicht möglich. Die Zeitschrift Chip hat diese Kopfhörer getestet. Sie stellt in einem 2020 veröffentlichten Artikel Bluetooth-Kopfhörer mit ANC in der Preisklasse zwischen rund 80 und 300 Euro vor und beschreibt die Qualität des Noise Cancelling der einzelnen Modelle (Niemeyer, 2020). Neben herkömmlichen Kopfhörern gibt es sogenannte SleepPhones, die aus einem weichen Material wie ein breites Stirnband getragen werden und speziell für das Schlafen entwickelt wurden.

Schneider und seine Kolleg*innen haben mit Kopfhörern gute Erfahrungen gemacht. Sie haben auch geholfen, den Verbrauch von Schlafmitteln bei Patient*innen nach einer Herzoperation zu reduzieren (Beneker, 2017).

Ohrstöpsel: Ohrstöpsel gibt es mittlerweile in einer Vielzahl an Modellen, darunter auch solche, die bestimmte Frequenzen herausfiltern und andere zulassen. Die Materialien variieren von Wachs über Schaumstoff bis hin zu Plastik.

Vor dem Einsatz von Kopfhörern und Ohrstöpseln müssen die Patient*innen immer nach ihren individuellen Wünschen gefragt werden. Maßnahmen direkt am Körper können für den einen angenehm, für den anderen störend sein. Eine Abschirmung in einer fremden Umgebung kann Angst machen und dadurch den gegenteiligen Effekt erzielen. Die Pflegewissenschaftlerin Susanne Krotsetis, die sich in ihrer Master-Arbeit mit dem Schlaf von Intensivpatient*innen beschäftigt hat (Lücke, 2016b), betont auf der einen Seite die positiven Effekte dieser Maßnahmen. Sie warnt aber auch davor, sie bei Patient*innen im Delir einzusetzen, weil sie hier möglicherweise schaden könnten.

Arbeitsabläufe und Verhalten ändern

Als wesentliche Quellen für Schlafstörungen bei Schwerstkranken werden Geräusche im Zimmer genannt. Geänderte Arbeitsabläufe können den Kranken zu mehr Ruhe verhelfen und ihren Schlaf verbessern.

Abläufe und Strukturen zu ändern, fällt dem einen leichter, dem anderen schwerer, manchem scheint es nahezu unmöglich. Ob es gelingt, steht und fällt mit der Zusammenarbeit im Team und der Bereitschaft, etwas ändern zu wollen. Verhaltens- und Prozessänderungen bedeuten oft erst einmal zusätzlichen Aufwand und Energie. Solche Änderungen in einer stark belastenden Arbeitsumgebung erfordern eine sehr gute Planung und Organisation und das Engagement aller Beteiligten. Dass sie möglich und wirkungsvoll sind, wurde in Studien nachgewiesen (Knauert et al., 2019; Younis et al., 2019).

Will man etwas ändern, hilft es, aufzuschreiben, was wie gemacht werden muss und welche Zeiten, Materialien und Hilfsmittel dafür nötig sind. Das gilt für unseren privaten ebenso wie für den beruflichen Alltag, insbesondere bei umfangreicheren Änderungen, die unsere gewohnten Abläufe umkrempeln.

Schlafförder- oder Ruhezeitprotokolle können dabei unterstützen, Arbeitsabläufe auf der Intensivstation zu ändern. Ihr Einsatz wird empfohlen, um zu bestimmten Zeiten am Tag oder in der Nacht unnötige Arbeiten und Interaktionen im Patientenzimmer zu reduzieren (Al Mutair et al., 2020; Delaney et al., 2019).

Mit ihrer Hilfe kann die Pflege gebündelt und umorganisiert werden, um den Patienten Ruhephasen zu verschaffen. Pflegerische Maßnahmen können damit zu festgelegten Uhrzeiten, z. B. in der Nacht, minimiert werden auf Arbeiten, die unbedingt erforderlich sind. Wie sich solche Änderungen auswirken, wurde untersucht – mit positivem Ergebnis. Geräusche und Aktivitäten im Patientenzimmer wurden während einer im Protokoll festgelegten Ruhephase von Mitternacht bis vier Uhr morgens deutlich weniger (Knauert et al., 2019) (s. a. Abschnitt „Schlaf und Entspannung auf natürliche Weise fördern", S. 118).

Ebenfalls mit dem Ziel, den Schwerstkranken mehr Ruhe zu gewähren, wird Telemonitoring empfohlen, ein Verfahren, das bisher überwiegend in der ambulanten Versorgung genutzt wird. Die Idee: Patienten können kontinuierlich zu Hause überwacht werden, indem individuell angepasste Vitalparameter oder medizinisch-pflegerische Informationen an Ärzte oder Pflegende übermittelt werden. Bei kritischen Werten erhalten die Behandelnden Alarm. Ähnlich kann es auf der Intensivstation genutzt werden, um Ruhephasen zu schaffen. Patienten können aus einem anderen Zimmer überwacht, Alarme aus dem Zimmer herausgeleitet werden (Al Mutair et al., 2020).

Damit solche Neuerungen gelingen können, müssen alle daran Beteiligten in die neuen Maßnahmen und deren Handwerkszeug, wie etwa ein Schlafförderprotokoll, eingeführt werden. Schulungen sind unabdingbar und sollten vor dem Start einer Umstrukturierung stehen. In diesem Zusammenhang sollte auch die Gelegenheit gegeben werden, Bedenken zu äußern, über Pros und Contras zu diskutieren.

Dass Verhaltensänderungen und Umstrukturierungen gelingen können, haben etliche Pflegende und Intensivstation-Teams bewiesen. Sie schlagen zur Verringerung des Lärms folgende Maßnahmen vor:

- Volumen- und Spritzenpumpen wechseln, bevor der Alarm ertönt
- Geräte, die nicht benötigt werden, ausschalten (z. B. Absauggeräte)
- Nachfüllen von Materialien tagsüber und nicht im Patientenzimmer

- Auspacken und Entsorgen von Materialen möglichst tagsüber oder außerhalb des Patientenzimmers
- Materialwagen nachts außerhalb von Patientenzimmern stellen und die Tätigkeiten, die auf den Wagen gemacht werden müssen (z. B. das Vorbereiten von Medikamenten) in einem Arbeitsraum durchführen
- Alarmgebung von Geräten für nachts ändern (Alarmgrenzen anpassen, Alarmlautstärke reduzieren)
- Messintervalle (z. B. Blutdruck, Blutgasanalysen) wenn möglich anpassen
- Türen von Patientenzimmern schließen, um Geräusche und Gespräche vom Stationsflur aus dem Zimmer zu halten
- Türen von Patientenzimmern in besonders lauten Phasen schließen (z. B. wenn Gespräche vor einer Tür geführt werden müssen)
- Geräuschlose Funkrufsysteme nutzen, die statt durch einen Ton z. B. durch Blinken oder Vibrieren um Kontakt bitten

Um solche Maßnahmen systematisch einzuhalten, können klinikinterne Leitlinien helfen, die jede Station auf ihre individuellen Bedürfnisse anpassen kann. Leitlinien können nicht zuletzt das gesamte Team einer Station sensibilisieren, Störfaktoren zu erkennen und zu vermeiden (Heine, 2016; Powell, 2019; Redaktion KWM, 2015; TOBO Cash and Paging Systems GmbH, 2018; WHO, 2018b).

Was aber, wenn man Töne nicht abstellen kann? Nicht abstellen darf? Kann man sie verändern?

Lärm in harmonische Klänge verwandeln und Alarmmüdigkeit verhindern

„Let's imagine the future of hospital sound together", wird man auf der Homepage von Sen Sound (o. D.) begrüßt. Die Website trägt den Namen der amerikanischen Musikerin Yoko Sen. Nach ihren eigenen Erfahrungen als Patientin in einem amerikanischen Krankenhaus hat sie angefangen darüber nachzudenken, Alarmtöne zu verändern. Dazu gründete sie 2015 Sen Sound und will damit vor allem eins: „Die Töne von medizinischen Apparaten harmonisieren, Ruhebereiche für Krankenhauspersonal schaffen, Klang besonders für Palliativmedizin optimieren" (Haas, 2020, wie klingt Heilung?).

Es mag unrealistisch, ja fast unvernünftig anmuten. Hat man Alarmtöne aber einmal über längere Zeit täglich erlebt, kann man diesem Gedanken durchaus etwas abgewinnen, findet die Idee möglicherweise sogar schön. Ist sie aber auch sinnvoll und gut?

Alarme sollen warnen, deshalb sind sie schrill und hoch. Sie warnen aber nicht nur das Personal, sondern auch Patient*innen und Angehörige. Immer wieder erhält man so die Botschaft, dass etwas bedrohlich ist. Sen, die Musikerin, beschreibt mithilfe von Musiktönen, wie belastend das Piepsen des Herzmonitors für sie war. Sie kann in Töne fassen, was Patient*innen und Angehörige mit dem Wort Angst beschreiben (Haas, 2020). Und sie stellt Fragen: *Warum*? und *Geht es anders*?

Wenn Alarme ignoriert werden: Alarmmüdigkeit

Auch Mitarbeitende erleben diese Töne – viele Stunden eines Tages, über Wochen, Monate und Jahre. Sie reagieren anders, müssen anders reagieren. Aber auch sie belasten die Alarme und nach einiger Zeit können sie auf eine Weise reagieren, die ihnen möglicherweise gar nicht bewusst ist: Sie kommen nicht mehr so schnell, wie man es als Angehöriger oder Patient bei einem Alarm erwartet.

Sen erzählt, wie eine Krankenschwester auf ihre Frage nach dem Alarm entgegnete, dass ihr Herzmonitor grundlos piepe (Haas, 2020). Sie müsse sich nicht sorgen.

Für Angehörige und Patient*innen ist das kaum nachvollziehbar. Für sie hört sich Alarm immer gleich an. Und er ist eine Warnung. Er hat eine Funktion. Sich nicht zu sorgen, ist kaum möglich.

Was bedeutet es, wenn Alarm ignoriert wird? Für Patient*innen und Angehörige unermessliche Angst, mit allen entsprechenden körperlichen Konsequenzen. Aber warum ignorieren Mitarbeitende überhaupt Alarme?

Sie erleben die Töne anders.

Studien zeigen, dass die permanente Geräuschkulisse in einem Krankenhaus, die unterschiedlichen Alarmtöne, dazu führen, dass das Personal sie nicht mehr bemerkt (Couch, 2017). Der Lärm wirkt auf ihre Fähigkeit, schnell zu reagieren und die Alarme richtig einzuschätzen. Dieses veränderte Verhalten führte, so Studien zur Situation in Amerika, auch zum Tod von Patient*innen (Delaney et al., 2019).

Zudem liefert nicht jeder Alarm nutzbare Informationen. Man muss zwischen echten und falschen Alarmen unterscheiden – eine zusätzliche Überforderung (Hravnak et al., 2018). Mit der Zeit können Mitarbeitende desensibilisiert werden. Sie nehmen die Alarme nicht mehr bewusst wahr. Sie werden alarmmüde (Scott et al., 2019).

Die Musikerin Sen hat noch etwas anderes gehört: Die unterschiedlichen Töne der verschiedenen Geräte können in ihrem Zusammenspiel neue, zusätzlich belastende Töne erzeugen und damit die akustische Belastung verstärken.

Auf der einen Seite ist es möglich, Alarmtöne abzuschalten und Monitore aus dem Zimmer zu stellen. Auf der anderen Seite ist es erforderlich, in bestimmten Situationen Alarmtöne zu haben, die aber für Patient*innen und Mitarbeitende enorm belastend sind. Ist es da nicht eine wundervolle Idee, die notwendigen Töne zu verändern? So wie die Farben, das Licht, die Räume? Die „Klangumgebung menschlicher gestalten" (Sen Sound, o. D.) – für alle, die sie erleben müssen?

Alarmtöne ändern

Wie kann man einen Alarmton ändern, sodass er nicht belastet, aber trotzdem als Warnung gilt und seine Funktion erfüllt? Und wie kann man verhindern, dass diese veränderten Töne nicht auch wieder nur zu störenden Geräuschen werden?

Yoko Sen und ihr Mann Avery Sen arbeiten mit Musiker*innen, Mediziner*innen, Innenarchitekt*innen und mit Herstellenden technischer Geräte zusammen. In dem Gemeinschaftsprojekt CareTunes ertönen die Monitoranzeigen von Puls, Blutdruck und Sauerstoffsättigung in den Klängen einer Trommel, eines Klaviers und einer Gitarre. „Wenn ein Patient stabil ist, klingt es harmonisch und beruhigend; geraten Werte außer Kontrolle, werden die Klänge dissonant, um die Pfleger zu alarmieren" (Haas, 2020, wie klingt Heilung?). (Über den Beitrag von Rueb (2019) kann man sich Töne von technischen Geräten und eine Probe des CareTunes-Gerätes anhören.)

Schlaf und Entspannung auf natürliche Weise fördern

Intensivpatient*innen in einen besseren Schlaf verhelfen – ohne Medikamente: Wie das möglich ist und was schon in der Praxis umgesetzt wird.

Gesunde Menschen durchlaufen unterschiedliche Schlafphasen, die wichtig sind, um gesund zu bleiben und sich erholt zu fühlen. Bei Intensivpatient*innen sind diese Phasen deutlich verändert. Sie wachen oft auf und schlafen weniger tief. Bis zur Hälfte ihres Schlafs erfolgt am Tag, wenn es am lautesten ist (Edvardsen & Hetmann, 2020). Dabei entspricht ihre Schlafdauer durchaus der von Gesunden. Manche Intensivpatienten schlafen innerhalb von 24 Stunden insgesamt sieben bis neun Stunden, so Studien. Von außen betrachtet kann man deshalb den Eindruck gewinnen, dass ihr Schlaf ausreichend ist. Die Schlafdauer ist aber nur ein Kriterium für guten Schlaf. Schlechte Schlafqualität, ein stark fragmentierter Schlaf und eine belastende Schlafumgebung verhindern einen gesunden Schlaf (Delaney et al., 2019).

Wie wirkt sich schlechter Schlaf auf Intensivpatient*innen aus?

Schlechter Schlaf wirkt sich auf alle Menschen sowohl körperlich als auch psychisch negativ aus. Gesunde Menschen können das eine Zeit lang kompensieren, Schwerstkranke können an den Folgen sterben. Schlechter Schlaf bedeutet Stress – für die Patienten und auch für ihre Angehörigen. Das Risiko für eine posttraumatische Belastungsstörung (PTBS) nach der Intensivstation ist durch Schlafstörungen erhöht (Reuter-Rice et al., 2020).

Fehlende Erholungsphasen können auch schwere körperliche Konsequenzen haben, z.B. mehr Kollapse der oberen Atemwege und erhöhte Katecholaminwerte. Das Risiko für einen Herzinfarkt steigt. Schlechter Schlaf stört die Immunfunktion sowie die neurokognitiven Fähigkeiten, verlängert die mechanische Beatmung und wird als Risiko für ein Delir angesehen (Edvardsen & Hetmann, 2020). Ein Zusammenhang zwischen der Verbesserung des Schlafs und der Reduzierung eines Delirs konnte in einzelnen Studien gezeigt werden, ist aber bisher nicht eindeutig (Reuter-Rice et al., 2020).

Das Zusammenspiel von Wechselwirkungen der Erkrankung selbst, Schlafstörungen, Medikamenten und einem Delir ist komplex. Eindeutige Wenn-Dann-Aussagen sind bisher kaum möglich. Wissenschaftler*innen aus Medizin und Pflege konzentrieren sich mit unterschiedlichen Forschungsschwerpunkten auf diesen Bereich, und es gibt immer mehr Studienergebnisse. Auch wenn diese nicht immer eindeutig sind, sich mitunter auch widersprechen, zeigen alle die Dringlichkeit der Situation. Einig ist man sich in einer Sache: Es ist notwendig, den Schlaf von Intensivpatient*innen zu verbessern. Schlafen Intensivpatient*innen schlecht, dauert ihr Heilungsprozess länger und wird negativ beeinflusst (Reuter-Rice et al., 2020).

Im Fokus: den Schlaf und die Entspannung fördern

Im Mittelpunkt der Forschung und der aktuellen praxisorientierten Fachliteratur steht die nichtmedikamentöse Schlafförderung. Dazu gehört, die Umgebungssituation zu verbessern, den Tag-Nacht-Rhythmus zu fördern, Arbeitsabläufe zu ändern und individuelle Maßnahmen zu finden, die den Schlaf und die Entspannung fördern.

Mittlerweile ist gut erforscht, dass Medikamente unseren Schlaf verändern. Medikamentös geförderter Schlaf ist künstlich und nicht gesund. Die dauerhafte Einnahme von Schlafmitteln macht krank. Manchmal können Schlaf- oder Beruhigungsmittel sinnvoll sein, die Einnahme muss aber immer individuell entschieden werden.

Aus etlichen Untersuchungen ist bekannt, dass auch für Schwerstkranke ein natürlicher Schlaf wichtig ist. Komatöse oder sedierte Menschen erleben keinen natürlichen Schlaf, auch wenn es von außen so aussieht.

Die internationale Gesellschaft für Intensivmedizin (Society of Critical Care Medicine, SCCM) sagt in ihrer 2018 erschienenen Leitlinie PADIS (Prevention and Management of Pain, Agitation/Sedation, Delirium, Immobility, and Sleep Disruption in Adult Patients in the ICU), dass nichtpharmakologische Maßnahmen einer Schlafförderung das Risiko für ein Delir verringern (Hermes et al., 2019).

Ist eine Sedierung nötig, etwa im Zusammenhang mit einer Beatmung, müssen bei der Auswahl des Medikaments Risiko und Nutzen für den Patienten jeweils individuell abgewogen werden. Aber selbst, wenn ein risikoarmes Sedativum ausgewählt werden konnte: Werden Patienten kontinuierlich sediert, führt das zu einer längeren Intubation und Beatmung und einem längeren Aufenthalt auf der Intensivstation – verbunden mit einem höheren Risiko für ein Delir. Hier kann man mit einem „Sedierungsurlaub“ gegensteuern. In Studien konnte gezeigt werden, dass eine tägliche, kurzzeitige Unterbrechung der Sedierung die Dauer der Beatmung und den Aufenthalt auf der Intensivstation verkürzen kann (Pinzon & Galetke, 2020; Sharma et al., 2020).

Schlafstörungen durch Medikamente

Schwerstkranke erhalten eine Vielzahl an Medikamenten, die im Zusammenhang mit ihrer Erkrankung und dem Einsatz unterschiedlicher medizinischer Apparate notwendig sind. Diese Medikamente und ihre Wechselwirkungen untereinander können das Schlafen erschweren und Albträume auslösen. Medikamente, die den Schlaf behindern, sind etwa Beruhigungsmittel, Antidepressiva, Herzmedikamente oder Kortison. Sie beeinflussen den Schlaf negativ, indem sie auf die unterschiedlichen Schlafphasen, die Schlafdauer und -qualität wirken.

Viele Medikamente wirken sich auf den REM-Schlaf (REM = rapid eye movement) aus, der bei Erwachsenen etwa 25 Prozent des Schlafs ausmacht. Das sind z. B. Benzodiazepine, Opiate, Clonidin, nicht-steroidale Antirheumatika (NSAR), Katecholamine, Betablocker, Kortikosteroide, trizyklische Antidepressiva, Phenobarbital. Manche Medikamente wirken zusätzlich auf den Tiefschlaf, den SWS-Schlaf (= Slow-wave Sleep), wie etwa Benzodiazepine, Opiate, Katecholamine oder Kortikosteroide. NSAR beeinflussen den gesamten Schlaf und die Schlafeffektivität, Betablocker und Amiodaron können Albträume auslösen (Pinzon & Galetke, 2020).

Medikamente, von denen man erwartet, dass sie schlaffördernd wirken, wie Benzodiazepine, können also den Schlaf behindern. Zu Beginn der Einnahme können sie den Schlaf positiv beeinflussen, erschweren aber den Übergang in den Tiefschlaf und behindern damit die erholsamste Phase des Schlafs. Es ist also schlafunterstützend, die Medikamente eines Patienten daraufhin zu prüfen, ob sie den Schlaf behindern können. Müssen solche Medikamente verabreicht werden, sollte täglich geprüft werden, ob sich mit dem Beginn der Medikamentengabe der Schlaf verschlechtert (Reuter-Rice et al., 2020).

Schlafförderprotokolle – eine Pause von der Intensivstation

Ruhephasen schaffen und Patient*innen eine Auszeit von der Intensivstation geben – das ist möglich, wenn sie zustimmen und es ihre Situation zulässt. Für eine solche Auszeit ist es notwendig, pflegerische Maßnahmen zu bündeln, Arbeitsabläufe zu verändern und umzuorganisieren. Eine Bündelung pflegerischer Maßnahmen mit dem Ziel, Ruhephasen zu schaffen, wird auch in der Leitlinie PADIS empfohlen (Devlin et al., 2018).

Schlafförderprotokolle helfen dabei, Ruhephasen in den Stationsablauf und die Behandlung des Patienten zu integrieren. Mit ihrer Hilfe wird ein Zeitfenster festgelegt, in dem der Patient Ruhe bekommen soll. Insbesondere pflegerisch-medizinische Handlungen, die schlafstörend wirken und zu anderen Zeiten möglich sind, werden aus diesem Fenster herausgenommen.

Weil diese Ruhepausen der Schlafförderung dienen sollen, werden sie meist als nächtliche Ruhezeiten beschrieben. In einem Schlafförderprotokoll werden die Rahmenbedingungen vorgegeben und dokumentiert, was zu welcher Zeit nicht gemacht werden soll. Der Einsatz solcher Protokolle wurde in einzelnen Studien positiv beurteilt (Knauert et al., 2018, 2019). Einschränkend wird darauf hingewiesen, dass die Implementierung in den Stationsalltag schwierig und eine mehrstündige Ruhephase nicht für alle Patienten möglich sei.

Die Festlegung einer Ruhezeit mit Hilfe eines Schlafförderprotokolls erfolgt in drei Schritten: 1) Identifizierung von Störquellen, 2) Festlegung der Ruhezeit, 3) Überwachung und Kontrolle der veränderten Faktoren und Handlungen.

Diese komplexe Situation mag auch der Grund dafür sein, dass Schlafförderprotokolle noch selten im normalen Stationsalltag dazugehören. Ergebnisse einer internationalen Umfrage in 24 Ländern ergaben, dass von den mehr als 1.223 Befragten nur 32 Prozent Schlafförderprotokolle auf der Intensivstation haben (Reuter-Rice et al., 2020).

Schlafförderprotokolle müssen an die Stationsumgebung und den Stationsablauf angepasst sein. Das heißt, übernimmt man ein Protokoll aus einer anderen Klinik, muss es eventuell umgestaltet werden. Ein Beispiel für ein Protokoll findet man bei Knauert et al. (2018). Das Protokoll, die „Naptime Checklist: Naptime in the ICU: Checklist for Rest Time Implementation", ist als Checkliste angelegt und umfasst zwei DIN-A4-Seiten (Knauert et al., 2018).

Was empfinden Patient*innen selbst als schlafstörend?

Was aber ist es, das Intensivpatient*innen daran hindert, zur Ruhe zu kommen und zu schlafen? Was sagen die Betroffenen selbst? In der Leitlinie PADIS (Devlin et al., 2018) werden die folgenden Faktoren und Umstände aufgeführt, die Patient*innen belasten (Hermes et al., 2019; Reuter-Rice et al., 2020):

Umgebungsfaktoren

Am häufigsten nannten die Patient*innen Lärm und Licht. Als störend oder belastend empfanden sie außerdem Tätigkeiten und Besucher bei Nachbarpatienten, eine mangelnde Bequemlichkeit des Bettes, Händewaschen durch Personal und schlechten Geruch.

Physiologische und pathophysiologische Faktoren

Hier hoben die Patient*innen vor allem Schmerzen hervor. Fast ebenso oft nannten sie Unwohlsein. Als belastend empfanden die Patient*innen außerdem das Gefühl, es ist zu kalt oder zu warm, Übelkeit, Durst, Hunger, Atembeschwerden und der Umstand, eine Bettpfanne und Urinflasche nutzen zu müssen.

Maßnahmenbedingte Faktoren

Hier nannten die Patient*innen vor allem pflegerische Maßnahmen und Eingriffe. Als störend oder belastend empfanden sie auch die Messung der Vitalzeichen und Durchführung von Tests, die Gabe von Medikamenten, Sauerstoffmasken, die eingeschränkte Beweglichkeit, etwa durch Zugänge. Etwas seltener nannten sie Überwachungsgeräte, Endotrachealtubus und Urinkatheter.

Psychologische Faktoren

Am häufigsten nannten die Patient*innen Angst, Sorgen und Stress, z. B. Angst davor, ob man gesund wird oder was mit der Familie werden wird. Als belastend empfanden sie außerdem die unbekannte Umgebung, die fehlende Privatsphäre, Einsamkeit, zeitliche Desorientierung, Krankenhauskleidung, eine fehlende Schlafenszeitroutine, die Namen der Pflegenden nicht zu kennen und medizinische Begriffe nicht zu verstehen.

Die genannten schlafstörenden Faktoren werden von Patient*innen individuell unterschiedlich empfunden. Das macht es nicht ganz einfach, daraus allgemeine schlaffördernde Maßnahmen abzuleiten, die für alle Patient*innen gleichermaßen hilfreich sind. Allerdings entspricht das, was am häufigsten genannt wird, wie Lärm, Licht und Angst, auch dem, was in der Schlafforschung als belastend und schlafhinderlich identifiziert wurde. Damit kann ein Schwerpunkt für die schlaffördernden Maßnahmen festgelegt werden.

Tipps zur Schlafförderung aus der Praxis

Schlafförderung ist in der Praxis schon lange als Notwendigkeit erkannt. Das zeigen eine Reihe von Berichten in Fachzeitschriften, in denen Pflegende Maßnahmen vorstellen, die sie auf ihren Stationen einsetzen. Mit diesen Maßnahmen kann man den von Patienten als schlafstörend genannten Faktoren entgegenwirken.

Angehörige integrieren

In der Leitlinie PADIS (Devlin et al., 2018) wird empfohlen, Familienangehörige in die Pflege einzubeziehen (Reuter-Rice et al., 2020). Eine Einbindung von vertrauten Personen kann sehr beruhigend und entspannend für Patient*innen sein und damit ihren Schlaf fördern. Was aber bedeutet Einbindung genau? Und möchten Angehörige eingebunden werden? Im ersten Schritt gilt es, diese Fragen im Gespräch zu klären.

Wichtig ist, dass Angehörige behutsam eingeführt und zu Handlungen aufgefordert werden, zum Beispiel dazu, nah ans Bett zu treten, ihren Angehörigen zu berühren. Ihnen sollte eine Sitzmöglichkeit bereitgestellt und das Bett so positioniert werden, dass sie nah bei ihren Angehörigen sitzen, das Gesicht berühren oder einen Kuss geben können. Sie sollten gebeten werden, persönliche Hygienemittel oder Gegenstände mitzubringen. Manche Intensivstationen fordern dazu in Handzetteln und auf Websites auf. Das ist hilfreich, ersetzt aber kein Gespräch.

Je nach Reaktion der Angehörigen auf solche Vorschläge kann man ihnen z.B. anbieten, Pediküre und Maniküre zu übernehmen oder das Eincremen des Gesichts, der Arme, Beine und Hände. Alles muss individuell entschieden und die Angehörigen müssen angeleitet werden, damit sie wissen, worauf sie achten sollen.

Schlafrituale berücksichtigen

Wenn möglich, sollten individuelle Schlafrituale in den Pflegeplan aufgenommen werden: die Zubettgehzeit, die gewohnte Zahnpflege, Schlafkleidung oder Lieblingskissen, Einschlafrituale wie Lesen oder Musikhören. Das Eincremen mit angenehm duftenden Cremes, die der Patient mag, ist nicht nur Hautpflege, sondern auch eine Streicheleinheit. Sie kann entspannen und so den Schlaf fördern. Vor allem für Patient*innen, die lange Zeit auf der Intensivstation sind, können regelmäßige Rituale vor dem Schlafengehen, möglichst mit einem nahestehenden Angehörigen, Sicherheit und Ruhe vermitteln. Nicht zuletzt ist der Gutenachtkuss ein beruhigendes Ritual und kann Patient*innen eine zeitliche Orientierung geben. Die Angehörigen selbst gehen nach solchen Schlafritualen vielleicht beruhigter nach Hause.

Die Stimmen der Angehörigen

In belastenden Situationen die vertraute Stimme eines geliebten Menschen zu hören, beruhigt, tröstet, gibt Kraft und kann motivieren. Das haben sich Intensivpflegende des Universitätsklinikums Erlangen für eine Alternative zum üblichen Entwöhnungsprozess von der Beatmung zunutze gemacht. Normalerweise müssen Patient*innen in der Phase der „Kommandoatmung" von Pflegenden wiederholt aufgefordert werden, selbstständig zu atmen. Dafür ist aber nicht immer

Zeit. Werden Patient*innen nicht regelmäßig aufgefordert, fallen sie zurück in den Beatmungsmodus und der Weaningprozess dauert länger. Vor diesem Hintergrund erprobten drei Pflegende einer Neurointensivstation mit dem Projekt „Voice Weaning" etwas Neues. Sie wollten wissen, ob Angehörige nur mit ihrer Stimme diese Kommandoaufgabe übernehmen können. Um deren Stimmen immer verfügbar zu haben, wurden vorgegebene Sätze aufgezeichnet und den Patient*innen vorgespielt. Sie hörten das Folgende: „Hallo Vorname, ich bin es, Vorname. Atme ruhig weiter. Du bist auf der Intensivstation. Atme ruhig weiter. Mach dir keine Sorgen. Atme ruhig weiter. Es wird auf dich aufgepasst. Atme ruhig weiter" (Heckelsmüller et al., 2020, S. 19). Das Ergebnis dieser Pilotstudie war für alle Beteiligten positiv: Die Patient*innen konnten schneller als gewöhnlich von der Beatmung entwöhnt werden und die Angehörigen haben die Möglichkeit, sich auf diese Weise an dem Gesundungsprozess zu beteiligen, dankbar angenommen (Heckelsmüller et al., 2020).

Orientierung geben

Eine möglichst feste und beständige Tagesstruktur ist für die Orientierung und für das Schlafen in der Nacht wichtig (Devlin et al., 2018; Reuter-Rice et al., 2020). Dabei helfen therapeutische Maßnahmen am Tag wie Mobilisierung oder Logopädie, das Bereitstellen eines Kalenders und einer Uhr, Ruhe- aber möglichst keine Schlafphasen. Uhren sollten so platziert werden, dass Patienten nicht gezwungen sind, sie permanent anzustarren (Heine, 2016).

Täglich mobilisieren

Ebenso wie für gesunde Menschen ist Bewegung auch für Schwerkranke schlaffördernd. Mobilitätsfördernde Maßnahmen verbessern den Schlaf von Intensivpatient*innen und verkürzen darüber auch die Dauer eines Delirs (Edvardsen & Hetmann, 2020). Die Mobilisation am Tag wird deshalb als schlaffördernde Maßnahme beschrieben. Auch hier müssen die Maßnahmen individuell angepasst werden. So können etwa spontanatmende Patienten für kurze Zeit an der Bettkante mobilisiert werden. Eine solche Mobilisation kann am Abend vor dem Schlafengehen mit einem kurzen entspannenden Fußbad verknüpft werden (Nydahl et al., 2019).

Nächtliche Störfaktoren minimieren

Lärm und Licht sollten reduziert werden, Patientenzimmer so stark wie möglich abgedunkelt, nicht benötigtes Licht ausgeschaltet und Geräte in einen Nachtmodus gestellt werden.

Nächtliche pflegerisch-medizinische Maßnahmen sollten minimiert, notwendige Maßnahmen gebündelt und zu festgelegten Zeiten Ruhephasen eingebaut werden. Zusätzlich sollten nichtmedikamentöse Maßnahmen wie Schlafbrille/Schlafmaske und Ohrstöpsel genutzt werden, wenn der Patient zustimmt (Luetz et al., 2019). Eine Kombination mehrerer nichtmedikamentöser Maßnahmen ist erfolgversprechender.

Eine Privatsphäre schaffen

Zum Abschirmen in der Nacht kann man Tücher über dem Bett aufhängen oder mit Bettlaken, Paravents oder Vorhängen die Umgebung um das Bett abdunkeln und Patient*innen damit eine kleine Privatsphäre bieten. Achtung: Bei allen abschirmenden Maßnahmen muss berücksichtigt werden, dass sie als einschließend empfunden werden können. Auch tagsüber sollten solche Maßnahmen nur in Absprache mit den Patient*innen und ihren Angehörigen oder nur kurzzeitig erfolgen. Das Abschirmen bedeutet immer auch, Anregungen zu nehmen, und sei es nur das Beobachten des Nachbarn oder der Pflegenden. Den Patient*innen sollten solche Möglichkeiten am Tage belassen werden – es sei denn, sie wünschen es nicht.

Den Beatmungsmodus umstellen

Die maschinelle Beatmung beeinflusst den Schlaf negativ. Wird der Beatmungsmodus in der Nacht auf assistierte statt druckkontrollierte Beatmung verändert, kann das möglicherweise den Schlaf verbessern (Brito et al., 2020; Hermes et al., 2019). Die Studienlage ist hierzu noch nicht ausreichend, um genau sagen zu können, welcher Beatmungsmodus sich wie auf Dauer und Qualität des Schlafs auswirkt (Edvardsen & Hetmann, 2020).

Erschwert wird der Schlaf von beatmeten Patienten außerdem durch die Notwendigkeit der Sedierung. In der Leitlinie PADIS (2018) wird eine leichte Sedierung empfohlen, die allerdings während der assistierten Beatmung zu Spontanatmung und Asynchronien führen kann. Daraufhin wird die Sedierung meist wieder erhöht und der Schlaf wird schlechter. Um dem entgegenzuwirken, wird empfohlen, Sedierung und Beatmung individuell anzupassen (Reuter-Rice et al., 2020).

Angst mindern

Eine Möglichkeit, Patient*innen Angst zu nehmen, besteht darin, sie über jedes Handeln zu informieren – unabhängig davon, ob sie wach, sediert oder komatös sind. Will man etwa eine Wunde kontrollieren und muss dafür die Bettdecke zurückschlagen, sollte man dem Patienten das vorab sagen. Pflegende, die sich ein solches Handeln und Wahrnehmen zu eigen gemacht haben, beschreiben, dass dieses Eingebundensein, das man dem Patienten darüber vermittelt, ihm Sicherheit gibt, darüber Ruhe und damit letztlich sein Schlaf verbessert wird (Lücke, 2016b).

Alternative Ansätze zur Schlafförderung

Neben den genannten Maßnahmen beschreiben Pflegende auch Snoezelen, Aromapflege und Musik als entspannend und damit möglicherweise schlaffördernd. Von der PADIS-Kommission werden sie wegen ihres geringen Evidenzgrads als schlaffördernde Maßnahmen abgelehnt (Hermes et al., 2019). Weil diese Maßnahmen in der Praxis zum Teil schon mehrere Jahre angewendet und von Pflegenden positiv beschrieben werden, werden sie dennoch an dieser Stelle aufgeführt.

Snoezelen

Snoezelen ist eine Wortneuschöpfung aus dem Niederländischen „snuffelen" (etwa: kuscheln, schnuffeln) und „doezelen" (dösen), heißt es bei Wikipedia (Snoezelen, 2020). Die Intensivpflegende Nele Nissen berichtet, dass Snoezelen auf ihrer Station seit 2013 zum regelhaften Angebot gehört. Es ist bei wahrnehmungseingeschränkten Patient*innen sowie Menschen mit Demenz anwendbar, aber auch bei wachen und orientierten Patient*innen. Es kann helfen, die negativen Sinneseindrücke der Intensivstation zu reduzieren, positive Eindrücke hervorzurufen und so zu beruhigen und entspannen (Nissen, 2016).

Für das Snoezelen werden Materialien genutzt, deren Evidenz für eine Schlafförderung bisher nicht nachgewiesen ist und die möglicherweise schaden könnten (s. PADIS-Leitlinie), wie Lampen in verschiedenen Farben, Lichterketten, Glitzerlampen, Musik, Hörbücher oder ätherischer Öle. Auch das Fördern und Wecken von Emotionen, das mit dem Snoezelen erfolgt, muss abgewogen werden. Bevor man Snoezelen einsetzt, ist eine Absprache mit Patient*innen, Angehörigen und dem therapeutischen Team notwendig. Lässt die Krankheit Snoezeln zu und willigen Patient*innen und Angehörige ein, kann es beruhigend sein und darüber möglicherweise schlaffördernd.

Aromapflege/Aromatherapie

Die beiden Begriffe werden mitunter in ihrer Bedeutung nicht differenziert. Sie unterscheiden sich vor allem darin, welche Qualifikationen (in Deutschland) erforderlich sind, um die entsprechenden Maßnahmen durchführen zu dürfen. Die

Aromapflege gilt als pflegerische Maßnahme, deren Grundideen sich aus der Aromatherapie abgeleitet haben. In Studien wird meist von Aromatherapie gesprochen.

Von der PADIS-Kommission wird eine Aromatherapie zur Schlafförderung wegen des geringen Evidenzgrades bisher nicht empfohlen (Hermes et al., 2019). Die Studienlage zur schlaffördernden Wirkung von Aroma-Ölen bei Schwerstkranken ist nicht eindeutig genug und zu klein. Überdies gibt es Hinweise, dass eine Aromatherapie sich negativ auf das Atmungssystem auswirken könnte (Reuter-Rice et al., 2020).

Ein schlaffördernder Effekt wird am häufigsten dem Lavendel zugeschrieben. Seit einigen Jahren wird Lavendelöl in der Akutpflege, überwiegend auf Normalstationen, zur Entspannung und Schlafförderung genutzt (Prinz, 2021). In der Intensivpflege ist der Einsatz noch nicht verbreitet, doch auch hier konnten Pflegende damit gute Erfahrungen machen (Lücke, 2016b).

Eine positive schlaffördernde Wirkung von Lavendelöl bei Intensivpatient*innen konnte bislang nur in einzelnen Studien belegt werden (Aromapraxis, 2020; Cho et al., 2017; Karadag et al., 2017). Sicherer nachgewiesen ist sein angstlösender und beruhigender Effekt (Hacke, 2016, 2018; Koczy, 2017).

Massagen und Einreibungen

Auf Umwegen schlaffördernd wirken könnten stressreduzierende Aromatherapie-Massagen (Al Mutair et al., 2020) und schmerzlindernde Maßnahmen als Massage im Rahmen ganzheitlicher nichtmedikamentöser Schmerzbehandlungen (Reuter-Rice et al., 2020).

Einreibungen werden seit vielen Jahren in der Pflege eingesetzt. Sie wurden im Rahmen der Basalen Stimulation® entwickelt. Bei nicht beatmeten Patient*innen können atemstimulierende oder rhythmische Einreibungen entspannend und schlaffördernd wirken (Heine, 2016; Layer, 2014; Prinz, 2021).

Musik

Manchen Menschen helfen entspannende Musik oder auch Hörbücher, um in den Schlaf zu finden (Koczy, 2017). Das ist individuell jedoch so unterschiedlich, dass es auf keinen Fall ohne Rücksprache mit dem Patienten und seinen Angehörigen erfolgen darf. Für Intensivpatient*innen kann Musik zur Schlafförderung bislang nicht empfohlen werden. Im Rahmen nichtmedikamentöser ganzheitlicher Schmerzbehandlungen wird eine Musiktherapie als hilfreich beschrieben (Reuter-Rice et al., 2020).

Schwerstkranken mit Berührungen helfen?

Ohne Patient*innen zu berühren, sind Behandlung und Betreuung nicht möglich. Was aber bewirken Berührungen – vor allem von fremden Menschen? Was gilt es zu beachten und wie kann man Berühren therapeutisch einsetzen?

Das Rauschen des Meers, der Geschmack selbstgebackenen Brots, der Duft frisch gepflückten Rosmarins, das Lächeln eines geliebten Menschen, eine sanfte Berührung – was wäre unsere Welt ohne unsere Sinne? Sie stellen eine Verbindung zwischen uns und der Welt um uns herum her, können wohltun und beglücken.

Berührungen von geliebten Menschen beruhigen und trösten, geben Kraft, können sogar Schmerzen lindern. Der Berührungs- oder auch Tastsinn ist der Sinn, der vor allen anderen Sinnen zuerst entwickelt ist und der im Alter nicht nachlässt. Für unser Leben und Überleben spielt unsere Fähigkeit, Berührungen wahrzunehmen, eine herausragende Rolle. Trotzdem ist der Tastsinn von allen Sinnen bisher der am wenigsten erforschte. Das meiste, das wir bis heute wissen, stammt aus Studien mit gesunden Menschen. Die Forschungslage über Berührungen bei Schwerstkranken auf Intensivstationen ist noch klein (Harris et al., 2018).

Berührungen haben nachweisbar Einfluss auf unseren Körper (Grunwald, 2017). Sie sind für unser Leben so elementar und selbstverständlich, dass wir uns ihrer positiven Wirkung erst bewusstwerden, wenn sie fehlen.

Berührungen können aber nicht nur angenehm, sondern auch unangenehm sein, nicht nur positiv und nützlich, sondern auch verletzend und schädlich.

Was passiert genau, wenn wir berührt werden? Was spielt sich in unserem Körper ab? Spielt es eine Rolle, wie und von wem wir berührt werden? Und welche Konsequenzen hat das für erwachsene Schwerstkranke?

Wir erleben eine Berührung niemals isoliert ohne weitere Botschaften der Person, die uns berührt. Ihre Augen, ihr Geruch, ihre Worte, ihre Stimme, ihre Gesten – alles wirkt auf uns. Die Berührung kann im Mittelpunkt stehen oder Teil einer Begegnung sein, etwa wenn wir uns als Fremde zur Begrüßung die Hände reichen.

Therapeutische Interaktionen im Zusammenhang mit professioneller Berührung können positiv auf Körper und Psyche wirken. Da sind sich viele Therapeut*innen, medizinisch-pflegerisches Personal, Patient*innen und Angehörige sicher. Das Problem: Der größte Teil dieser Erkenntnisse basiert auf Selbstberichten von Patient*innen und Beobachtungen von Wissenschaftler*innen (Kerr et al., 2019). Was sich genau im Körper abspielt, wird erst nach und nach erforscht. Mit Hilfe neurophysiologischer und psychologischer Forschungsergebnisse kann bewiesen werden, dass das, was sich gut anfühlt, auch positiv auf den Körper wirkt (Kaden, 2020). Mit diesem zusätzlichen Wissen kann genauer eingeschätzt werden, welche Art von Berührung positiv wirken oder schaden kann, z.B. im Rahmen therapeutischer Handlungen oder der Betreuung von kranken Menschen.

Wie wirkt Berührung auf unseren Körper?

Für die Entwicklung und das Wachstum des Menschen ist es erforderlich, berührt zu werden. Durch die Berührung der Haut wird ein komplexer physiologischer Prozess in Gang gesetzt, der nötig ist, damit unsere Körperzellen wachsen können (Grunwald, 2017). Der über die Berührung erzeugte Druck auf die Haut löst weitere Prozesse im Körper aus.

Berührungen haben objektiv messbare, physiologische und psychologische Auswirkungen, können das Immunsystem stärken und den Heilungsprozess fördern. Ob sich Berührungen positiv oder negativ auswirken, zeigen die Hormone Oxytocin, Cortisol und Vasopressin sowie der Blutdruck und der Puls. Sie sind Maße für Anspannung oder Entspannung. Oxytocin und Vasopressin helfen, Anspannung und Stress zu reduzieren und fördern die Wundheilung (Kerr et al., 2019).

Wie fest aber darf ein Druck auf der Haut sein, damit der Körper es noch als angenehm wahrnimmt? Wie leicht kann er sein, um überhaupt wahrgenommen zu werden? Und gibt es spezielle Regionen des Körpers, bei deren Berührung mehr positiv wirksame Hormone ausgeschüttet werden als in anderen Regionen? Neurowissenschaftliche Studien geben darauf Antworten (Watkins et al., 2021). Sie identifizierten Nervenfasern, C-taktile Fasern, die nur auf leichtes Berühren mit sanftem Druck und langsamem Streichen über die Haut reagieren. Diese Nervenfasern befinden sich am gesamten Körper. In behaarter Haut sind sie dichter als in unbehaarter. Sehr dicht sind sie in der Gesichtshaut und auf unseren Armen. Auf dem Rücken gibt es die meisten C-taktilen Fasern (Watkins et al., 2021). Deshalb ist sanftes Streicheln besonders des Rückens so tröstlich und beruhigend: Es aktiviert die Nervenfasern und setzt Oxytocin frei.

Schmerz-, Druck- und Temperaturreize werden über andere Nervenfasern geleitet.

Die unterschiedlichen taktilen Nervenfasern scheinen aber nicht völlig unabhängig voneinander zu reagieren. In Forschungen konnte gezeigt werden, dass es eine Verbindung zwischen C-taktilen Fasern und denjenigen Fasern gibt, über die Schmerz-, Druck- oder Temperaturreize geleitet werden (Marshall & McGlone,

2020). Wird direkt nach einer Verletzung, etwa bei Prellungen, die Haut um die verletzte Stelle sanft berührt, kann das die Schmerzweiterleitung ans Gehirn abschwächen und das Empfinden des Schmerzes verringern.

Was die Wirkung einer Berührung noch beeinflusst

Nicht allein Nervenfasern sagen uns, ob wir einen Körperkontakt mögen. Für das, was sich in unserem Körper bei Berührungen abspielt, ist es zusätzlich wichtig, was sich außerhalb des Körpers ereignet. Wer berührt uns wie, in welcher Umgebung und Situation? Sind es nahestehende Menschen oder fremde, sympathische oder unsympathische? Sind die Berührungen wertschätzend, angenehm und respektvoll (Grunwald, 2017)?

Sanftes Streicheln von Fremden oder von bekannten Menschen, die uns unsympathisch sind, empfinden wir als unangenehm (Grunwald, 2017). Berührungen von fremden Menschen können positiv wirken, solange sie wertschätzend und wohlmeinend sind und die kulturellen Regeln einhalten. Je nach Kultur sind körperliche Berührungen in der gleichen kommunikativen Situation, etwa bei einer Begrüßung, seltener oder häufiger. Kulturübergreifend empfinden alle Menschen die Berührung ihres Körpers von Fremden als sehr unangenehm, insbesondere Berührungen des Gesichts und der Genitalien (Grunwald, 2017).

Dann wieder gibt es Situationen, in denen wir Berührungen von nahestehenden Menschen, die wir uns sehnlichst wünschen, abwehren, aus Angst, uns mit einem Erreger anzustecken.

Unabhängig aber, ob sich bekannte oder fremde Menschen begegnen, etwa in einem therapeutischen Kontext: Vertrauen und Empathie sind wichtig für den positiven Effekt von Berührungen. Ob wir Menschen als vertrauensvoll empfinden, sagt uns nicht allein ihre Berührung, sondern ihr gesamtes Verhalten mit Worten, Blicken und Berührungen. Studienergebnisse zu diesen komplexen Zusammenhängen bei kranken Menschen sind bislang selten, für Intensivpatient*innen gar nicht vorhanden (Kerr et al., 2019). Das gilt vor allem für Untersuchungen, die mithilfe der Messungen von Cortisol, Oxytocin, Noradrenalin oder Serotonin eindeutige positive Effekte nachweisen könnten (Kerr et al., 2019).

Wie wirkt Berührung bei kranken Menschen?

Nach einem Schlaganfall kann Berührung dabei helfen, degenerierte Hirnstrukturen wieder zu erneuern (Grunwald, 2017). Kurze, wertschätzende Berührungen können dazu beitragen, die Genesungszeit zu verkürzen. So wurde in Studien beobachtet, dass Patient*innen schneller gesund wurden, wenn Pflegende und Ärzt*innen sie vor einer OP kurz berührten (Grunwald, 2017).

Im Mittelpunkt bisheriger internationaler Pflegeforschung steht der wertschätzende und therapeutische Körperkontakt insbesondere von älteren und sterbenden Menschen. Hier wird die beruflich-therapeutische Berührung genutzt, um Stress und Angst zu reduzieren und den Schlaf zu verbessern (Grunwald, 2017). Berühren Pflegende ältere Menschen etwa an Arm, Schulter oder Kopf, kann das entspannend wirken.

Für Intensivpatient*innen „steckt der Wissensstand noch in den Kinderschuhen" schreiben Harris et al. (2018, S. 230) in ihrer Übersichtsarbeit über „Berührungsinterventionen" für Intensivpatienten. Die wenigen Ergebnisse, die es bislang gibt, sind nicht verallgemeinerbar. Viele Aussagen sind, notwendigerweise, Vermutungen und Interpretationen der Messergebnisse. Sie geben aber Hinweise darauf, dass Berührungen bei Intensivpatienten anders wirken können als bei Gesunden – wegen der Erkrankungen und der Vielzahl an Medikamenten.

So vermuten Harris et al. (2018), dass sanfte Berührungen bei sedierten Patienten*innen möglicherweise weniger wirksam sind. Das erklären sie mit einer schwächeren Verbindung zwischen Gehirn und den entsprechenden Nervenfasern im Körper. Ein „moderater" Berührungsdruck könne möglicherweise eher entspannend und positiv wirken als sanfte, leichte Berührungen. Vermutlich sei der etwas stärkere Druck auf die Haut weniger abhängig von Prozessen im Gehirn. Entsprechende Studien zu „moderaten" Berührungen bei sedierten Patienten*innen liegen bisher nicht vor.

Auch gibt es Hinweise darauf, dass dynamische Berührungen wie Massagen besser gegen Schmerzen oder Stress wirken als statische Berührungen, wie etwa das Halten der Hand (Harris et al., 2018).

Neben den positiven Effekten von Berührungen ist es, gerade bei Schwerkranken, wichtig, mögliche negative Effekte im Blick zu behalten. Berührungen etwa von traumatisierten Patienten*innen könnten möglicherweise ein erlebtes Trauma reaktivieren oder verschlimmern (Harris et al., 2018).

Insgesamt bieten Berührungsmaßnahmen die Möglichkeit, Stress bei Intensivpatient*innen zu reduzieren (Harris et al., 2018). Darauf weist die momentane Studienlage hin. Allerdings lässt sich zum jetzigen Zeitpunkt nicht sicher sagen, welche Berührungen am wirksamsten sind. Wie bei Gesunden scheint auch das Umfeld eine Rolle für die Wirksamkeit zu spielen, wie auch das Bewusstsein der berührenden Personen, dass mit Berührungen etwas bewirkt werden kann. Beides scheint relevant dafür, überhaupt einen positiven therapeutischen Effekt hervorzubringen (Harris et al., 2018).

Die besondere Rolle der Pflegenden

Patient*innen auf einer Intensivstation werden täglich von Fremden berührt: von Pflegenden, Ärzt*innen, Physiotherapeut*innen oder Logopäd*innen. Behandlung, Betreuung und Therapie sind ohne Berührung nicht möglich. Ein Teil der Berührung erfolgt im Rahmen von medizinischen, pflegerischen und anderen therapeutischen Handlungen. Ein anderer Teil ist die Behandlung selbst, etwa bei der Physiotherapie.

Für kaum eine Berufsgruppe ist Berühren als berufliches Handeln so allgegenwärtig wie für Pflegende. Steht die Berührung im Mittelpunkt, ist sie die pflegerische Handlung, wie etwa im Rahmen der Basalen Stimulation®. Die Grenzen zwischen beidem können fließend sein, etwa beim Beruhigen und Trösten.

Fremde Menschen an allen Körperregionen zu berühren, muss für Pflegende selbstverständlich sein, weil sonst der Beruf nicht möglich ist. Die meisten pflegerischen Berührungshandlungen erfolgen als komplexes Zusammenspiel von Worten, Blicken und Berührung.

Augenkontakt ist für therapeutische Berührungen bedeutsam (Kerr et al., 2019). Darauf weisen einzelne neurophysiologische Studien hin. Hier hat man die Reaktion auf das Zusammenspiel von Blicken und Berührung gemessen. Die Ergebnisse seien Hinweise darauf, dass mit einem entsprechenden Augenkontakt in Verbindung von Berührungen eine Arzt-Patienten-Beziehung hergestellt und aufrechterhalten werden kann (Kerr et al., 2019). Über einen solchen Zusammenhang im therapeutisch-pflegerischen Kontext gibt es bisher keine Studien (Kerr et al., 2019).

Es darf allerdings vermutet werden, dass die Ergebnisse ähnlich ausfallen würden. Geht man davon aus, dass Pflegende die Patienten am häufigsten berühren, lässt sich sicher sagen, dass sie hier eine Sonderstellung einnehmen. Indem sie also den ersten Kontakt über die Augen herstellen, mit einem lächelnden Blick, mit wertschätzenden und vorsichtigen Berührungen, können sie eine vertrauensvolle Beziehung zum Patienten aufbauen und ihm Angst nehmen.

Außerdem haben sie in dieser Schlüsselposition die Möglichkeit, anderes Personal und die Angehörigen als berührende Personen einzubinden, sie zu informieren und motivieren.

Die Berührungen der Angehörigen

Die Hand halten, den Arm streicheln, das Gesicht sanft berühren, durchs Haar wuscheln, Wangen und Mund mit den Lippen liebkosen – auch wenn nicht sicher gesagt werden kann, ob Schwerstkranke sanftes Streicheln und Berühren immer wahrnehmen können: Ihre nächsten Angehörigen, diejenigen, zu denen sie bisher den engsten körperlichen Kontakt hatten, die sie täglich berührt, umarmt und geküsst haben, sollten unbedingt einbezogen werden. Nur ihnen sind die intimsten Berührungen erlaubt, die gleichzeitig die stärksten Wirkungen haben können (Strainchamps & Field, 2020). Die Pflegenden sollten die Angehörigen über die Bedeutung von Berührungen informieren und sie in die therapeutischen Berührungsaktivitäten integrieren (Kerr et al., 2019). Welche Berührungen möglich sind, sollte gemeinsam im Team und mit den Angehörigen besprochen werden.

Wie richtig berühren? – Welche Berührung hilft Intensivpatient*innen?

Im Rahmen der pflegerischen Behandlung erfahren Patient*innen täglich viele unterschiedliche Berührungen: kräftiges Reiben beim Trockenrubbeln von Beinen und Rücken, leichtes Massieren beim Eincremen, sanftes Berühren an Arm oder Schulter, um zu trösten, leichter bis kräftigerer Druck beim Betten. Je nach Handlung sind die Berührungen statisch oder dynamisch, Druck- oder Streichbewegungen. Manche pflegerischen Berührungshandlungen könnten mit einer fördernden Berührung verbunden werden, etwa eine sanfte Rückenmassage im Zusammenhang mit der Körperpflege (Kerr et al., 2019). Ob das für den Patienten angenehm ist, muss erfragt und beobachtet werden.

Qualitative Studien zur Berührung von Patient*innen durch Pflegende außerhalb von Intensivstationen liefern Hinweise, dass sanfte Berührungen je nach Geschlecht der Pflegeperson oder der Umgebung sowohl als angenehm wie auch als belastend wahrgenommen werden (Kerr et al., 2019). Auch der Umstand, ob vorab erklärt wurde, was gemacht wird, hatte in den Studien einen Einfluss darauf, wie die Berührung empfunden wurde (Kerr et al., 2019). Ähnliches weiß man zur Wirkung von Berührung bei Gesunden. Bei Intensivpatient*innen ist die Gesamtsituation durch Krankheit, Medikamente und Umgebung eine andere. Welchen Einfluss das alles auf Berührungen hat, lässt sich mit dem derzeitigen Wissensstand nur vermuten.

Die Frage, welche Berührung Intensivpatient*innen hilft, können wir im Moment nicht eindeutig beantworten. Die wissenschaftlichen Ergebnisse, die es vor allem für Gesunde gibt, weisen einen Weg. Vor allem sagen sie uns eines: Berührung ist viel wichtiger für das Gesundwerden, als wir angenommen haben. Und gleichzeitig mahnen sie zur Vorsicht: Berührungen, die von Gesunden als positiv empfunden werden, könnten bei Intensivpatienten keine Wirkung haben oder ihnen schaden. Solange keine genaueren Erkenntnisse vorliegen, kann nur individuell entschieden werden.

Einen positiven Effekt auf Berührungshandlungen haben Pflegende, Pflegewissenschaftler*innen und -pädagog*innen auf andere Weise schon in der Vergangenheit beobachtet und für die Pflege erfolgreich nutzbar gemacht.

Sucht man in der Pflegefachliteratur nach dem Thema Berührung, stößt man auf drei Begriffe: Basale Stimulation®, Respectare® und Therapeutic Touch. Betrachtet man diese Konzepte und Methoden vor dem Hintergrund neurowissenschaftlicher Erkenntnisse, sieht man manches Handeln bestätigt.

Basale Stimulation®

Dieses pädagogische Konzept, das schon seit vielen Jahren in der Pflege umgesetzt wird, wurde für Menschen mit einer stark eingeschränkten Wahrnehmungsfähigkeit entwickelt, zum Beispiel für Schwerstkranke auf einer Intensivstation und Sterbende. Ziel ist es, über eine basale Stimulation mit den Kranken in Kontakt zu treten und ihnen umgekehrt die Möglichkeit zu geben, mit anderen Menschen in Kontakt zu treten, etwa über das Hören, Sehen, Schmecken, Riechen oder Berühren. Jahrelange praktische Erfahrungen und Erfolge und viele wissenschaftliche Studienergebnisse und Publikationen bezeugen die Bedeutung der Basalen Stimulation® für die Pflege (Bienstein, 2017; Bienstein & Fröhlich, 2016; Mohr et al., 2019; Nydahl & Bartoszek, 2020).

Respectare®

Die Krankenschwester und Lehrerin Annette Berggötz hat dieses Pflegekonzept entwickelt. Es knüpft an die alltägliche Berührung der Pflegenden an und fordert dazu auf, sich bewusst zu machen, wie selbstverständlich man als Pflegende täglich Patienten berührt (Berggötz, 2012; respectare®, 2013). Erst das ermögliche es, die Perspektive zu wechseln und den Blick des Patienten einzunehmen. Respectare® stellt die wertschätzende Haltung, den Respekt sowohl gegenüber den Pflegenden, sich selbst als Pflegender und den Patient*innen in den Mittelpunkt. Nur mit dieser Haltung sei Berührung möglich, die helfen, beruhigen, lindern und heilen kann. Die Form, das Wie der Berührung, wird in Seminaren vermittelt.

Therapeutic Touch

Im deutschsprachigen Raum wird Therapeutic Touch als „Therapeutische Berührung“ übersetzt und als „eine ganzheitliche Behandlungsmethode und Pflegeintervention, die mit dem Energiefeld des Menschen arbeitet und besonders die Qualität der Berührung schult“ (Herbák, 2015, Therapeutic Touch). Herbák (2015, Therapeutic Touch) beschreibt als mögliche Wirkungen von Therapeutic Touch „tiefe Entspannung, Verbesserung der Befindlichkeit, Reduktion von

Schmerzen, Unruhe und Angst, bis hin zu verbesserter Wund- und Knochenheilung". Auch in aktuelleren Studien werden solche Wirkmöglichkeiten beschrieben (Hanley et al., 2017; Mueller et al., 2019). Therapeutic Touch wird kontrovers diskutiert und einmal als wirksam (auch in wissenschaftlichen Studien) beschrieben und ein anderes Mal als pseudowissenschaftlich kritisiert.

Mit Berührungen helfen?!

Berührungen können bei Schwerstkranken entspannend wirken. Noch weiß man nicht genau, welche Berührungen für Intensivpatient*innen am hilfreichsten sind und wie Krankheit, Sedierung und Medikamente die Wirkung beeinflussen. Deshalb muss für jeden Patienten individuell entschieden werden. Berücksichtigt werden sollte Folgendes:

- Alle Mitarbeitenden wirken mit ihren Berührungen und dem, was sie dabei in welchem Tonfall sagen und wie sie die Kranken anblicken.
- Berührungen können beruhigen, aber auch ängstigen. Deshalb ist es wichtig, Patient*innen vor einer Berührung anzusprechen und zu informieren.
- Insbesondere Massagen des Rückens oder der Arme könnten stressmindernd wirken.
- Angehörige sollten eingebunden und angeleitet werden. Sie können mit sanften Berührungen des Gesichts, der Arme oder des Rückens zur Beruhigung beitragen.

4
Sterben auf der Intensivstation

Ausnahmezustände

Einen geliebten Menschen zu verlieren ist schwer. Auf der Intensivstation ist es nochmal schwerer. Zwei Angehörige berichten.

„Ich war hin- und hergerissen"

Bettina H., 50, hat ihre Mutter, 76, vor ihrem Tod eng begleitet, die letzten vier Wochen davon auf einer Intensivstation. Besonders belastend war für sie die Frage: Wie viel Therapie will ihre Mutter noch? Und wie viel kann man ihr noch zumuten?

Eigentlich war meine Mutter schon zum Sterben nach Hause gekommen. Nach etwa drei Monaten in unterschiedlichen Kliniken war sie mit der Diagnose entlassen worden: schwere Endokarditis, nicht operabel, austherapiert. Der behandelnde Arzt hat lange mit mir gesprochen und auch meiner Mutter die Situation sehr feinfühlig erklärt. Weil sie nach einer Antibiotikatherapie kaum noch hören konnte, hat er ihr immer alles aufgeschrieben. Sie wusste, dass nichts mehr zu machen war. Meine Mutter wünschte sich sehr, nach Hause gehen zu dürfen – auf den großen Bauernhof, wo sie zusammen mit meinem bereits 2011 verstorbenen Vater, mir und meinen drei Brüdern gelebt hat. So kam sie nach Hause, zu meinem Bruder Andreas, der den elterlichen Betrieb schon seit einigen Jahren führt, seiner Frau und den vier Enkelkindern. Die ganze Familie kümmerte sich liebevoll um sie und wurde dabei von einem ambulanten Pflegedienst unterstützt. Ich habe meine Mutter bis auf wenige Ausnahmen jeden Tag besucht und alle Arzttermine übernommen. Einen Palliativdienst hatten wir schon im Vorfeld mit ins Boot geholt.

Zu Hause blühte meine Mutter dann wieder auf. Sie genoss es, ihre Enkelkinder um sich zu haben, traf sich mit ihren Freundinnen zum Kaffeeklatsch und ging Ostermontag sogar ein Stückchen mit dem Rollator spazieren. In der vertrauten Umgebung machte sie gute Fortschritte: Sie konnte wieder um den Wohnzimmertisch laufen, ging allein auf die Toilette und kam auch mit dem neuen Hörgerät gut zurecht. Sechs Wochen war sie zu Hause, dann bekam sie plötzlich Fieber und Atemnot. Ich fuhr mit ihr zum Hausarzt und fragte ihn: „Was mache ich, wenn es meiner Mutter jetzt schlechter geht? Dann rufe ich doch den Palliativdienst und nicht den Rettungsdienst, oder?“ So war es im Klinikum wegen der schlechten Prognose besprochen worden. Der Hausarzt, verblüfft von der guten Entwicklung, die meine Mutter zu Hause gemacht hatte, gab uns dann aber doch vorsorglich eine Überweisung ins nächste Krankenhaus.

So fuhren wir in die Notaufnahme. Dort wurde meine Mutter aufgenommen, ihre Lunge wurde punktiert, sie wurde umfänglich untersucht und die Ärzte kamen nach einiger Zeit zu dem Schluss: Eine Herzoperation ist möglich! Wir waren verunsichert – die andere Klinik hatte ja etwas ganz anderes behauptet –, aber auch hoffnungsfroh. Meine Mutter war immer sehr aktiv und lebensfroh gewesen. Ich wünschte ihr so sehr, dass das Leben für sie noch etwas weitergeht. Und auch meine Mutter sagte: „Wenn dat miene eenzige Chance is, dann mot ik dat ja wall maken.“ So wurde sie nach zwei Wochen in die nächste Universitätsklinik verlegt und bekam eine neue Herzklappe. Die Operation verlief gut, und meine Mutter blieb noch eine knappe Woche auf der Intensivstation. Dann wurde sie zurück in die kleinere Klinik verlegt.

Sie lag weiter auf der Intensivstation, erhielt Sauerstoff und starke Medikamente für ihren Kreislauf und war nach den anfänglichen Delir-Zuständen wieder ansprechbar. Aber ihr Zustand verschlechterte sich zusehends, die Operation hatte nicht den gewünschten Erfolg gebracht. Kurz vor ihrem Tod sagte sie zu mir: „Wie lang ik dat so noch kann, dat weet ik auk nich.“ Dann kam unter den Ärzten die Frage auf: Was tun wir, wenn es ihr weiter schlechter geht? Soll sie noch intubiert werden? Die Stationsärztin sagte zu mir: „Ich habe Ihre Mutter als eine lebensstarke Frau kennengelernt, da machen wir Maximaltherapie.“ Ich habe dann eingewendet, dass genau das von dem anderen Krankenhaus ausgeschlossen worden war und dass meine Mutter das auch nicht wolle. Aber es lag keine Patientenverfügung vor, und die Ärztin sagte mir nur: „Sie müssen mich auch verstehen, es kann ja auch sein, dass Ihre Mutter ein großes Bankkonto hat.“

Mehr habe ich nicht gehört, ich war so geschockt. Ich habe danach erstmal geweint, ich war total verletzt. Eine Pflegerin hat mich in den Arm genommen und mir gesagt: „Setzen Sie sich hin, wir trinken erstmal einen Kaffee zusammen." Das hat mir sehr geholfen. „Wie soll ich das entscheiden können?", habe ich sie gefragt. Denn einerseits war klar, meine Mutter will das so nicht mehr, andererseits zeigte sie in den etwas besseren Phasen immer noch einen starken Lebenswillen. Ich war hin- und hergerissen.

Kurzfristig überlegten die Ärzte dann noch, meine Mutter zu intubieren. Da war ich wirklich kurz vor dem Nervenzusammenbruch. Als die zwei Anästhesisten sich ein Bild von ihrem Zustand gemacht haben, sagten sie jedoch nur: „Wir werden Ihre Mutter nicht intubieren." Ich war so erleichtert. Danach schlug die Ärztin vor, noch ein Nierenersatzverfahren bei ihr durchzuführen. Da habe ich dann sehr bestimmt gesagt: „Ich bin mir sicher, dass meine Mutter das nicht möchte." Daraufhin die Ärztin: „Sie machen das richtig." Das hat mich sehr verstört, warum hat sie mich dann vorher so lange verunsichert? Es fühlte sich so an, als wenn ich nun entscheiden müsste, wie es weitergeht, das hat mich absolut überfordert. Eine Pflegekraft ermutigte mich: „Besprechen Sie das mit Ihren Brüdern und reden Sie mit Ihrer Mutter. Wir können auch einen Pfarrer holen." Das mit dem Pfarrer wollte ich nicht, das hätte meiner Mutter nur Angst gemacht, wir können selbst mit ihr beten, habe ich gedacht. Ich habe dann lange mit meinen Brüdern geredet und wir waren uns einig, dass wir nicht möchten, dass meine Mutter noch länger leidet. Wir haben uns überhaupt fast täglich über eine WhatsApp-Familiengruppe über Mamas Zustand ausgetauscht. Dadurch waren wir alle immer informiert und auf dem aktuellen Stand. Das war für uns alle sehr hilfreich.

So kam der Tag, als die starken Herzmedikamente abgesetzt wurden. Meine drei Brüder und ich waren bei ihr. Ich stand an der einen Seite, einer meiner Brüder an der anderen, wir beide haben ihre Hand gehalten. Ich habe ihr dann gesagt: „Du darfst jetzt zu Papa gehen, und dir wird nichts mehr wehtun." Sie ist nur wenige Stunden, nachdem die Medikamente abgestellt wurden, gestorben. Sie war ruhig, aber in ihren Augenwinkeln waren Tränen zu sehen. Das hat mich sehr traurig gemacht. Nachdem sie gestorben war, haben die Pflegenden sie gewaschen, hergerichtet und in ihrem Bett aufgebahrt. Eine Pflegerin hatte ein Kreuz und eine Kerze hingestellt und uns gesagt: „Nehmen Sie sich die Zeit, die Sie brauchen." Wir haben noch lange bei ihr gesessen.

Ich bin froh und dankbar, dass ich meine Mutter in ihrem Sterben begleiten durfte. Gerade in Corona-Zeiten frage ich mich: Wie wäre das jetzt gewesen? Ich durfte immer bei ihr sein, ich fühlte mich immer willkommen auf der Station. Wir waren nie eine Familie, in der es körperlich viel Nähe gab. Aber als meine Mutter so krank war, habe ich damit angefangen – auch ermutigt durch die Pflegenden. Ich habe sie in die Arme genommen, sie geküsst und ihr gesagt: „Ich hab dich lieb." Ich habe gedacht, wenn ich es jetzt nicht mache, dann kann ich es bald nicht mehr tun.

Ich frage mich manchmal, ob es hätte anders, vielleicht auch besser laufen können. Ob mir irgendetwas oder irgendjemand hätte helfen können, damit ich mich nicht so hin- und hergerissen fühle: Wie lasse ich meiner Mutter ihre Chance auf Leben, und wie schütze ich sie vor unnötigem Leiden? Bei einem normalen Tod gibt es diesen Zwiespalt nicht, es gibt kein Hadern, kein: Was wäre, wenn ...? Natürlich habe ich mich gefragt, was wäre, wenn ich damals nicht mit ihr in die Notaufnahme gefahren wäre? Aber es sah zu dem Zeitpunkt aus, als wenn es wieder besser werden könnte. Wir wollten nichts unversucht lassen, unsere eigene Hoffnung war zu groß. Ich glaube, man muss diese Auseinandersetzung durchleben, auch wenn es schwierig ist. Die Entscheidung, was richtig gewesen wäre, wird wohl nie ganz klar sein.

„Das hast du nicht gewollt!"

Martina L., 54, hat ihren Mann, 56, bis zu seinem Tod begleitet, die letzte Woche davon auf der Intensivstation. Er war an einem inoperablen Lungenkarzinom erkrankt. Sie waren zwar schon länger kein Paar mehr, aber immer Familie füreinander und haben sich weiterhin gesehen. Für sie war es selbstverständlich, auch in dieser Zeit bei ihm zu sein.

Ich hatte eine ganz schlimme Woche mit Detlef. Er war in absoluter Todesangst, in einem absoluten Ausnahmezustand. Ich hatte das Gefühl, dass er bald sterben wird. Er brauchte Hilfe, wollte aber auf keinen Fall ins Krankenhaus. Ich habe ihn dann auf die Palliativstation der Klinik gebracht, in der ich selbst arbeite. Darauf hat er sich einlassen können. Dieser Weg war seine Entscheidung.

Und dann kam schlagartig alles anders. Die Klinik rief mich zu Hause an und sagte, dass Detlef reanimiert und auf die Intensivstation verlegt werden musste. Als ich ihn dort so liegen sah, an sämtliche Schläuche und Gerätschaften angeschlossen, dachte ich nur: Um Himmels willen! Was hab ich dir angetan? Das hast du nicht gewollt!

Schlimm fand ich das Gefühl, den Menschen, den du liebst, abgeben zu müssen. Und gleichzeitig das Gefühl zu haben, irgendwie ein Störfaktor zu sein. Ich war sehr verunsichert, hatte das Gefühl, nicht genug eingebunden zu werden, sondern darum ringen zu müssen, den Zugang in einen Bereich zu bekommen, der für Angehörige eigentlich nicht vorgesehen ist. Dabei hatte ich von Anfang an

Sonderrechte, weil ich in dem Haus als Hebamme arbeite und die Ärzte, die ihn betreut haben, zum Teil persönlich kenne. Das hat mir die Möglichkeit gegeben, viel mehr Kontakt zu haben als andere. Aber selbst ich hatte das Gefühl, mich total zurücknehmen zu müssen.

Trotzdem hatte ich auf der Intensivstation auch das Gefühl, ich bekomme endlich mal Unterstützung. In der Zeit vor dem Klinikaufenthalt habe ich mich absolut hilflos gefühlt. Es war ein langsames Begreifen, dass Detlef sterben muss. Damit habe ich mich sehr alleine gefühlt. Das war Ostern. Es gab keine Hilfe von Ärzten oder einem Palliativdienst. Auf der Intensivstation war es sehr erleichternd zu sehen, es gibt jetzt auch noch andere, die mir helfen und die das Beste für Detlef wollen.

Von den Pflegenden hatte ich einen sehr unterschiedlichen Eindruck. Manche waren sehr zugewandt, bei anderen hatte ich das Gefühl, sie möchten nicht aufgehalten werden. Das war eine Art Reserviertheit, ein kühler Umgang, der mich eher indirekt verletzt hat. Es muss kein unhöfliches Wort fallen, aber trotzdem hast du das Gefühl, du störst. Dieses Nicht-angeschaut-werden, Nicht-angelächelt-werden, Nichts-Tröstliches-gesagt-bekommen. Alle schauten auf den Boden, keiner suchte Blickkontakt.

Ich erinnere mich an eine Intensivpflegende, die sehr warmherzig war. Bei ihr hatte ich das Gefühl, sie versteht, dass ich einfach bei Detlef bleiben möchte – auch über Nacht. Sie hat mir zum Beispiel abends einen Stuhl in das Zimmer geschoben, den man zum Schlafen ausklappen kann. Mir haben zwar auch andere einen Stuhl gegeben, aber bei dieser Pflegenden hatte ich den Eindruck, sie möchte auch wirklich, dass ich es gemütlich habe.

Ich habe in dieser Woche auf der Intensivstation viele Stunden neben Detlef gesessen und bin auch ganz nah an ihn herangerückt. Ich hab seine Hand gehalten, ihn gestreichelt, ihm einen Kuss auf die Wange gegeben oder ihm was ins Ohr geflüstert. Das war mir ganz wichtig. Ich glaube, dass Berührung so wichtig ist in dieser Situation. Viel wichtiger als sprechen. Damit kann man ganz viel Wärme und Nähe geben.

Wenn Detlef gebettet wurde, wurde ich gebeten, das Zimmer zu verlassen. Auch bei bestimmten pflegerischen Handlungen wie Verbände wechseln oder den ZVK kontrollieren. Ich habe versucht, das wohlwollend zu akzeptieren, damit es an anderer Stelle keine negativen Folgen für mich hat. Ich musste mich zum Beispiel nicht an die Besuchszeiten halten. Und dadurch, dass ich die Möglichkeit hatte, eigentlich jederzeit da zu sein, dachte ich: Okay, ich stell mich nicht quer. Ich denke schon, dass ich gerne dabei gewesen wäre. Dabei weiß ich nicht mal, ob Detlef das recht gewesen wäre. Wir waren ja kein Paar mehr.

Auf der Intensivstation gab es keinen speziellen Raum für Angehörige. Man musste zum Beispiel während des Bettens wieder zurück in den Warteraum. Die Situation in diesem Raum war unheimlich beklemmend. Die Türe war geschlossen. Man hat nur die Füße der vorbeilaufenden Mitarbeitenden gesehen – und sich dabei jedes Mal gewünscht, dass die Tür sich jetzt öffnet. Man dachte immer nur: Hoffentlich holt dich bald jemand rein! Der Raum war vielleicht fünf Quadratmeter groß, mit drei Klappsesseln in Reihe, kein Bild, nichts, was irgendeinen tröstlichen Eindruck vermittelt hätte. Nichts von: Hier kann meine Seele mal einen Moment lang Pause haben. Es gab auch keine Toilette für die Angehörigen auf der Intensivstation. Ich habe immer überlegt, trinke ich noch etwas? Denn für jeden Toilettengang musste man die Intensivstation verlassen. Das kostete nicht nur wertvolle Zeit, sondern man musste auch immer wieder schellen und die Pflegenden damit wieder stören. Das fand ich sehr belastend.

Ich habe mich sehr alleine gefühlt mit meinem Schicksal. Dabei kann ich gar nicht sagen, dass ich nicht auch miteinbezogen worden bin. Es gab sogar ein ethisches Konsil, bei dem ich mit dabei war. Alle beteiligten Disziplinen und ich sind zu einem Gespräch zusammengekommen, und es wurde gemeinsam eingeschätzt: Gibt es noch Hoffnung? Was kann medizinisch noch getan werden? Mir hat das sehr gutgetan. Es war auch nicht nur ein medizinisches Gespräch, sondern es ging auch um andere Fragen: Wie hat Detlef gelebt? Was war er für ein Mensch? Ich habe mich dabei sehr gehört gefühlt und gemerkt, sie vertrauen meinem Urteil, was Detlef gewollt hätte und was nicht. Unsere Situation war ja eine Besondere: Wir waren zwar noch verheiratet, haben aber schon lange nicht mehr zusammengelebt. Aber wir kannten uns so lange und so gut, dass ich am ehesten einschätzen konnte, was Detlef gewollt hätte und was nicht.

Am Freitag war dieses ethische Konsil. Zu diesem Zeitpunkt war sein Tod noch nicht absehbar, aber wir haben uns darauf geeinigt, dass Detlef nicht mehr reanimiert werden soll. Nur zwei Tage später, am Sonntagabend, ist er dann verstorben. An diesem Abend war ich bereits viele Stunden da. Ich war völlig erschöpft, brauchte eine Pause und bin nur kurz zu einer Freundin gegangen, die in der Nähe wohnt. Dort hat mich das Krankenhaus angerufen. Ich bin sofort zurückgefahren. Als ich ankam, war er gerade gestorben. Ich hatte das Gefühl, er konnte sterben, weil ich gegangen bin. Es war gut so. Es war genau richtig so. Er konnte in Frieden gehen. Ich glaube, er brauchte das Gefühl, dass ich ihn gehen lasse.

„Manche sagen, ich würde so gerne nochmal an die frische Luft“

Was beschäftigt Patient*innen und Angehörige in den letzten Tagen und Stunden auf der Intensivstation? Was gibt ihnen Trost? Wir haben jemanden gefragt, der sich mit der Begleitung am Lebensende auskennt.

Interview mit Heidemarie Hürten
Heidemarie Hürten ist katholische Seelsorgerin und Pastoralreferentin. Sie gehört zum hauptamtlichen Team der Seelsorge im Klinikum der LMU München am Standort Großhadern. Sie betreut vier Stationen, darunter auch die interdisziplinäre Intensivstation. Sie hat Diplom-Theologie studiert und war viele Jahre in der Gemeinde tätig. Seit elf Jahren arbeitet sie als Seelsorgerin am Klinikum in Großhadern.

*Frau Hürten, sind Sie für die Patient*innen oder für die Angehörigen zuständig?*
Heidemarie Hürten: Ich fühle mich für beide zuständig. Auf der Intensivstation, auf der ich bin, sind viele Patient*innen intubiert und liegen im künstlichen Koma. Von daher kommt ein direkter Kontakt erst dann zustande, wenn sie langsam wieder aufwachen. Zu den Angehörigen nehme ich den ersten Kontakt auf, sobald eine neue Patientin oder ein neuer Patient auf die Intensivstation gekommen ist – entweder bereits im Wartebereich oder direkt im Patientenzimmer.

Wie reagieren die Betroffenen auf Sie? Befürchten sie: Da kommt eine Seelsorgerin, also muss es sehr schlecht um mich oder meinen Angehörigen stehen?
Das ist tatsächlich der kritische Punkt – bei den Patient*innen wie bei den Angehörigen. Viele denken: Oh Gott, da kommt die Seelsorge. Ist es schon soweit? Manche sagen auch direkt: „So schlecht geht es mir aber noch nicht.“ Das ist also das erste Hindernis, das es zu überwinden gilt. Ich versuche dann, deutlich zu machen: „Ich gehöre zum Team und besuche alle hier.“ Und ich erkläre, was meine Aufgabe ist. Ich begleite und unterstütze die Patient*innen und Angehörigen auf der Intensivstation. Ich bin einfach da und schaue, was sich ergibt.

*Mit welchen Anliegen kommen Patient*innen zum Beispiel auf Sie zu?*
Letztens habe ich lange mit einem wachen Patienten gesprochen. Er war intubiert, aber ich konnte gut von den Lippen ablesen. Plötzlich habe ich ihn nicht mehr verstanden und habe die Buchstabentafel geholt. Und dann hat er mir geschrieben: Geburtstag meiner Frau. Darauf wäre ich nie gekommen. Er hat mich gefragt, ob ich seine Frau an seiner Stelle anrufen und ihr gratulieren könnte. Und das habe

ich dann gemacht. Mit einem anderen Patienten aus Serbien habe ich mich ebenfalls über die Buchstabentafel unterhalten. Er hatte noch wichtige Fragen an die Ärzte, die ihn sehr beschäftigt haben. Ich habe dann den Kontakt hergestellt.

*Sehen Sie sich als Vermittlerin zwischen dem Patienten, den Angehörigen und den Ärzt*innen?*
Auf jeden Fall – jetzt in der Corona-Pandemie ganz besonders. Corona hat unsere Arbeit sehr verändert. Ich telefoniere mit den Angehörigen und übernehme auch den Kontakt, wenn die Ärzt*innen oder Pflegenden mir sagen, dass bestimmte Angehörige sehr belastet sind.

Was hat sich durch Corona im Hinblick auf das Sterben auf der Intensivstation verändert?
In dieser Zeit ist es wirklich sehr schwierig gewesen, gerade in der ersten Zeit, als die Angehörigen gar nicht kommen durften. Das war eine extreme Situation und viele Angehörige haben sehr darunter gelitten, dass sie beim Sterben nicht dabei sein durften. Später als es Ausnahmen für sterbende Patient*innen gab, haben die Ärzt*innen oft schon ein paar Tage vorher gesagt: „Es steht sehr kritisch. Wenn Sie hier in München sind, kommen Sie vorbei." Dennoch haben einige Angehörige die Besuchserlaubnis zu spät erhalten. Und so konnten sie den Verlauf nicht mitbekommen und das Sterben nur schwer begreifen. Es ist so wichtig, dass die Angehörigen in diese Zeit miteinbezogen werden und auch selbst diesen Weg gehen können.

*Was hat es für die Pflegenden und Ärzt*innen bedeutet, sterbende Patienten zu begleiten, ohne die Angehörigen vor Ort zu haben?*
Diese Zeit ist wahnsinnig belastend für die Pflegenden gewesen. Viele haben versucht, sich Zeit zu nehmen, um einfach beim Sterben stellvertretend mit dabei zu sein, wenn die Angehörigen nicht da sein konnten. Oft ist es anhand der Vitalwerte ja absehbar, dass es dem Ende entgegengeht. Wenn das der Fall war, sind die Pflegenden und auch die Ärzt*innen oft zu den Sterbenden gegangen und waren einfach dabei. Sie sind sozusagen stellvertretende Zeugen des Sterbens geworden. Das war eine schlimme Zeit.

Wie war es in der Zeit vor Corona? Angehörige erleben ja oft eine lange Phase der Verunsicherung, bevor das Sterben einsetzt. Einerseits besteht noch Hoffnung auf ein Überleben, andererseits wird bereits über die ungünstige Prognose gesprochen. Wie geht es den Angehörigen damit?
Oft kommen sie zu mir und sagen, manchmal mit Ärger: „Jeden Tag bekommen wir neue Nachrichten. Jeder Arzt sagt etwas anderes. Der eine gibt uns Hoffnung,

der andere ist so deutlich, dass es fast brutal ist. Wir wissen überhaupt nicht, auf was wir uns einstellen sollen." Diese Verunsicherung der Angehörigen kommt auch bei mir an.

Wie gehen Sie damit um?
Ich versuche erstmal, ein offenes Ohr für die Angehörigen zu haben. Sie spüren ja schon, was es bedeuten könnte, den geliebten Menschen zu verlieren, und fühlen einen unglaublichen Schmerz. Ich erkläre ihnen, dass die Informationen oft sehr medizinisch mitgeteilt werden. In manchen Fällen gehe ich auch zu den Ärzt*innen und sage: „Es gibt da noch Unklarheiten, könnt ihr euch bitte nochmal Zeit nehmen?" Den Angehörigen empfehle ich, dass sie selbst gut schauen sollen, was sie für einen Eindruck von dem Patienten haben. Oder ich frage auch: „Was würde sich denn Ihre Mutter oder Ihr Mann in dieser Situation für sich selbst wünschen?"

Wie reagieren die Angehörigen darauf?
Manche sagen: „Ja, eigentlich hat er genug gekämpft, eigentlich reicht es jetzt." Und diese Einsicht ist so ein schwerer Schritt und gleichzeitig ist es ein Ausdruck von ganz großer Liebe, wenn Angehörige es schaffen, das so zu sagen. Weil sie dann wirklich den anderen in den Blick nehmen, seinen Weg respektieren und sich selbst zurücknehmen mit ihrem Schmerz. Der Angehörige muss den Verlust ja aushalten.

Werden Angehörige auf Ihrer Station in Entscheidungen am Lebensende einbezogen?
Auf jeden Fall. Die Ärzt*innen nehmen sich Zeit für ausführliche Gespräche mit den Angehörigen. In manchen Fällen habe ich den Eindruck, dass sie ihnen auch nochmal etwas Zeit geben, um die Situation zu begreifen. Das kann auch schon mal bedeuten, dass sie die Medikamente noch einen Tag länger laufen lassen und die Therapie noch nicht reduzieren.

Was beschäftigt die Angehörigen am meisten, wenn das Sterben absehbar ist?
Eine ganz große Sorge ist: Hat er Schmerzen? Wie viel bekommt er noch mit? Muss er jetzt sehr leiden? Und dann natürlich: Wie kann ich die verbleibende Zeit noch bestmöglich gestalten? Das sind die drängendsten Fragen. Ich versuche die Angehörigen zu ermutigen, gegenüber dem Patienten nochmal Dinge auszusprechen und ins Erzählen zu kommen: Was war schön miteinander, was war schwer? Die gemeinsamen Erlebnisse und Bilder sind ja da. Und dann rate ich ihnen auch, die Tür von der Box – wir haben auf unserer Station keine Zim-

mer, sondern Boxen – zuzuschieben, damit Sie nochmal einen intimeren Raum haben.

Gibt es manchmal ungelöste Konflikte, die noch im Raum stehen?
Ja, wenn das der Fall ist, ist das spürbar. Manchmal ist auch das ganze Familiensystem betroffen. Man sieht als Außenstehende schnell: Wer ist der Agierende? Wer traut sich gar nicht ans Bett heran? Warum das so ist, ist schwer zu ergründen. Wer weit weg ist, ist vielleicht derjenige, der sich am schwersten tut und vielleicht sogar die engste Beziehung hat. Aber es kann auch anders sein. Manchmal ist einfach spürbar, dass Spannungen da sind.

Was tun Sie in solchen Fällen?
Das kommt drauf an. Wenn sich eine Gelegenheit ergibt, mit dem einen oder anderen unter vier Augen zu sprechen, frage ich vorsichtig nach und versuche, meinen Eindruck zu spiegeln. Und dann schaue ich, wie mein Gegenüber reagiert. Manchmal spreche ich bei den Angehörigen die Situation aber auch indirekt an.

Wie machen Sie das?
Einige Angehörige wünschen sich einen Sterbesegen oder eine Verabschiedungsfeier, wenn das Sterben nahe ist. Dabei kann ich zum Beispiel sagen: „Hier sind heute ganz unterschiedliche Personen versammelt. Jeder hat seinen eigenen Charakter, seine eigene Geschichte, seine eigene Wahrnehmung. Und das macht es oft schwierig miteinander. Und das darf jetzt hier an diesem Ort alles da sein. Das Schöne, das Wertvolle, aber auch das Schwere, das Ungelöste – das, was man vielleicht nicht miteinander aussprechen und klären konnte." Manche ungeklärten Dinge lassen sich nicht mehr lösen.

*Sprechen Sie auch mit den Patient*innen vor dem Sterben? Oder sind die meisten doch so schwer erkrankt, dass keine Gespräche mehr möglich sind?*
In der Hightech-Medizin, die wir auf der Intensivstation haben, sind die wenigsten noch wach. Das kommt mehr auf anderen Stationen vor. Manchmal ist es aber noch möglich, jemanden vor dem Versterben auf die Intermediate Care-Station zu verlegen. Ich erinnere mich an eine Frau, die ich fast ein Jahr lang im Klinikum begleitet habe und die auf der Intensivstation verstorben ist. Da ging es dann um Fragen wie: Was war schön im Leben? Was hätte ich gerne noch erlebt? Was macht mir Sorgen, was macht das Mich-Lösen schwer? Und manchmal frage ich auch: „Mit welcher Hoffnung gehst du jetzt?" „Gibt es für dich eine Hoffnung auf ein Weiterleben, ein Erlöst-werden?" „Wo, denkst du, gehst du hin?"

Äußern Sterbende manchmal noch Wünsche?
Ja. Manche sagen, ich würde so gerne nochmal an die frische Luft. Ich war jetzt so lange auf der Intensivstation. Das ist natürlich ein Wunsch, den wir ihnen wirklich gerne erfüllen möchten. Die Oberärzte unserer Station sagen meist: „Wenn es der Zustand irgendwie zulässt, dann versuchen wir es und nehmen uns die Zeit dafür." Dann schieben sie mit allen Gerätschaften den Patienten in den Patientengarten – dort, wo frische Luft und Blick in den Himmel ist. Aber manchmal geht es auch nicht mehr.

Können die Angehörigen über Nacht bleiben, wenn das Versterben absehbar ist?
Ja. Auf der Intensivstation wird ihnen dann ein Liegesessel hingestellt, damit sie ein bisschen schlafen können. Manchmal sind es auch mehrere Angehörige, die über Nacht bleiben möchten. Wir haben zum Glück bei uns im Seelsorge-Zentrum die Möglichkeit, eine Couch mit Bettdecke und Kopfkissen anzubieten. Gelegentlich wechseln sich die Angehörigen in der Nacht ab. Für viele Angehörige ist es wichtig zu wissen: Ich bin im gleichen Haus und wenn er wirklich seine letzten Atemzüge macht, dann bin ich gleich bei ihm.

Viele Angehörige wünschen sich ja, im Augenblick des Todes beim Sterbenden zu sein. Gleichzeitig hört man häufig, dass die Person genau dann verstirbt, wenn der Angehörige mal kurz einen Kaffee holt. Haben Sie diese Erfahrung auch gemacht?
Ja, das ist tatsächlich immer wieder so. Ich versuche, den Angehörigen schon im Vorfeld zu sagen, dass das passieren kann. Es müssen ja nicht nur die Angehörigen loslassen, sondern auch derjenige, der stirbt. Und er weiß ja, er verursacht Schmerz und er ist derjenige, der jetzt diesen schrecklichen Verlust auslöst. Und er möchte ja auch gerne mit seiner Familie weiterleben. Vielleicht ist es einfacher zu gehen, wenn die Liebsten nicht da sind.

Sie haben schon gesagt, dass Sie auf Wunsch den sterbenden Patienten segnen oder eine Verabschiedungsfeier machen. Gibt es weitere religiöse oder spirituelle Rituale, die auch für die Intensivstation geeignet sind?
Manchmal gebe ich den Menschen ein Holzkreuz in die Hand. Es ist quadratisch und stabil und passt genau in den Handteller. So können sich die Angehörigen schön an dem Kreuz festhalten. Manchmal gebe ich das Kreuz auch den Patient*innen, wenn diese einen sehr schweren Verlauf haben und sehr kämpfen müssen. Letztens hatte ich einen Angehörigen, der sehr stark gehadert hat, warum seine Frau nach schwerer Erkrankung sterben muss – und das mit erst Anfang 50. Ich habe ihm das Kreuz gegeben und er hat es in der Hand gedrückt und ge-

sagt: „Das ist gut, das hält es auch aus, wenn ich es in die Ecke werfe.“ „Ja“, habe ich gesagt, „das hält es aus.“

Und hat er es gemacht?
Ich weiß es nicht. Er hat mir gesagt, er glaubt gar nichts mehr. Er war gläubig, und die Krankheit seiner Frau hat ihn völlig ins Zweifeln gebracht. Er hatte einfach eine unglaubliche Wut. Aber er hat das Kreuz genommen, hat es angeschaut und in seiner Hand gedrückt. Ich hätte nicht gedacht, dass er es nimmt. Er hat so gehadert.

Erleben Sie häufiger, dass sich Menschen vom Glauben abwenden, wenn sie etwas so Schreckliches erleben? Oder wenden sich Menschen in einer so schweren Situation dem Glauben zu, auch wenn sie zuvor nicht gläubig waren?

Es ist alles da – das Hadern und das Sich-Abwenden, aber auch die Sehnsucht und das Sich-nach-etwas-Ausrichten. Manchen Menschen gebe ich auch das Kreuz und sage, es ist wie ein Plus-Zeichen. Es ist toll, dass es so neutral gestaltet ist. Damit ist eine Offenheit gegeben, auch für Nicht-Gläubige. Für viele ist es einfach ein Hoffnungszeichen; ein Symbol, an dem sie sich festhalten können.

Was machen Sie bei Menschen anderer Religionen, zum Beispiel bei Muslimen?
Bei Muslimen hilft der Engel. Das ist etwas Verbindendes zwischen beiden Religionen – es ist ein gemeinsames Symbol, das in beiden Religionen einen Platz hat. Ich gebe ihnen dann einen kleinen Messing-Engel. Dieser ist sehr schwer und liegt, wie auch das Kreuz, sehr gut in der Hand. Auch hier gilt: Ich kann mich festhalten und der Engel beschützt mich, er geht mit mir. Ansonsten bemühen wir uns, die Wünsche und Rituale der muslimischen Menschen so gut wie möglich zu berücksichtigen, indem wir zum Beispiel einen Imam auf die Station kommen lassen und den Verstorbenen so ausrichten, wie es der muslimische Glaube vorgibt.

Was kann den Angehörigen aus Ihrer Sicht helfen, wenn der Tod absehbar ist?
Ganz wichtig ist, dass die Angehörigen den Pflegenden und Ärzt*innen vertrauen können und dass sie wissen, ihr Angehöriger ist bei ihnen gut aufgehoben. Wichtig ist zudem, dass sie spüren, dass die Mitarbeitenden auch sie im Blick haben, ihre Bedürfnisse sehen und ihnen in dieser schweren Zeit Zuwendung schenken. Es sind manchmal Kleinigkeiten, die guttun, zum Beispiel dass die Pflegenden ihnen ein Glas Wasser hinstellen, sie fragen, ob sie einen Tee oder Kaffee möchten, oder ihnen auch mal ein Essen anbieten. Dieses Kümmern, auch um das leibliche Wohl, ist sehr viel wert.

Braucht es auch eine andere räumliche Atmosphäre in der Situation des Sterbens? Eine Intensivstation hat ja eine sehr technische und nüchterne Ausstattung.
Die Pflegenden bemühen sich sehr, eine andere Atmosphäre in den Raum zu bringen. Sie stellen zum Beispiel eine Salzsteinlampe auf und richten einen kleinen Tisch her, auf dem ein schönes Tuch liegt, eine LED-Kerze brennt und manchmal auch andere Symbole zu finden sind. Dafür haben sie extra eine Kiste mit unterschiedlichen Utensilien rund um das Sterben. Auch wird versucht, einen geschützten Raum zu schaffen, indem die Türen geschlossen werden. Wenn die Station sehr voll ist, kann es allerdings vorkommen, dass nur ein Paravent zwischen dem sterbenden Menschen und dem Nachbarpatienten geschoben werden kann. Das ist immer sehr unglücklich. Der Patient, der mit im Zimmer liegt, spürt ja, was auf der anderen Seite passiert. Wir haben leider keine speziellen Räumlichkeiten für sterbende Menschen auf der Station und auch keinen Abschiedsraum. Darüber ist auch das Team sehr unglücklich.

Werden die Monitore und Alarme auf der Intensivstation ausgeschaltet, wenn der Sterbeprozess einsetzt?
Das ist unterschiedlich. Für einige Angehörige ist es befreiend, wenn wir das tun. Andere halten sich sehr an den Monitoren fest. Sie möchten sehen, wie die Kurve verläuft und richten ihren Blick sehr stark darauf. Für mich persönlich ist es schwer auszuhalten, wenn jemand so auf den Monitor fixiert ist. Ich würde mir einfach wünschen: Schau dir diesen Menschen jetzt an, geh mit ihm und sei ganz bei ihm. Aber oft ist es natürlich das eigene Überfordert-Sein. Jeder reagiert anders in so einer Situation.

Wenn Sie auf der Intensivstation etwas zum Wohl von sterbenden Menschen und ihren Angehörigen verändern könnten – was wäre das?
Ich würde mir ein Einzelzimmer für jeden sterbenden Menschen auf der Intensivstation wünschen. Es wäre auch schön, wenn man Zeit hätte, den Raum nochmal anders zu gestalten, das geht im Alltag oft unter. Vielleicht wäre es für die Angehörigen auch gut, wenn man den Raum nochmal wechseln könnte. Und ich würde mir wirklich wünschen, dass es in der Sterbephase die Möglichkeit gibt, ein zusätzliches Bett für die Angehörigen in das Zimmer zu schieben. Damit Angehörige sich auf gleicher Höhe zu dem geliebten Menschen hinlegen und ihm nochmal ganz nahe sein können. Das wäre sehr schön.

Das Interview mit Heidemarie Hürten haben wir im Herbst 2021 geführt.

„Der Schlüssel ist reden"

Was machen Intensivteams, um Patient*innen ein würdiges Sterben zu ermöglichen? Wir haben mit zwei Pflegenden und einem Arzt darüber gesprochen. Bei allen gibt es eine Parallele: Sie reden über das Sterben.

„Sie wollte an einem Montag sterben"

„Intensivstation ist ein Spagat zwischen Leben und Sterben. Wir haben primär den Auftrag, Leben zu erhalten. Wir müssen schnell reagieren können. Das ist das, was wir gelernt haben", sagt Wanda Wuckert, seit 21 Jahren Expertin Intensivpflege auf der chirurgischen Intensivstation im Institut für Intensivmedizin am Universitätsspital Zürich.

Wuckert empfindet weniger den Umgang mit dem Sterben als schwierig, als den Weg der Entscheidungsfindung: „Den finde ich viel herausfordernder, weil es einen Rollenwechsel erfordert. Weg von der Maximaltherapie hin zur Palliation." Das bedeute nicht, dass man intensivmedizinische Therapie sofort beendet, sondern, dass man den Sterbeprozess begleitet – mit Intensivmedizin. Wuckert erinnert sich an eine jüngere Patientin nach einer Lungentransplantation, bei der das so war. Die neue Lunge arbeitete nicht richtig, und die Patientin musste an die Herzlungenmaschine. Sie war wach und konnte mitbestimmen, was mit ihr passiert. Das Ganze zog sich über eine Woche hin. Dann hat sie gesagt, dass sie keine zweite Transplantation möchte. Das wäre eine Alternative gewesen, wenn auch eine sehr schwierige. Die Patientin entschied für sich: „Okay, ich habe einmal ja gesagt. Das hat nicht funktioniert. Ich habe mich mit dem Sterben schon lange auseinandergesetzt. Jetzt ist der Zeitpunkt gekommen, mich zu verabschieden." Sie war komplett von intensivmedizinischer Therapie abhängig – von den Geräten, von der Beatmungsmaschine. „Wir hätten sie nicht nach Hause oder auf eine andere Abteilung verlegen können", sagt Wuckert. „Diese Maschinen haben ihr ermöglicht, ihre letzte Woche für sich zu gestalten. Ihre Familie einzubinden, sich von den Freunden zu verabschieden. Sie ist durch einen Prozess gegangen, vom Rebellieren bis zum Akzeptieren. Dann hat sie ganz klare Entscheidungen getroffen: Sie wollte an einem Montag sterben, vorher noch einmal bestimmte Menschen sehen und ein Alphorn hören. Als diese Wünsche erfüllt waren, war es so, als wäre sie mit sich im Reinen, und sie war bereit zu gehen."

Alle Angehörigen werden auf Wuckerts Station sehr früh eingebunden, unabhängig von der Situation des Patienten. Es sei wichtig, sie, und wenn möglich auch die Patient*innen, von Anfang an regelmäßig zu informieren. Auch mit Angehörigen von Sterbenden führen die Pflegefachpersonen jede Woche ein Gespräch, um Fragen zu beantworten, gezielt Hilfe anbieten zu können und herauszufinden, wie es den Angehörigen mit der Situation geht: Wie geht der Ehemann damit um, wie die Kinder? Gibt es Synergien innerhalb der Familie, die man nutzen kann? Wer ist wofür verantwortlich? Wie eng sind die Angehörigen mit dem Sterbenden verbunden? Diese Dinge herauszufinden und für die Begleitung zu nutzen, sei nur im interdisziplinären Austausch möglich. „Jeder aus dem Team erfährt etwas anderes und die unterschiedlichen Perspektiven werden dann zusammengeführt“, sagt Wuckert.

Dazu treffen sich die Mitarbeitenden der Station einmal wöchentlich zu einem Standortgespräch, eine Art interdisziplinäres Fachkolloquium. Mit dabei sind die oder der behandelnde Arzt oder Ärztin, die für den Patienten zuständige Pflegende, die Physiotherapie, der Sozialdienst und die Pflegeexpertin der Station, die das Treffen organisiert. Sie besprechen die Situation von ausgewählten Patient*innen aus verschiedenen Perspektiven. Zuerst wird die aktuelle Situation beschrieben, dann über weiteres Handeln nachgedacht: Wo stehen wir? Was ist unklar? Was ist noch nötig? Welche Fragen müssen beantwortet werden? Das könne die Frage nach einer Therapiezieländerung sein, aber auch die nach einer Patientenverfügung oder danach, wer innerhalb einer Familie Ansprechpartner*in für das Intensivteam ist, wenn Entscheidungen am Lebensende getroffen werden müssen. Je nach Situation begleitet der ethische Dienst die Gespräche. In diesen Standortgesprächen werden Thema, Ziel und Fragen für ein anschließendes ärztliches Angehörigengespräch festgelegt. Dann wird mit den Angehörigen ein Gesprächstermin vereinbart. Das Gespräch führt die oder der behandelnde Arzt oder Ärztin. „Bei diesen Gesprächen ist immer auch eine Pflegende dabei, in erster Linie als Zuhörerin, weil die Angehörigen später oft noch Fragen haben“, sagt Wuckert.

Für Wuckert ist es wichtig, die Autonomie und die Wünsche des Patienten zu respektieren. „Wir begleiten die Patienten im Sterben und bemühen uns, ihre Wünsche zu realisieren. Wir sind nicht diejenigen, die bestimmen, was gemacht wird. Wir ermöglichen den Patienten nur die Situation, in der sie sich ihren Wunsch erfüllen können, zum Beispiel noch einmal ein Alphorn zu hören.“ Der Schlüssel dazu sei, miteinander zu reden: mit den Kolleg*innen, mit den Angehörigen und mit den Patient*innen. „Das Reden, sich Zeit nehmen für ein Gespräch finde ich elementar. Sterben ist ja ein Prozess. Man muss herausfinden, wo stehen die Angehörigen, wo steht der Patient? Wo stehen wir? Was können wir geben? Wohin geht es?“ Menschen im Sterbeprozess zu begleiten, bedeute, dass einem das eigene Team den Rücken freihält – so, wie auf Wuckerts Station.

„Fragen und Problemen muss man viel Raum und Zeit geben"

„Wenn wir sehen, dass ein Patient sterben wird, ist der erste Schritt, die Angehörigen mit ins Boot zu holen", sagt Dr. Sebastian Allgäuer, Oberarzt für Innere Medizin, Intensivmedizin und Notfallmedizin am Robert-Bosch-Krankenhaus (RBK) in Stuttgart. Er weiß: Für viele Menschen ist schwer nachvollziehbar, weshalb die Situation plötzlich eine andere ist als noch vor acht Stunden. Manches lasse sich absehen, manches aber auch nicht. „Aus Sicht der Angehörigen ist nicht immer zu verstehen, warum es jetzt auf den Tod zugeht. Vielleicht hat sich der Patient äußerlich gar nicht verändert und es laufen immer noch dieselben Maschinen – das muss man erklären", so Allgäuer. Seine Strategie ist deshalb, Angehörigen die Situation und den Verlauf noch einmal von vorne zu erklären: Was ist das Problem? Wie kam es dazu? Wie haben sich die letzten Tage entwickelt?

Danach wird über die nächsten Schritte gesprochen. Was kann man medizinisch tun, was soll in das Palliativkonzept aufgenommen werden? Wünschen sich die Angehörigen eine seelsorgerische Begleitung? Möchte jemand von der Familie mit dabei sein? „Die Fragen sind sehr individuell, aber man muss ihnen viel Raum geben", sagt Allgäuer. Das brauche Zeit. Manchmal erfordere es zwei oder drei Gespräche an drei verschiedenen Tagen hintereinander.

Wenn von den Patient*innen und Angehörigen gewünscht, würde die Abteilung die Seelsorge oder einen Psychologen und Familientherapeuten des Krankenhauses hinzuziehen. Den Psychologen fordere er häufig für jüngere Intensivpatient*innen an oder wenn eine Familie mit kleinen Kindern betroffen sei. „Hier geht es auch um Fragen wie: Was passiert mit meiner Familie? Wie bringe ich meinen Kindern bei, dass der Vater im Sterben liegt? Wie geht es weiter mit der Beerdigung?" Auch das seien wichtige Fragen, der Psychologe sei hier eine große Unterstützung. Für Allgäuer ist es wichtig, dass die Patient*innen und Angehörigen jemanden haben, der ihnen bei solchen Fragen beiseite steht. „Wenn ungeklärte Fragen im Raum stehen, vielleicht sogar Vorwürfe, ist das für alle Beteiligten belastend", weiß Allgäuer, der bereits seit zehn Jahren auf der Intensivstation des Robert-Bosch-Krankenhauses arbeitet. Je sortierter und geklärter die Umstände für Angehörige und Patient*innen seien, desto besser sei würdevolles Sterben möglich.

Die Vorstellungen der Angehörigen und Patienten darüber, was würdevolles Sterben ausmacht, seien sehr unterschiedlich. Für den einen sei es wichtig, so lange wie möglich am Bett zu sitzen und langsam Abschied zu nehmen. Für den anderen bedeute es, dass das Sterben schnell geht, zum Beispiel, weil er seiner Mutter versprochen hat, dass sie nicht leiden müsse und deshalb therapeutische Maßnahmen beendet werden sollen. „Das ist genau der Punkt, auf den man sich einlassen muss. Am Ende kommt es nicht darauf an, was wir wollen, sondern auch, was die Vorstellung des Patienten oder der Angehörigen ist, wie der Abschied aussehen soll“, sagt Allgäuer.

Wichtig ist aus seiner Sicht, dass die Angehörigen möglichst oft anwesend seien, um die Veränderungen des Patienten zu erleben – und das auch schon vor dem Sterbeprozess. „Der Gedanke: ‚Ich möchte ihn so in Erinnerung behalten, wie ich ihn kannte‘, ist einerseits nachvollziehbar, kann aber später die Verarbeitung erschweren“, sagt Allgäuer. Dann kommen vielleicht Fragen auf wie: Was war eigentlich zwischen dem ersten Tag auf der Intensivstation und dem Tod? Warum ist er gestorben? „Wenn Angehörige den Sterbenden über zehn Tage begleiten und erleben, wie es ihm immer schlechter geht, ist es am Ende vielleicht einfacher zu akzeptieren, dass er irgendwann nicht mehr da ist“, sagt Allgäuer.

Unter Corona sei das schwierig gewesen. In dieser Zeit hätten sie versucht, die Angehörigen proaktiv zu kontaktieren. „Wir haben eine Art Telefonliste gemacht: Wer sich noch nicht gemeldet hat, den haben wir angerufen. Wir haben versucht, einmal täglich mit einem Angehörigen zu sprechen.“ Das sei auch wichtig gewesen, um die Angehörigen an der Veränderung des Zustands teilhaben zu lassen. „Wenn ein Mensch in der Erinnerung der Angehörigen gesund ins Krankenhaus geht und fünf Tage später kommt der Anruf: ‚Er liegt im Sterben‘ – ist das nicht zu verarbeiten. Das wird immer im Kopf hängen bleiben: Er war doch gesund, und jetzt ist er tot. Was ist dazwischen passiert?“

Nicht immer sei es möglich, den Sterbeprozess individuell nach den Wünschen der Angehörigen und Patient*innen zu gestalten. „Manchmal herrscht einfach Unsicherheit, dann loten wir sorgfältig aus, was wir als nächstes tun können.“ Deshalb wünscht sich Allgäuer über die bestehende Zusammenarbeit mit Seelsorgern und Psychologen hinaus einen festen Mitarbeiter für die Station, der psychologisch geschult und nicht in die Akutversorgung eingebunden ist. Jemanden, der eine längere Zeit bei dem Patienten sitzen kann, ohne ständig weggerufen zu werden. „Wenn man so etwas hinbekäme, wäre das ein schönes Ziel“, sagt er.

„Unsere Seelsorgerin ist eine extreme Entlastung“

„Wenn uns Patienten in der Visite auf ihr Sterben ansprechen, gehen die Ärzte darauf ein“, sagt Claudia Joneit, Stationsleitung der internistischen Intensivstation I 3 des LMU Klinikums München. Seit mehr als 20 Jahren arbeitet sie als Intensivpflegende. „Vor kurzem hatten wir eine Patientin, die hat bei der Visite gesagt, dass sie sterben möchte. Sie war völlig klar und hatte sich mit ihrer Erkrankung schon länger auseinandergesetzt. Sie konnte mit dem Arzt über ihren Wunsch sprechen, konnte sagen, was sie braucht. Sie wollte ihre Tochter noch einmal sehen und mit ihr Schokoladentorte essen. Wir haben die Tochter angerufen, sie brachte den Kuchen mit und die beiden haben zusammen Kaffee getrunken. Abends ist die Patientin gestorben."

Schwieriger sei es, wenn Patient*innen intubiert zu ihnen kämen. „Dann versuchen wir, von den Angehörigen die Wünsche zu erfahren." Die Angehörigen seien immer in Gespräche eingebunden. Der Sterbeprozess wird mit Patienten und Angehörigen zusammengegangen. „Kennen wir die Wünsche, versuchen wir, darauf einzugehen." Möchten Angehörige dabeibleiben, ermöglichten die Pflegenden ihnen das. Je nach Platzverhältnissen würden Mobilisationsstühle bereitgestellt, und in einem Besucherzimmer könnten die Angehörigen sich ausruhen.

Das Patientenzimmer versuchten sie ruhiger zu gestalten. „Wir stellen eine Kristalllampe auf und hängen die Beatmungsmaschine ab. Ein schöner Brauch ist unsere Kerze. Sie sieht aus wie eine kleine Osterkerze. Die dürfen wir natürlich nicht anmachen, aber wir geben sie den Angehörigen mit, und sie können sie später zu Hause anzünden."

Die Einbindung der Angehörigen sei wegen der beengten Raumverhältnisse nicht immer einfach. Sie versuchten mit „kleinen Dingen" die Situation so angenehm wie möglich zu gestalten, etwa mit Bildern oder Büchern von zu Hause, die man sich gemeinsam ansieht oder der Lieblingsmusik des Patienten. Mit dem anderen Patienten im Zimmer würden sie sprechen, damit er weiß, „was auf der anderen Seite passiert".

Im Pflegeteam gibt es einen Palliativansprechpartner, der eine zweitägige Palliativschulung absolviert hat. Er nimmt an den vierteljährlichen Treffen der Palliativstation teil. Anschließend berichtet er dann im Team über die Neuerungen aus dem Palliativbereich, zum Beispiel über neue Schmerzmedikamente für spezielle Sterbephasen, über weichere Sauerstoffschläuche für die Nase, neue Erkenntnisse zur Verbesserung der Atmung bei Atemnot, neue Pflegeprodukte oder Aromaöle.

Auch mit den Palliativmediziner*innen der Klinik arbeiten sie eng zusammen. „Wenn wir Pflegenden oder die Ärzte spezielle Fragen haben, kommt das Palliativteam zu uns und schaut sich die Patienten an und berät uns." Sind Patienten wach und nicht intubiert, können sie auf die Palliativstation verlegt werden.

Auch die offene Art der Kommunikation im Stationsteam helfe, würdevolles Sterben zu ermöglichen. Davon ist Joneit überzeugt. Wenn jemand eine andere Sichtweise oder etwas Neues kennengelernt hat und den anderen davon erzählt, lernten sie voneinander.

Eine extreme Entlastung sei die ökumenische Seelsorgerin, die für Patient*innen und Angehörige, aber auch für das Team da ist. „Sie geht zu allen

Patienten. Wenn ein Patient einen anderen religiösen Beistand wünscht, kümmert sie sich darum“, sagt Joneit. „Wenn ihr ein Patient etwas sagt, erzählt sie uns das und darüber bekommen wir ein vollständigeres Bild von dem Patienten. Wir können sie immer anrufen.“ Ist ‚ihre‘ Seelsorgerin nicht verfügbar, kann immer eine andere gerufen werden – auch nachts. Ein Seelsorgeteam der Klinik gewährleistet, dass über 24 Stunden hinweg jemand aus der Seelsorge verfügbar ist. Das sei sehr wichtig. Denn derjenige, der einen Sterbenden betreut, betreue ja noch einen anderen Patienten, den er auch nicht außer Acht lassen dürfe. Und dann sei es gut, wenn noch eine Person da ist, die sich um die Angehörigen kümmert. Das könnten die Pflegenden allein nicht leisten. „Auch mit uns spricht die Seelsorgerin“, berichtet Joneit. „Wenn sie merkt, dass uns etwas belastet, stellt sie Fragen, die in eine andere Richtung denken lassen.“

Wenn ein Tod einen besonders beschäftigt, sei es wichtig, darüber sprechen zu können, findet Joneit – im Team oder mit der Seelsorgerin. Und es sei gut, dass man etwas offen sagen könne, ohne dass es „als Schwäche“ ausgelegt werde. Einmal im Monat gibt es die Möglichkeit, sich in einer Balint-Gruppe auf der Station zu treffen. Die Seelsorgerin begleitet diese Gruppe als Supervisorin. Es ist ein Angebot, keine Verpflichtung. Die Pflegenden können sagen, worüber sie sprechen möchten. Und wenn jemand verstorben ist, kann das nachbesprochen werden. „Wenn wir ein Problem haben, das uns sehr belastet, können wir uns auch früher zur Balint-Gruppe treffen“, sagt Joneit. „Wir sagen gerne: Wir können nicht die Patienten oder die Ereignisse bei uns verändern, nur unsere Sicht auf die Dinge.“

Für diesen Beitrag haben wir Ende 2021 mit dem Intensivmediziner Dr. Sebastian Allgäuer, mit der Intensivpflegenden Claudia Joneit und der Expertin Intensivpflege Wanda Wuckert Interviews geführt.

Würdevolles Sterben auf der Intensivstation – Was sagt die Wissenschaft?

In der Fachliteratur werden Kommunikation, interdisziplinäre Zusammenarbeit und eine ruhige Umgebung als Voraussetzungen für eine individuelle Sterbebegleitung genannt. Eine offene und klare *Kommunikation* mit Patient*innen und Angehörigen wird als zentrale Aufgabe von Ärzt*innen und Pflegenden hervorgehoben, um zu informieren, zu unterstützen und im Sterbeprozess zu begleiten. Die Wahl der Gesprächsform muss vorab festgelegt werden – in Übereinstimmung mit dem, was man wissen und bewirken will. In ärztlichen und pflegerischen Gesprächen gelte es herauszufinden, welche Bedürfnisse und Wünsche Sterbende und Angehörige haben. Das Erfüllen der Patientenwünsche im Zusammenhang mit pflegerischen Maßnahmen am Lebensende wird

als bedeutsam für die Verarbeitung des Todes sowohl der Angehörigen als auch der Pflegenden beschrieben. Auch innerhalb des Intensivteams zeigen regelmäßige Gespräche positive Auswirkungen auf die Mitarbeitenden. Das Erlebte wird gemeinsam verarbeitet, die Mitarbeitenden können voneinander lernen.
Wichtig für alle Gespräche: Sie müssen fest in den Stationsablauf eingeplant sein und in ruhiger Umgebung stattfinden. Ob kompetentes, respektvolles und hilfreiches Kommunizieren gelingt, hängt entscheidend von der Einstellung der leitenden Ärzt*innen und Pflegenden ab.

Interdisziplinäre Zusammenarbeit bietet einen Pool an Expertenwissen und unterschiedliche Perspektiven. In interdisziplinäre Gespräche ist das gesamte Intensivteam eingebunden und je nach Erfordernis externe Expert*innen: Pflegende, Ärzt*innen, Physiotherapeut*innen, Diätassistent*innen, Logopäd*innen, Psycholog*innen, Seelsorger*innen, klinische Ethiker*innen, Palliativmediziner*innen und Palliativpflegende.
Palliative medizinische und pflegerische Maßnahmen helfen, körperliche und psychische Leiden zu lindern. Sie sollten frühzeitig einbezogen werden.

Ruhe und Privatsphäre für die Sterbenden und ihre An- und Zugehörigen ermöglichen ebenfalls eine individuelle Sterbebegleitung. In der Literatur wird kritisiert, dass die Räumlichkeiten noch überwiegend auf kuratives Handeln ausgerichtet seien.

Organspende – ein Geschenk für das Leben

Anita Wolf verlor ihren Mann auf der Intensivstation. Sie entschied, seine Organe freizugeben. Wie läuft eine Organspende ab? Und was bedeutet sie für den Abschied von einem geliebten Menschen?

Es ist ein grauer kalter Montag im März 2017, als Dieter Wolf zu Hause zusammenbricht. Er ist 60 Jahre, sein Schlaganfall liegt zu diesem Zeitpunkt bereits ein gutes halbes Jahr zurück. Erst vor zehn Tagen ist er wieder nach Hause gekommen – nach langen Intensiv- und Klinikaufenthalten. Er hat sich so darauf gefreut. Trotz der vielen Einschränkungen, die noch vom Schlaganfall geblieben sind – beim Sprechen, beim Essen, bei alltäglichen Bewegungen. Warum er zehn Tage später kollabiert, bleibt für die Ärzte ein Rätsel. Es gibt keinen erneuten Schlaganfall, keinen Herzinfarkt, keine andere erkennbare Ursache.

Nach seinem Zusammenbruch liegt der 60-Jährige im Koma auf der Intensivstation. Er wird daraus nicht mehr erwachen. Seine Frau Anita hofft trotzdem. Sie hält sich an dem Gedanken fest, dass er es schon mal geschafft hat. Dass die moderne Medizin heute so vieles möglich macht. Zwei Tage lang hofft sie – auch wenn die Ärzte ihr wenig Anlass dazu geben. Schon am Tag nach der Aufnahme deutet der Arzt vorsichtig an, dass ihr Mann eventuell nicht mehr erwachen wird. Am Mittwochnachmittag kommt er erneut auf sie zu und sagt, dass sie keine Hirntätigkeit mehr haben feststellen können. Er fragt sie, ob sie mit ihrem Mann schon über das Thema Organspende gesprochen habe. „Da war mir plötzlich mit aller Macht bewusst, er wacht nicht mehr auf“, sagt die 60-Jährige.

Jetzt ist es an ihr zu entscheiden, ob eine Organspende im Sinne ihres Mannes wäre. Denn ihr Mann hat keinen Organspendeausweis und hat sich zu Lebzeiten nicht eindeutig zu diesem Thema geäußert. „Er hat nie Nein zur Organspende gesagt, aber es war ein schwieriges Thema“, erinnert sich Anita Wolf. „Und mit 60 denkt man ja, man hat noch eine Menge Zeit.“ Nach dem Gespräch mit dem behandelnden Arzt spricht sie mit einer guten Freundin und einer Seelsorgerin im Krankenhaus. Dennoch muss sie die Entscheidung allein treffen. Sie führt sich verschiedene Momente ihrer gemeinsamen Zeit vor Augen. Sie erinnert sich an eine Freundin, die vor drei Jahren verstorben ist und ihren Körper der Wissenschaft zur Verfügung gestellt hat – als sogenannte Körperspende. „Mein Mann fand das toll“, sagt sie. Diese Erinnerung hilft ihr bei dem, was nun ansteht. Am nächsten Tag kommt ein anderer Arzt auf sie zu und sagt: „Ihr Mann ist tot, aber er könnte noch vielen Menschen helfen.“ Dieser Satz bleibt in ihrem Kopf hängen und sie trifft die Entscheidung „Ja“ zur Organspende ihres Mannes.

Der Wille des Verstorbenen zählt

Dieter Wolf ist einer der Menschen in Deutschland, dessen Organe nach seinem Tod anderen Menschen zum Weiterleben verhelfen. Bundesweit sind es im Jahr 2020 laut der Deutschen Stiftung Organtransplantation (DSO, 2021) 913 Menschen gewesen, die insgesamt 2941 Organe gespendet haben – Tendenz gegenüber den beiden Vorjahren leicht sinkend. „Wenn der Wille des Verstorbenen nicht bekannt ist, ist das keine leichte Entscheidung für die Angehörigen", sagt Anne-Bärbel Blaes-Eise, Koordinatorin der DSO. „Es ist eine Entscheidung, für die man vom Verstorbenen keine Bestätigung mehr bekommen wird: Habe ich das in deinem Sinne entschieden oder nicht?"

Ihre Erfahrung: Zwar liege häufig kein Organspendeausweis vor, doch sei die Entscheidung heute meist leichter als noch vor zehn oder 20 Jahren. „Immer mehr Angehörige kennen die Meinung des Verstorbenen zu diesem Thema", sagt Blaes-Eise. Oder sie haben zumindest eine Orientierung, was ihr Angehöriger sich gewünscht hätte. Das kann die Entscheidung erleichtern. Was zählt, ist der mutmaßliche Wille des Verstorbenen. Manchmal sagen Angehörige zu ihr: „Ich selbst finde eine Organspende gut und habe auch einen Ausweis. Aber zu meinem Vater hätte es nicht gepasst."

In der Regel führen die Ärzt*innen der Intensivstation das erste Gespräch mit den Angehörigen, sobald klar ist, dass eine infauste Prognose vorliegt. „Das ist für die Angehörigen schwer. Sie müssen einerseits begreifen, dass es keine Chance mehr auf ein Überleben gibt, und sich gleichzeitig schon Gedanken machen, welche Wünsche der Patient zu Tod und Sterben geäußert hat, zum Beispiel zum Thema Organspende", sagt die DSO-Koordinatorin Blaes-Eise. In der Regel haben die Angehörigen Zeit, über eine Entscheidung zur Organspende nachzudenken. Zunächst erfolgt die Hirntoddiagnostik nach den Vorgaben der Bundesärztekammer – dabei muss der irreversible Ausfall des gesamten Gehirns, der sogenannte „Hirntod", durch zwei qualifizierte Fachärzt*innen unabhängig voneinander festgestellt werden.

Während diese Diagnostik läuft, werden weitere Gespräche mit den Angehörigen geführt. Diese sollen helfen, den „Hirntod" besser zu verstehen. Erst im Anschluss an die Diagnostik erfolgt die endgültige Entscheidung zur Organspende. „Gerne übernehmen wir von der DSO die Gespräche mit den Angehörigen. Die Ärzte haben viele weitere Patienten zu betreuen und daher oft wenig Zeit", sagt Blaes-Eise. Genau die aber benötigen die Angehörigen, um den Hirntod begreifen zu können. Denn der Tod ist bei einem warmen, gut durchbluteten Körper schwer zu verstehen. Hier können Röntgen- und Szintigrafiebilder helfen, die zeigen, dass das Gehirn nicht mehr durchblutet ist. Oder ein Blick in die weitgestellten Pupillen, die nun auf Licht nicht mehr reagieren können, weiß Blaes-Eise.

Die DSO muss von der Klinik spätestens dann ins Boot geholt werden, wenn die Angehörigen ihre Zustimmung zur Organspende gegeben haben. Sie nimmt als bundesweite Koordinierungsstelle eine zentrale Rolle ein und steuert von nun an den Prozess rund um die Organspende nach klar festgelegten Regeln. Das reicht von den erforderlichen medizinischen Untersuchungen des Organspenders bis zur Meldung an die Stiftung Eurotransplant, die verantwortlich für die Vermittlung von Spenderorganen in acht europäischen Ländern ist.

Der typische Ablauf einer Organspende

Anita Wolf erlebt die Tage rund um die Organspende ihres Mannes wie im Film, sagt sie im Nachhinein. Nachdem sie ihre Zustimmung zur Organspende gegeben hat, folgen die Hirntoddiagnostik und mehrere Untersuchungen, in denen die Organe ihres Mannes auf mögliche Übertragungsrisiken geprüft werden. Ihr Mann wird bis zur Organentnahme organprotektiv behandelt. Das bedeutet, er wird wie ein anderer Intensivpatient medizinisch und pflegerisch überwacht, behandelt und versorgt, um seine Organe in einem bestmöglichen Zustand zu halten.

„Ich habe mich von einem fast lebend erscheinenden Körper verabschieden müssen, was vielleicht für den einen oder anderen nicht nachzuvollziehen ist", sagt Anita Wolf. In dieser Zeit kann sie trotzdem nicht jederzeit zu ihrem Mann, da noch verschiedene Untersuchungen laufen. „Manchmal bin ich eine Stunde im Krankenhaus herumgeirrt. Man fühlt sich als Angehörige sehr verloren." Was ihr in diesen Tagen hilft, sind die Gespräche mit einer Klinik-Seelsorgerin und der DSO-Koordinatorin. Auch die Pflegenden erlebt sie als sehr zugewandt: „Als klar war, dass sie in der Klinik nichts mehr für meinen Mann tun können, wurden sie mitfühlender vom Umgang, kamen häufiger in unser Zimmer und haben mehr mit mir gesprochen."

Im Gespräch mit der DSO-Koordinatorin legt sie fest, welche Organe ihres Mannes freigegeben werden sollen, welche nicht. Die Koordinatorin bespricht mit ihr die einzelnen Organe und erläutert, was bei der Organentnahme passiert. „Sie ist dabei sehr einfühlsam gewesen. Mir hat es geholfen, auf einer organisatorischen Ebene Dinge zu besprechen und zu klären", sagt Anita Wolf. Es lenkt sie ab und tut ihr gut, nicht allein zu sein. Denn: „Das Begreifen kommt in kleinen Etappen."

Insgesamt dauert es vom Beginn der Feststellung des Hirntodes zwei gute Tage, bis die OP der Organentnahme ist. Anita Wolf erlebt es positiv, dass sie dadurch noch ein wenig länger Zeit hat, mit ihrem Mann zusammen zu sein. Sie kann bei ihm sitzen, ihn streicheln, ihm noch einige Dinge sagen. Sie bleibt am Bett ihres verstorbenen Mannes bis Freitagabend um elf Uhr und verabschiedet sich dann von ihm. Früh am nächsten Morgen ist die OP. Nach der OP sieht sie ihren verstorbenen Mann nicht mehr, obwohl sie weiß, dass das möglich wäre. Ein Organspender wird genauso hergerichtet und würdevoll behandelt wie jeder andere Verstorbene, damit die Angehörigen sich verabschieden können. Das ist auch so im Transplantationsgesetz festgelegt. „Das war meine persönliche Entscheidung", sagt Anita Wolf. „Ich wollte ihn lebendig in Erinnerung behalten."

Würde ist das oberste Gebot

Anne-Bärbel Blaes-Eise arbeitet schon seit 25 Jahren als DSO-Koordinatorin. Sie weiß, wie sensibel die Angehörigen kleinste Dinge rund um die Organspende wahrnehmen. „Es ist vorgekommen, dass ein OP-Pfleger im Beisein der Eltern ein verstorbenes Kind zur Organentnahme entgegengenommen und dabei Kaugummi gekaut hat. Von den Eltern wurde das als pietätslos empfunden", erzählt sie. Ein als unwürdig erlebtes Verhalten könne traumatisierende Effekte auf die Angehörigen haben. Hier seien in der Vergangenheit auch Fehler gemacht worden, räumt sie ein. „Würde ist das oberste Gebot bei der Organspende, und Angehörige brauchen hier Begleitung – auch über die Spende hinaus."

Krankenhausmitarbeitende erleben zum Beispiel eine Gedenkminute vor der Organentnahme im OP als sehr hilfreich. „Damit möchten wir deutlich machen: Dies ist keine normale Operation. Wir halten eine Minute Stille und danken dem verstorbenen Spender für sein großes Geschenk", berichtet die DSO-Koordinatorin. „Das verändert die Stimmung im OP absolut."

Auch dem Abschied nach der Organentnahme komme eine große Bedeutung zu: „Die Angehörigen können sich dann mit eigenen Augen davon überzeugen, dass keine äußere Entstellung eingetreten ist ", sagt Blaes-Eise. Nicht alle Angehörigen nehmen diese Möglichkeit wahr, auch wenn die DSO-Koordinatorin das wichtig findet. Ihre Erfahrung ist, dass die Angehörigen den Tod des geliebten Menschen besser verarbeiten können, wenn sie den Verstorbenen noch einmal sehen und sich verabschieden können. Der Leichnam wird dazu im Bett aufgebahrt, bei Kopfverletzungen wird manchmal ein Teil des Kopfes abgedeckt. Bei Kindern helfen – auf Wunsch – die Eltern, das verstorbene Kind anzuziehen, vielleicht im geliebten Trikot oder dem Kommunionsanzug. Manchmal wird eine rote Rose auf das Bettlaken gelegt. Die DSO-Koordinatorin unterstützt bei diesem besonderen Abschied.

Anonymer Kontakt zum Organempfänger möglich

Mit der Organspende hört die Arbeit der DSO-Koordinatorin nicht auf. Auf Wunsch begleitet sie die Angehörigen weiter – und zwar so lange, wie diese es wünschen. Dazu werden die Angehörigen nach der Organentnahme angeschrieben und gefragt, ob sie mit einer weiteren Betreuung einverstanden sind. Auch erhalten die Angehörigen eine anonymisierte Information, wie es mit den Organen ihres verstorbenen Angehörigen weitergegangen ist. „Ihr Sohn hat sieben Menschen geholfen“, ist dort zum Beispiel zu lesen, „eine junge Frau hat sein Herz bekommen und ist mittlerweile wieder zu Hause.“

Seit April 2019 ist es auch möglich, dass ein transplantierter Mensch über sein Transplantationszentrum und die DSO Kontakt zur Familie des Organspenders aufnimmt. Er kann einen anonymen Brief an die Familie des Spenders schreiben und darf – unter Wahrung der Anonymität – von sich erzählen. Dies ist eine Neuerung des Transplantationsgesetzes, die 2019 verabschiedet wurde. „Vielen Organempfängern ist es ein Herzensanliegen, danke zu sagen“, weiß Blaes-Eise. Für sie ist das neue Organ ein Geschenk von unschätzbarem Wert. Auf der Website www.dankesbriefe-organspende.de zeugen viele berührende Briefe davon. „Und auch für viele Angehörige sind Dankesbriefe ein ganz besonderes und sehr emotionales Ereignis. Es wird als Bestätigung erlebt, das Richtige getan zu haben.“

„Mein Mann hat drei Menschen helfen können“

Auch für Anita Wolf ist es ein tröstlicher Gedanke, dass ihr Mann noch anderen Menschen zum Weiterleben verholfen hat. Sie erhält acht Wochen nach dem Tod ihres Mannes einen Brief von der DSO und erfährt, dass drei Organe erfolgreich transplantiert worden sind. Ein Patient hat sein Herz bekommen und steht kurz vor der Entlassung. Ein anderer hat eine Niere bekommen, ein weiterer die Leber. Ob es Männer oder Frauen sind, erfährt sie nicht, nur, dass die Organempfänger ungefähr im gleichen Alter sind wie ihr Mann. „Das hat mich nochmal sehr mitgenommen, aber die Freude hat überwogen“, erzählt sie. Sie stellt sich Familienväter vor, die jetzt normal weiterleben können. Sie ist auch etwas stolz: „Mein Mann hat drei Menschen helfen können.“

Ende 2017 werden die Zahlen der Organspender veröffentlicht – in Hamburg sind es 24. Sie denkt: Einer davon war mein Mann. Und fragt sich: Warum sind es nur so wenige? Sie nimmt Kontakt zu ihrer DSO-Koordinatorin auf und fragt: „Kann ich etwas tun?“ Das ist der Beginn eines umfassenden ehrenamtlichen Engagements. Sie setzt sich für das Netzwerk Spenderfamilie ein, gibt Interviews, geht auf Podiumsdiskussionen. Sie wird Mitglied in der ständigen Kommission für Organtransplantation der Bundesärztekammer und geht auf Schulungen für Transplantationsbeauftragte. Ihr ist das Thema ein Herzensanliegen geworden. Sie möchte auf die Situation der Angehörigen aufmerksam machen, die oft im Verborgenen bleiben. Und sie möchte sich für die Organspende stark machen: „Es sollte eigentlich selbstverständlicher werden, seine Organe zu spenden", sagt sie. „Aber gleichzeitig ist eine Organspende alles andere als eine Selbstverständlichkeit."

Für diesen Beitrag haben wir im Sommer 2021 mit Anita Wolf und Anne-Bärbel Blaes-Eise, Koordinatorin der DSO, Interviews geführt.

„Wie kann man über so etwas schweigen?“

Hochaltrige Menschen werden auf Intensivstationen häufig übertherapiert – auch dann, wenn kein Therapieerfolg mehr zu erwarten ist. Der Anästhesist Matthias Thöns prangert dieses „Geschäft mit dem Lebensende“ schon seit vielen Jahren an.

Interview mit Dr. med. Matthias Thöns
Dr. med. Matthias Thöns ist Anästhesist und spezialisiert auf Palliativmedizin und spezielle Schmerztherapie. Er wurde einem breiten Publikum durch sein Buch „Patient ohne Verfügung. Das Geschäft am Lebensende“ sowie durch seine erfolgreiche Verfassungsbeschwerde gegen § 217 des Strafgesetzbuches (StGB) zur „geschäftsmäßigen Förderung der Selbsttötung“ bekannt. Thöns arbeitet als Palliativmediziner in Witten. 2020 wurde er mit dem Deutschen Schmerzpreis ausgezeichnet.

*Herr Dr. Thöns, Sie haben in der Corona-Pandemie sehr früh kritisiert, dass die Behandlung von Covid-19-Patient*innen einseitig auf die Intensivbehandlung ausgerichtet ist. Warum war das aus Ihrer Sicht problematisch?*
Dr. Matthias Thöns: Covid-19 bedroht im Wesentlichen hochbetagte und vorerkrankte Menschen. Hier entsprach es oft nicht guter Medizin, eine Intensivbehandlung anzustreben, denn die Erfolgsaussichten einer Intensivtherapie sind bei hochbetagten Menschen mit Covid-19 extrem schlecht. Eine internationale Metastudie bezifferte die Sterblichkeit unter einer Intensivtherapie bei den über 80-Jährigen mit 85 Prozent. Das zeigte sich auch an der Zahl der Todesfälle: In Deutschland betrafen 64 Prozent der Todesfälle die über 80-Jährigen.

*Wie oft kam es bei Covid-19-Patient*innen zur Intensivtherapie?*
Wir haben im Frühjahr 2021 die Klinik-Entlassungsmeldungen einer großen Krankenkasse ausgewertet. Von 31234 stationär mit Covid-19 behandelten Patienten wurden 16,5 Prozent intensivmedizinisch behandelt – vier von fünf Patient*innen waren davon beatmet. Nur 115 Patient*innen von allen – das sind 0,4 Prozent – erhielten eine aus Abrechnungsdaten erkennbare Palliativversorgung. Dagegen wurden allein 86 Patienten über 90 Jahre beatmet – bei diesen war nicht einmal Palliativversorgung vermerkt.

Wie sind grundsätzlich die Erfolgschancen für ältere Menschen, eine längere Intensivbehandlung mit Beatmung ohne Einschränkungen zu überleben?
Ist lange Beatmung notwendig, sind die Heilungsaussichten grundsätzlich ungünstig. Studien zufolge überleben nur gut 40 Prozent der Menschen längerfristig eine Beatmung von mehr als zwei Wochen. Von den wenigen Überlebenden schaffen es bei den Älteren gerade einmal 12 Prozent zurück in ihr altes Leben. Der übergroße Rest verbleibt mehr oder weniger schwer geistig und körperlich behindert. Grundsätzlich gilt: Je höher das Alter, desto geringer ist die Aussicht auf eine Erholung, etwa nach Hirnverletzungen. Aber ich möchte nicht so verstanden werden, dass ich irgendwelche Leistungen im Alter beschneiden möchte. Im Gegenteil. Wir wissen jedoch aus guten Untersuchungen, dass Menschen über 75 eher selten große Eingriffe akzeptieren, wenn dort ein Risiko insbesondere für bleibende geistige Behinderung besteht – „lieber tot als schwer pflegebedürftig" gaben 91 Prozent bei einer Befragung an.

In Ihrem Buch „Patient ohne Verfügung", aber auch in zahlreichen anderen Veröffentlichungen haben Sie kritisiert, dass gerade Menschen an ihrem Lebensende oft übertherapiert werden. Was meinen Sie mit Übertherapie genau?
Übertherapie ist entweder eine Behandlung, die die Therapieziele des Patienten nicht erreichen kann, beziehungsweise ihm mehr schadet als nutzt. Oder sie ist eine Therapie, die gegen den Willen des Patienten erfolgt. Beides ist eigentlich rechtlich verboten und wird berufsethisch abgelehnt.

Wie häufig kommt es zu einem Zuviel an Therapie in der Intensivmedizin?
Häufiger als man denkt. Kritiker werfen mir zwar gerne vor, dass ich nur schlimme „Einzelfälle" einiger schwarzer Schafe hochspielen würde. Das glaube ich aber nicht. Experten schätzen den Anteil an Übertherapie in der Intensivmedizin auf 50 Prozent. Mir ist aber sehr wohl bewusst, dass ein Großteil der Intensivmediziner*innen und sicherlich noch ein größerer Anteil des Intensivpflegepersonals gute Medizin mit Augenmaß betreibt.

Um welche medizinischen Maßnahmen handelt es sich in der Regel?
Wie nicht anders zu erwarten, handelt es sich vornehmlich um die hochbezahlten Behandlungsformen: Langzeitbeatmung, Dialyse, Linksherzkatheter, große operative Eingriffe. Ich habe noch nicht einen Bericht gelesen, wo sich jemand über ein Zuviel an Physiotherapie, Palliativmedizin oder Psychotherapie beschwert. Auch das sind lebensverlängernde und lindernde Maßnahmen, aber sie sind schlecht vergütet und hier gibt es faktisch kein Zuviel.

*Was bedeutet eine Übertherapie für die betroffenen Patient*innen und Angehörigen?*
Die Folgen einer Übertherapie sind schlimm. Intensivmedizin ist kein Zuckerschlecken, und dafür nimmt man allerhand Leiden, aber auch schwerwiegende medizinische Folgen des Patienten in Kauf. Bei einer Beatmung können das zum Beispiel Infektionen, Lungenschäden bis hin zum Tod sein. Völlig klar ist, dass auch Angehörige massiv unter der Situation leiden. Ein hoher Anteil von ihnen entwickelt sogar ein posttraumatisches Stresssyndrom – das kennen wir sonst nur von Terror- oder Folteropfern.

Die meisten Angehörigen wünschen sich doch sicher, dass noch alles Menschenmögliche getan wird.
Natürlich möchten viele ihren geliebten Menschen nicht abgeben und nichts unversucht lassen. Die Angehörigen können aber nur schwer einschätzen, welche Maßnahmen noch Sinn machen und welche nicht. Hier bedarf es einer ehrlichen ärztlichen Aufklärung. Eine Behandlung, die lediglich auf eine mögliche Lebensverlängerung bei schlechtester Lebensqualität abzielt, muss offen mit den Angehörigen besprochen werden. Hier zählt nicht einfach das Diktat des Machbaren. Und letztlich sind wir doch alle gehalten, nicht die Angehörigenwünsche zu bedienen, sondern die Angehörigen als Zeugen des Patientenwillens zu befragen und demgemäß zu handeln.

Was sind aus Ihrer Sicht Gründe für ein Zuviel an Therapie?
Die Autoren einer Übersichtsreihe in der wahrscheinlich berühmtesten Medizin-Zeitschrift „The Lancet“ sehen geldliche Fehlanreize als hauptsächliche Triebfeder. Davon bin auch ich überzeugt – auch wenn ich viel dafür gescholten werde, dass ich vieles auf den Geldanreiz runterbreche. Und sicherlich gibt es hier und da auch andere Gründe, wie die Unsicherheit oder Fehleinschätzung des Arztes, medizinischer Ehrgeiz oder Angst vor rechtlichen Konsequenzen. Oft ist es auch viel einfacher, etwas zu tun, als schwierige Gespräche zu führen und etwas liebevoll zu unterlassen.

Wer sind diejenigen, die von einer Übertherapie profitieren?
Das sind vor allem Klinikkonzerne sowie die Eigentümer und Aktionäre, die hinter einer Einrichtung stehen. Aber es gibt natürlich auch viele Kliniken, die um das Überleben kämpfen. Da müssen die Zahlen stimmen, sonst fehlt das Geld für eine ausreichende Personaldecke, und es kommt zu Stellenkürzungen. Hinzu kommt das Problem der Bonusverträge. Das heißt, leitende Ärzte bekommen Geldanreize für lukrative Eingriffe oder Beatmungsstunden, eine ausreichende Belegung oder

die Auslastung des Linksherzkatheterlabors. Wir Ärzte lehnen diese Bonusverträge in Sonntagsreden ab, der Gesetzgeber verbietet sie gar und setzt auf freiwilligen Verzicht. Die Realität ist aber eine andere: In einer Studie der Uni Bremen gaben 85 Prozent der Klinikgeschäftsführer zu, dass diese Fehlanreize weiter existieren.

Setzen nicht auch die Diagnosis Related Groups – kurz DRG – Fehlanreize für ein Zuviel an Therapie?
Die Abrechnung der Beatmung ist in den DRG tatsächlich unglücklich gelöst. Bis zur 24. Stunde gibt es quasi keine Vergütung, eine Minute später gibt es in vielen Fällen über 23000 Euro pro Patient. Gesteigert werden die Erlöse dann nach 95, 249, 499 Stunden usw. Das hat einerseits zur Folge, dass auffällig viele Patient*innen gerade über diese – unter Ärzten auch als „Beatmungshürde" bekannte – Stunde hinaus beatmet werden. Andererseits wird versucht, die Patient*innen nach Erreichen der letzten Hürde rasch loszuwerden. Mehrfach habe ich mitbekommen, dass Kliniken teils massiv Druck auf die Angehörigen ausüben, damit der Patient in eine Einrichtung der Langzeitbeatmung verlegt wird.

Wird das von den Intensivstationen denn mitgetragen?
Ja, manche Stationen setzen sogar eine Ampelsoftware ein, wann ein Ende der Beatmung günstig ist. Oder es gibt Oberärzt*innen, die mit Karten aus der Verwaltung über die Intensivstation gehen. Auf denen ist dann vermerkt, wann welcher Patient von der Beatmung genommen werden darf und ab wann die nächsthöhere Abrechnungsziffer gilt. Ich kenne solche Berichte sogar aus Kinderkliniken.

*Das klingt, als sei das für viele Ärzt*innen eine nicht hinterfragte „Normalität" geworden.*
Ja, so scheint es. Was mich besonders ärgert: Ein Unrechtsempfinden fehlt meist! Ich möchte es einmal drastisch sagen: Das sind schwerste Straftaten an Wehrlosen, mit extremen Profiten Einzelner und einer großen Herde von Mitwissern. Aufgrund des großen Druckes hat leider keiner den Mut, das zu tun, was jedermann ansonsten machen würde: Strafanzeige stellen. Im Anschluss an eine meiner Lesungen kam ein Klinikpfarrer zu mir und erzählte mir von Sitzungen der Ethikkommission nach der 1799. Beatmungsstunde – das ist die höchste Beatmungsdauer, die nach den DRG finanziert wird. Aus meiner Sicht ist es schlicht menschenverachtend und zynisch, dann ein Ethikkomitee zur Veränderung des Therapiezieles tagen zu lassen. Und danach wird das Beatmungsgerät einfach abgeschaltet, erst dann darf der Patient sterben. Auch hier frage ich mich: Wie kann man über so etwas schweigen?

*Wie wirkt sich eine Übertherapie auf die Pflegenden und Ärzt*innen einer Intensivstation aus?*
Vor allem Pflegende ertragen das oft nicht und können diese Form der Übertherapie nicht mit ihrem Gewissen vereinbaren. Sie kündigen, werden krank oder immer unzufriedener. Auch die Burnout-Rate nimmt zu. Denn Pflegende sind in der Regel einfach viel näher an den Patient*innen dran als wir Ärzte. Sie kennen die Sorgen der Menschen und Angehörigen – und wissen eben auch um ihre Behandlungswünsche.

*Was raten Sie Pflegenden und Ärzt*innen, wenn diese ein Zuviel an Therapie wahrnehmen?*
Ich würde mir mehr Mut wünschen, denn jeder kann etwas an den Missständen ändern. Ein Krankenpfleger etwa, der sich die Zeit nimmt und der Ehefrau eines chronisch kritisch kranken Patienten die Augen öffnet und den weiteren Verlauf unter vier Augen ehrlich bespricht. Oder eine Krankenschwester, die auf die Frage von Angehörigen zu großen Eingriffen antwortet: „Bei meiner Mutter würde ich das nicht befürworten.“ Sehr würde ich mich natürlich darüber freuen, wenn bei aufkommenden Konflikten oder Schwierigkeiten eine zweite Meinung empfohlen wird.

Sie haben ein Portal ins Leben gerufen, das ein Zweitmeinungsverfahren für intensivmedizinisch und beatmete Patienten ermöglicht (www.zwmi.de). Wie läuft so ein Zweitmeinungsverfahren ab?
Grundsätzlich haben alle Patient*innen vor planbaren Eingriffen das Recht, sich eine unabhängige zweite ärztliche Meinung einzuholen. Das gilt auch für intensivmedizinische Eingriffe wie eine Beatmung, Dialyse oder künstliche Ernährung. Dazu können Angehörige den behandelnden Arzt ansprechen, der sie bei der Einholung einer Zweitmeinung ermutigen und unterstützen wird. Wenn Angehörige sich nicht trauen, den Arzt anzusprechen, übernehmen wir auch gerne die Gespräche mit dem behandelnden Arzt. Angehörige können uns dazu einfach unter 0800 80 44 100 anrufen. Wir informieren sie dann ausführlich und erklären ihnen das weitere Vorgehen.

Heute haben immer mehr Menschen eine Patientenverfügung, um sich vor unnötiger Apparatemedizin zu schützen. Kann dadurch eine Übertherapie vermieden werden?
Patientenverfügungen und Vorsorgevollmachten sind sehr wichtig. Leider gibt es immer wieder Berichte aus Kliniken, dass diese nicht ausreichend beachtet werden. Probleme bei Patientenverfügungen sind stets gleich: Entweder sie sind

nicht passgenau, oder der behandelnde Arzt stellt die Chancen durch die Therapie falsch positiv dar.

Was muss sich ändern, damit Menschen in einer Intensivstation unnötiges Leiden erspart wird?
Auf der einen Seite gehören die Fehlanreize abgebaut. Es darf nicht sein, dass Bonusverträge als illegal eingestuft werden, aber niemand prüft nach, ob es solche Verträge gibt. Dabei wäre die Prüfung supersimpel: Wir Ärzte müssen zur Berechnung des Ärztekammerbeitrages ohnehin unsere Einkünfte vor der Ärztekammer offenlegen. Wenn es da stark schwankende Einnahmen angestellter leitender Ärzte gibt, riecht es nach verbotenen ertragsabhängigen Boni. Dies könnte man prüfen und entsprechend sanktionieren. Und wenn Intensivmedizin erst mal läuft und der Verlauf konfliktreich und problematisch ist, sollte man unbedingt eine unabhängige Zweitmeinung einholen. Auf unserem Portal versuchen Ärzt*innen, Intensivfachpflegende und Jurist*innen, entsprechende Hilfestellungen zu geben.

Das Interview mit Matthias Thöns haben wir im Sommer 2021 geführt.

5
Trauma Intensivstation

Janniks Geschichte

Eine posttraumatische Belastungsstörung, kurz PTBS, kann auch noch Jahre nach einem Intensivaufenthalt auftreten. Wie bei Jannik, der mit 19 einen schweren Sportunfall hat und vier Wochen im Koma liegt.

Seinen Zusammenbruch, wie er es nennt, hat Jannik erst zwei Jahre nach dem Unfall – der Unfall, der sein Leben von einem Augenblick auf den anderen komplett umdreht. Er ist 19, verliebt in seine Freundin Larissa und möchte – wie sein Vater und sein Bruder – Polizist werden. Er ist ein guter Schüler, hat einen großen Freundeskreis und seinen Fußball, der ihm alles bedeutet. Und dann kommt der 5. Juli 2015. Es ist die 64. Spielminute eines Freundschaftsspiels, als Jannik auf dem Feld hochsteigt, um einen langen Pass in Richtung Tor zu köpfen. Doch er hat den Torhüter nicht im Blick, der aus seinem Sechzehner herausgelaufen kommt und den Ball ebenfalls wegköpfen will. So trifft Janniks Kopf nicht auf den Ball, sondern mit voller Wucht auf den Kopf des anderen. Danach ist alles dunkel.

„Ich dachte, ich brauche nur etwas Zeit, dann ist alles wie vorher"

Von dem, was danach folgt, bekommt Jannik nichts mit. Nichts von den Streckkrämpfen, die er auf dem Fußballplatz hat oder vom Notarzt, der ihn im Krankenwagen intubiert. Nichts vom CT und MRT, bei dem sich herausstellt, dass er ein Schädel-Hirn-Trauma 3. Grades und mehrere Hirnblutungen hat. Nichts von dem Drama, das seine Familie und seine Freundin durchmachen, die nach dem abgebrochenen Spiel sofort informiert werden.

Mehrere Wochen liegt Jannik sediert und beatmet auf der Intensivstation. Es sind Wochen, die ihm später vollkommen fehlen werden. Er wird in ein anderes Krankenhaus verlegt und beginnt eine neurologische Frührehabilitation. Sein Klinikaufenthalt dauert insgesamt zwei Monate, danach schließt sich direkt eine Anschlussheilbehandlung an. Dort bietet ihm eine Psychologin bei der Aufnahme begleitende Gespräche an – er lehnt ab. Alles sei gut, sagt er ihr, er habe eine super Familie, eine super Freundin, alle kümmern sich. Heute bedauert er diese ungenutzte Chance. „Ich hatte anfangs gar keine Probleme", sagt er. „Ich habe gedacht, alles geht wie gewohnt weiter, ich brauche nur etwas Zeit, um mich zu erholen, dann ist alles wieder wie vorher."

Doch langsam dämmert ihm: Nichts ist mehr wie vorher, alles bröckelt. Durch das Schädel-Hirn-Trauma ist sein Sehnerv beschädigt. Auf dem linken Auge sieht er noch fünf Prozent, das ist gefühlt nichts. Hinzu kommen starke Aufmerksamkeits- und Konzentrationsstörungen. Seinen Traum, Polizist zu werden, muss er aufgeben, ebenso seinen geliebten Sport. Er spielt zwar weiter Fußball, aber auf einem ganz anderen Niveau. „Das Problem ist, dass ich mich noch zu gut erinnere, wie es vorher war, und wie gut ich gespielt habe." Trotzdem möchte er den Fußball nicht ganz aufgeben.

Auch seine Freunde verschwinden nach und nach aus seinem Leben. In seinem Zimmer steht noch ein Foto, das er nach seinem Unfall geschenkt bekommen hat. Seine Freunde halten darauf ein Plakat in den Händen, „Deine Fans" steht in Großbuchstaben darauf. Er denkt oft darüber nach, das Bild wegzuwerfen. Es schmerzt ihn, dass sich wirklich alle zurückgezogen haben. „Die waren jung, unerfahren und haben ihr Leben halt weitergelebt", sagt er im Rückblick. „Mit 19 hat man anderes vor, als sich um jemanden zu kümmern, der plötzlich körperlich eingeschränkt ist und nicht mehr mit feiern gehen kann." Dennoch ist es bitter. Nur seine Freundin Larissa bleibt an seiner Seite – und natürlich seine Eltern und sein älterer Bruder.

„Für mich ist alles zusammengebrochen, ich konnte einfach nicht mehr"

Im August 2017 folgt der komplette Zusammenbruch. Er hat gerade sein Fachabitur bestanden und beginnt eine Ausbildung beim Zoll – das ist zumindest etwas Polizeiähnliches. Die Ausbildung startet mit einer sechsmonatigen Theoriephase, für die er in eine andere Stadt ziehen muss. Raus aus seinem geschützten Raum, wo alle seine Geschichte kennen, muss er sich plötzlich erklären: Warum er für einige Dinge länger braucht, warum er bei Klausuren einen sogenannten Nachteilsausgleich erhält und warum er nachmittags nicht mit zum Sport kommt. Es ist

Sommer, seine Kollegen gehen raus, alle haben Spaß, treffen sich zum Fußball oder Hockey. Er schließt sich in seinem Zimmer ein, büffelt, hat dunkle Gedanken. Wenn er den Lernstoff nicht gleich versteht, wird er unruhig, und wenn er am nächsten Tag auf die Fragen des Lehrers keine Antwort weiß, flippt er innerlich fast aus. „Ich habe mir Vorwürfe gemacht und noch mehr gelernt und neue Lernstrategien entwickelt", sagt er. „Das hat sich von Tag zu Tag aufgestaut, es wurde immer schlimmer."

Dann kommt der Tag, an dem er sich wieder in seinem Zimmer verbarrikadiert und plötzlich nur noch Rotz und Wasser heulen kann. Nichts geht mehr, die totale Verzweiflung. „Für mich ist alles zusammengebrochen, ich konnte einfach nicht mehr", sagt er. Er ruft seine Mutter an, sagt ihr unter Tränen, dass er jetzt seine Sachen packt und nach Hause kommt. Dass er alles aufgeben wird, dass er nur noch nach Hause möchte. „Ich bin froh, dass ich den Mut hatte, mir das einzugestehen und die Notbremse gezogen habe", sagt er. „Das hätte ganz böse ausgehen können."

So kommt es, dass er noch am selben Tag mit Sack und Pack nach Hause fährt. Dort legt er sich ins Bett und kann nicht aufhören zu weinen. Seine Freundin Larissa schickt er zunächst weg, er möchte nicht, dass sie ihn so sieht. Seine Eltern machen sich große Sorgen, sie haben Angst, dass er sich etwas antun könnte. Seine Mutter redet mit ihm, fragt ihn auch, ob er sich ins Landeskrankenhaus einweisen lassen möchte. Doch so weit ist es für ihn nicht. „Ich finde es gut, wenn Leute diesen Schritt gehen und ihnen dann geholfen wird", sagt er. „Aber das selbst zu entscheiden, fand ich ziemlich krass. Gott sei Dank bin ich davor bewahrt geblieben."

In den folgenden Wochen ist immer jemand bei ihm, auch nachts, entweder seine Eltern oder seine Freundin. Über einen Bekannten seiner Mutter erhält er zügig einen Termin bei einem Psychiater. Er erinnert sich noch genau, was dieser damals zu ihm sagt: „Mein Problem sei, dass ich von mir selbst, aber auch von anderen zu viel verlange. Das solle ich komplett streichen. Die allermeisten Menschen achten nicht auf ihre Mitmenschen, sondern eher auf sich", erzählt er von dem damaligen Gespräch. Er bekommt Antidepressiva und Schlafmittel verschrieben und kann wieder nach Hause.

Therapie und Schritte nach vorn

Drei Monate später geht er in eine psychosomatische Reha, wo er sechs Wochen bleibt. Er hat zunächst große Angst, was ihn dort erwartet, und befürchtet Gesprächsrunden, in denen jeder sein Leid über den anderen ausschüttet – so wie er es aus Filmen kennt. Und tatsächlich findet er sich zusammen mit Mittvierzigern und Sechzigern in einem Stuhlkreis wieder und jeder soll seine Geschichte erzählen. Er will das nicht, will sich das auch nicht von anderen anhören, denkt: Ich habe selbst genug Probleme.

Doch irgendwann schlägt das um. Er beginnt, den anderen mit Interesse zuzuhören und denkt: „Warum machst du dir so eine Panik? Du hast gar keine Probleme im Vergleich zu den anderen." Ein paar Tage später hört er eine Ärztin sagen: „Kommt niemals auf die Idee, dass ihr keine Probleme habt, weil ihr andere Probleme mitbekommt, die euch schlimmer erscheinen. *Euer* Problem ist immer das Wichtigste." Das nimmt er sich zu Herzen und schiebt seine Gedanken, was stelle ich mich hier so an, beiseite. Jetzt hört er seinen Mitpatient*innen zu, um zu erfahren, welche Strategien ihnen helfen, welche Wege sie gewählt haben, die vielleicht auch ihm helfen könnten. „Das hat super geklappt", sagt er. „Diese Gesprächskreise, an denen ich zunächst mit Widerwillen teilgenommen habe, haben mir wahrscheinlich am meisten geholfen."

Er macht Nordic Walking, nimmt am Yoga teil, hat seine Einzeltherapien und Gruppensitzungen. Er lässt sich auf Dinge ein, die ihm zunächst völlig abwegig erscheinen und merkt, dass es ihm langsam besser geht, dass er wieder zu sich findet. Er ist dabei umgeben von Menschen, die deutlich älter sind, Depressionen oder ein Burnout haben und an einem komplett anderen Lebenspunkt stehen. Das zieht sich durch alle Phasen seines Unfalls, dass alle um ihn herum immer viel älter sind.

Zurück aus der Reha findet er vor Ort einen Therapeuten, der ihn begleitet. Es ist jemand, den ihm eine Bekannte empfiehlt. Sie stellt für ihn auch den Kontakt her. Jannik will eigentlich keinen männlichen Therapeuten, glaubt, dass Frauen sich besser einfühlen können. Im Erstgespräch sieht er dann seine anfängliche Befürchtung bestätigt. Er findet den Typen sehr speziell und fragt sich: Dem soll ich mein Herz ausschütten? Doch langsam gelingt es ihm, sich einzulassen – auf den Therapeuten, die wöchentlichen Sitzungen und die Aufgaben, die ihm zunächst befremdlich erscheinen. Er bekommt zum Beispiel eine Schale mit unterschiedlichen Materialien hingestellt – mit Fellen, Steinen, Kugeln – und soll diese den Menschen in seinem Umfeld zuordnen. Er spricht mit imaginären Personen und hört sich die Gedankenanstöße seines Therapeuten an. „Das alles passte zunächst überhaupt nicht in mein Bild, wie ich mein Leben mit Anfang 20 leben wollte", sagt er. Aber er spürt, dass ihm die Sitzungen helfen, und fängt an, seinem Therapeuten zu vertrauen. Auch merkt er, dass der es schafft, ihn aus so manchem Loch wieder rauszuholen.

Heute geht Jannik immer noch zu seinem Therapeuten und kommt mittlerweile super mit ihm klar. Er hat seine private Handynummer und weiß, wenn sich irgendein Chaos zusammenbraut, kann er ihm schreiben und bekommt innerhalb von drei Tagen einen Zwischentermin. Das gibt ihm viel Sicherheit.

Die wichtigsten Begleiter nach seinem Zusammenbruch

Die wichtigste Stütze in dieser Zeit sind seine Familie und seine Freundin, die immer für ihn da sind. Eine wichtige Hilfe sind aber auch seine Intensivtagebücher. Seine Mutter, selbst Krankenschwester, hat von einer Kollegin davon gehört: Wenn man für Menschen, die im Koma liegen oder bewusstlos sind, aufschreibt, was in dieser Zeit passiert, hilft ihnen das später, den Weg zurück ins Leben zu finden. Sie können dadurch nachvollziehen, was passiert ist und welche Fortschritte sie gemacht haben. In Skandinavien schreiben Intensivpflegende schon seit Jahren Tagebücher für Patienten, die künstlich beatmet werden müssen. Auch in Deutschland werden es immer mehr.

Janniks Familie sowie die Pflegenden und Ärzte notieren fast täglich, wie es ihm geht und berichten von den täglichen Geschehnissen auf der Station. „Hier ist Jessica, ich werde heute Nacht auf dich aufpassen“, ist dort zum Beispiel von einer Pflegerin zu lesen. „Ich bin erst seit zwei Stunden bei dir und du schläfst tief und fest.“ Zusätzlich führt seine Mutter noch ein Bildertagebuch, das in zahlreichen Fotos seinen Krankheitsverlauf dokumentiert. Seine Freundin Larissa führt die ganze Zeit über ein eigenes Tagebuch. Sie schenkt es ihm irgendwann nach dem Klinikaufenthalt.

Anfangs kann Jannik mit den Intensivtagebüchern eher wenig anfangen. In der Zeit nach seinem Zusammenbruch werden die Bücher jedoch immer bedeutsamer für ihn. „Gerade wenn es mir schlecht ging und ich mich wertlos gefühlt habe, habe ich ganz viel darin gelesen“, erzählt er. Viele Einträge berühren ihn tief, besonders die seines Bruders. „Die Dinge, die er mir dort geschrieben hat, hätte ich niemals von ihm gehört, wenn es nicht so schlimm um mich gestanden hätte.“ Dort ist zum Beispiel zu lesen: „Jannik, sei jetzt einfach stark! Kämpf so, wie du immer kämpfst. Ich brauche dich noch. Ich will meinen alten Bruder zurückhaben.“ Oder: „Du in einem Bett, an ganz viele Maschinen angeschlossen. Eigentlich bist du doch die Maschine, die nicht aufzuhalten ist.“

Jannik ist überzeugt, dass die Intensivtagebücher in seinem Fall ein wichtiger Baustein waren, dass es ihm heute besser geht. Im Moment ist er dabei, seine Intensivtagebücher abzutippen und möchte sie gerne als Buch drucken lassen – nur für ihn allein, damit er sie leichter lesen kann. „Ich liebe meine Tagebücher, sie sind extrem wichtig für mich und ich lese immer noch darin“, sagt er.

Er ist fest überzeugt, dass alle Intensivpatient*innen, die länger beatmet sind oder im Koma liegen, in irgendeiner Form ein PTBS-Syndrom entwickeln werden. „Das geht an keinem spurlos vorbei. Wie stark das ausgeprägt ist, ist wahrscheinlich persönlichkeitsabhängig." Er würde sich wünschen, dass mehr Pflegende das Intensivtagebuch nutzen. Deshalb geht er jetzt in Pflegeschulen und Weiterbildungsstätten für Intensivpflegende. „Ich weiß, wie viel Kraft und Energie man aus diesen Büchern ziehen kann und ich möchte, dass auch andere Patienten davon profitieren. Man kann durch so eine harte Geschichte gut durchkommen", sagt er, „aber das geht nur über den Weg der Verarbeitung und Erinnerung."

Deshalb rät er anderen Intensivpatient*innen auch: Holt euch Hilfe, lasst euch nicht davon abschrecken, zum Psychologen zu gehen. „Es gibt nichts Schlimmeres als eine Depression", sagt Jannik, der in den Monaten nach seinem Zusammenbruch extreme Berg- und Talfahrten erlebte. „Die Antidepressiva haben mich unterstützt, dass es phasenweise bergauf ging. Ohne Medikation wäre das bestimmt nicht so gegangen." Aber auch die Therapien haben einen wichtigen Beitrag geleistet. Mittlerweile steht Jannik offen dazu, dass er zu einem Therapeuten geht. „Zu Beginn habe ich gedacht, hoffentlich bekommt das keiner mit. Jetzt bin ich stolz und froh, dass ich diesen Weg gegangen bin."

„Manchmal hadere ich schon"

Heute gibt es längere Phasen, in denen es Jannik besser geht – auch wenn es immer mal wieder Rückschläge gibt. Jannik ist 25 Jahre, hat seine Ausbildung beim Zoll abgeschlossen und ist jetzt „Beamter auf Probe". Er wohnt mit Larissa zusammen, nur einen Katzensprung von seinen Eltern entfernt, die beiden sind verlobt. Jannik nimmt sein Leben wieder an und versucht, mit den bleibenden Handicaps – der Sehstörung und seiner Konzentrationsschwäche – gut zu leben. Er geht weiter zweimal die Woche zum Fußballtraining, allerdings hat der Sport nun einen ganz anderen Stellenwert für ihn. Zusätzlich ist er seit Anfang 2021 ehrenamtlich beim ambulanten Kinderhospizdienst tätig. Er möchte sich für andere engagieren, das ist ihm sehr wichtig. „Ich habe selbst gemerkt, wie schlimm es ist, als junger Mensch ausgebremst zu werden", sagt er. „Aber wenn man passende Hilfe hat, kann das funktionieren. Deshalb möchte ich meine Erfahrung auch weitergeben."

Jannik hat nie einen Gedanken daran verschwendet, warum dieser Unfall gerade ihm passiert ist. An manchen Tagen hadert er aber noch mit den Folgen. „Es ging so steil bergauf mit mir, ich war so erfolgreich im Sport und beruflich genau auf dem Weg, den ich schon immer einschlagen wollte. All diese Chancen sind mit einer Sekunde eliminiert worden, damit hadere ich manchmal schon“, sagt er. „Mittlerweile bin ich auf dem Weg, einzusehen, dass Erfolg nicht nur bedeutet, in welcher Liga man spielt und wie erfolgreich man in der Schule oder im Beruf ist. Das Menschliche – das ist entscheidend.“ Er weiß, dass er lernen muss, einen anderen Fokus in seinem Leben zu setzen. Aber auch das klappt eben mal besser und mal schlechter.

„Ein vorhersehbares Trauma“

Viele Patient*innen leiden nach dem Aufenthalt auf der Intensivstation unter einer posttraumatischen Belastungsstörung. Warum ist das so? Und wie lassen sich Traumafolgestörungen behandeln und vielleicht sogar vorbeugen? Die Psychologin Jenny Rosendahl erläutert aktuelle Erkenntnisse aus der Forschung.

Interview mit PD Dr. Jenny Rosendahl
PD Dr. Jenny Rosendahl ist Diplom-Psychologin und arbeitet am Institut für Psychosoziale Medizin, Psychotherapie und Psychoonkologie am Universitätsklinikum Jena. Ihre Forschungsschwerpunkte sind u.a. Traumafolgestörungen bei Patient*innen nach schwerer Sepsis sowie die Behandlung posttraumatischer Belastungsstörungen von Patient*innen und deren Lebenspartnern.

Frau Dr. Rosendahl, wie hoch ist das Risiko, nach einer Intensivtherapie eine posttraumatische Belastungsstörung, kurz PTBS, zu erleiden?
Dr. Jenny Rosendahl: Das ist mittlerweile gut erforscht. Eine Metastudie aus dem Jahr 2019 hat zu dieser Frage 48 Studien zusammengefasst. PTBS-Symptome betreffen demnach jeden fünften erwachsenen Überlebenden der Intensivtherapie. Die Zahlen variieren dabei allerdings – je nach Studie liegen sie zwischen 3,7 bis 43,7 Prozent.

Woher kommt diese hohe Differenz?
Das hängt mit den unterschiedlichen Befragungsmethoden zusammen. In einigen Studien haben die Patient*innen ihre Symptome selbst mittels Fragebogen angegeben, in anderen Studien hat eine psychologisch geschulte Person Symptome erfragt und anschließend eine Diagnose gestellt. Bei letzterer Methode findet man in der Regel geringere Zahlen. Im Mittel ist etwa jeder fünfte Intensivpatient betroffen – das verdeutlicht, wie häufig eine PTBS nach einem Intensivaufenthalt tatsächlich ist.

Wie hoch liegen die Zahlen für eine PTBS bei anderen Traumata?
Ob es nach einer traumatischen Erfahrung zur Entwicklung einer PTBS kommt oder nicht, hängt maßgeblich auch von der Art des Traumas ab. Es gibt spezifische Traumata, bei denen eine PTBS häufiger ist als nach einem Intensivaufenthalt. Zum Beispiel kommt es bei einer Vergewaltigung bei 50 bis 80 Prozent der Betroffenen zu einer PTBS. Ähnlich häufig wie nach Intensivaufenthalten ist die

PTBS nach einem Gewaltverbrechen nicht-sexueller Art oder nach Verkehrsunfällen.

Was ist so traumatisch an einem Intensivaufenthalt?
In den diagnostischen Kriterien für eine PTBS sind Traumamerkmale beschrieben, die genau beschreiben, was ein Trauma kennzeichnet. Dazu gehört zum Beispiel das Erleben einer extremen Hilflosigkeit, einer Todesbedrohung beziehungsweise einer existenziellen Angst davor, wie es weitergeht und ob man die Situation überlebt. Auf einer Intensivstation sind diese Traumakriterien für fast jeden Patienten gegeben. Hinzu können Kontextfaktoren kommen, zum Beispiel, dass der Patient im Nachbarbett reanimiert wird und man Zeuge von existenziell bedrohlichen Situationen wird.

Welche Rolle spielt die Umgebung der Intensivstation?
Die Umgebung ist extrem stressreich, der Lärm ist unglaublich hoch, es piept ständig, die Patient*innen haben jede Menge Messinstrumente am Körper, vielleicht einen Tubus in der Luftröhre und diverse andere Schläuche und Katheter – die Betroffenen fühlen sich häufig also ziemlich „gefangen". Sie können in der Regel nicht gut kommunizieren und ihre Bedürfnisse nicht adäquat zum Ausdruck bringen. Durch die Sedierung wissen sie oft nicht, ob Tag oder Nacht ist, und es fällt ihnen schwer, zwischen Traum und Realität zu unterscheiden. Das ist also eine Kumulation von Stressoren in Kombination mit einer extremen Hilflosigkeit und Todesbedrohung.

Gibt es Personengruppen oder Erkrankungen, bei denen eine PTBS besonders häufig ist?
In den Studien finden sich wenig eindeutige Aussagen. Es ist immer wieder unklar, ob Ältere oder Jüngere stärker betroffen sind, eher Frauen oder Männer oder inwiefern die Dauer des Intensivaufenthalts und der Beatmung eine Rolle spielt. Diese Faktoren sind zwar gut untersucht, scheinen aber keinen systematischen Einfluss auf die Häufigkeit einer PTBS zu haben. Was in den Studien allerdings sehr deutlich ist: Vorbestehende psychische Erkrankungen sind ein hoher Risikofaktor. Menschen, die psychisch vorbelastet sind, entwickeln also nach einem Intensivaufenthalt viel häufiger eine PTBS.

Was sind typische Symptome einer PTBS?
Zentrale Symptome sind sogenannte Intrusionen, also unkontrollierbar wiederkehrende, quälende Erinnerungen an die traumatische Situation, Albträume

und sogenannte Flashbacks. Bei solchen Flashbacks erleben die Betroffenen die traumatische Situation plötzlich und mit voller Wucht wieder. Weitere Symptome sind eine Veränderung im Denken und in der Stimmung. Hierzu zählen zum Beispiel negative emotionale Zustände oder Überzeugungen wie depressive Verstimmungen oder Hoffnungslosigkeit. Auch berichten die Patient*innen häufig von Schreckhaftigkeit, einer erhöhten Reizbarkeit, Konzentrationsschwierigkeiten oder auch Schlafstörungen. Manchmal spielen auch Schuld und Scham eine Rolle.

Warum Schuld und Scham?
Manche Patient*innen fühlen sich schuldig, weil sie nicht früher zum Arzt gegangen sind oder Symptome nicht rechtzeitig erkannt haben und denken, dass so die Intensivbehandlung hätte verhindert werden können. Manche schämen sich, weil bestimmte Dinge auf der Intensivstation außer Kontrolle geraten sind, zum Beispiel ihre Körperfunktionen. Ein weiteres großes Thema, das zum Symptomkomplex einer PTBS gehört, ist auch die Vermeidung. Die Patient*innen meiden also Aktivitäten und Situationen, die Erinnerungen an das Trauma wachrufen könnten. Gleichzeitig rufen bestimmte Schlüsselreize das Trauma, das man doch verdrängen möchte, immer wieder ungewollt in Erinnerung.

Was sind zum Beispiel solche Schlüsselreize?
Das können Geräusche, Gerüche, Körperhaltungen oder auch vergleichbare Situationen sein. Einige Patienten sagen zum Beispiel, immer dann, wenn sie den Helikopter hören, gehen die Erinnerungen wieder los. Oder sie sehen ihre Narbe und fühlen sich unweigerlich an die Situation auf der Intensivstation erinnert. Im medizinischen Kontext ist es problematisch, wenn diese Schlüsselreize rund um das Setting Krankenhaus immer wieder Angst auslösen. Denn die Patienten müssen ja zwangsläufig zu Nachuntersuchungen.

Sind diese Symptome denn für Außenstehende, zum Beispiel die Angehörigen, erkennbar?
Die Ehepartner*innen erkennen meist sehr wohl, dass ihre Angehörigen wesensverändert sind, schlecht schlafen oder leicht reizbar und aggressiv sind. Die Frage ist jedoch, ob es ihnen gelingt, diese Symptome auf eine psychische Störung zurückzuführen. Viele sind hilflos und wissen nicht, was los ist. Auch die Hausärzt*innen sind teilweise ratlos. Noch zu oft ist – auch unter medizinischen Fachkolleg*innen – nicht bekannt, dass eine PTBS auch nach einer schweren körperlichen Erkrankung sowie einer Intensivbehandlung auftreten kann.

*Lässt sich einer PTBS bei Intensivpatient*innen vorbeugen?*
Mit dieser Frage beschäftigen sich Forscher*innen seit vielen Jahren. Das wäre natürlich optimal. Ein Intensivaufenthalt ist eine der wenigen Situationen, in der eine mögliche Traumatisierung vorhersehbar ist – im Gegensatz zu Gewalterfahrungen, Naturkatastrophen oder Verkehrsunfällen. Eine Behandlung auf der Intensivstation ist somit ein vorhersehbares Trauma – wir wissen, dass es bedingt durch die kritische Erkrankung und die Intensivbehandlung zu stressreichen, potenziell traumatisierenden Erfahrungen kommen wird. Und somit spielt der Präventionsgedanke eine große Rolle.

Gibt es Forschungsergebnisse dazu?
Ja, aber die Forschung in diesem Bereich steckt noch in den Kinderschuhen und die Ergebnisse sind bislang nicht wirklich zufriedenstellend. Was sich festhalten lässt, ist, dass die soziale und psychologische Unterstützung eine sehr große Rolle spielt. Die soziale Unterstützung gelingt vor allem über die Einbindung der Angehörigen, indem diese zum Beispiel zu kleineren pflegerischen Aufgaben angeleitet werden. Das hilft den Angehörigen, hat aber auch Effekte auf den Patienten und vermittelt ihm das Gefühl, nicht allein zu sein. Eine psychologische Unterstützung kann über Fachpersonen geleistet werden, die Krisensituationen erkennen und entsprechend zeitnah eingreifen können. Noch sind festangestellte Psycholog*innen auf der Intensivstation jedoch eine Seltenheit.

Gibt es weitere Ansätze, um einer PTBS vorzubeugen?
Eine in der Praxis häufig eingesetzte Intervention ist das Intensivtagebuch (s. Interview „Symbol der Hoffnung“, S. 212). In diesem schreiben die Angehörigen und Pflegenden die Ereignisse und Entwicklungen während der Bewusstlosigkeit des Patienten nieder. Die Patient*innen können das Tagebuch dann im späteren Verlauf lesen und damit das Geschehene besser verstehen und einordnen. Ein weiterer Ansatz, der im Moment sehr erfolgversprechend erscheint, sind therapeutische Suggestionen.

Was ist damit gemeint?
Das ist eine Anwendung der modernen Hypnotherapie. Diese geht davon aus, dass Beziehung und Sprache in hohem Maße auch auf körperliche Prozesse einwirken – auch in Sedierung und Bewusstlosigkeit. Über therapeutische Suggestionen, die den Patient*innen zum Beispiel über ein Tonband vorgespielt werden, wird ihnen Unterstützung und Zuversicht bestätigt und versucht, ihnen in der erlebten Hilflosigkeit Kontrolle und Sicherheit zu vermitteln. Dazu gibt es mittler-

weile sehr gute Evidenz und wir hoffen, dass wir diesen Ansatz in der nächsten Zeit viel stärker beforschen können.

Warum gibt es bislang nur so wenig Forschung zu präventiven Maßnahmen, wenn eine PTBS doch so häufig ist?
Die Bedeutung psychischer Langzeitfolgen ist erst in den letzten 20 Jahren so richtig klar geworden. Vorher war das eher ein „Exotenthema", über das kaum berichtet wurde. Ich erinnere mich an eine erste Arbeit aus dem Jahr 1999. Es ist also ein vergleichsweise sehr junges Forschungsfeld, das erst in den letzten zehn Jahren verstärkt in den Fokus geraten ist. Durch die Covid-Pandemie und die damit einhergehenden Berichterstattungen über Intensivbehandlungen ist dieses Thema auch erst vermehrt in das allgemeine Bewusstsein gerückt.

Wie kann eine PTBS erkannt und sicher diagnostiziert werden? Wenn die Symptome auftreten, sind die Betroffenen doch meistens wieder zu Hause.
Es gab in den vergangenen Jahren immer wieder Versuche, sogenannte „Post-ICU-Ambulanzen" zu etablieren, um ehemaligen Intensivpatient*innen eine Nachsorgebehandlung anzubieten. Aber auch das steckt noch in den Kinderschuhen und ist nur in sehr wenigen Kliniken in Deutschland etabliert. Im besten Fall wenden sich die Patient*innen mit ihren Beschwerden an ihren Hausarzt. Und der wird hoffentlich hellhörig, wenn Menschen nach einem Intensivaufenthalt über Schlafstörungen, Albträume oder das Wiedererleben von Situationen in Form von Flashbacks berichten. Ob das immer gelingt, ist schwer zu sagen, weil medizinische Traumatisierungen, wie schon erwähnt, nicht allen Ärzt*innen bekannt sind.

Damit erscheint das Risiko, dass eine PTBS unerkannt bleibt, relativ hoch.
Das stimmt. Hinzu kommt, dass psychische Probleme häufig noch stigmatisiert sind, gerade bei älteren Menschen, die ja häufiger auf Intensivstationen behandelt werden. Die Wahrscheinlichkeit, dass sich diese Patientengruppe offen an ihren Hausarzt wenden oder direkt zu einem Psychotherapeuten gehen, ist meistens gering. Da muss der Leidensdruck schon sehr groß sein. Uns haben viele Patient*innen berichtet, dass es sehr lange gedauert hat, bis sie sich Hilfe gesucht haben. Das Problem: Wird eine PTBS nicht behandelt, kann sie einen chronischen Verlauf nehmen. Deswegen haben Patient*innen, die in unseren Studien mitgemacht haben, zum Teil auch noch Jahre nach dem Aufenthalt auf der Intensivstation an den Symptomen der PTBS gelitten.

Wie kann eine PTBS behandelt werden, wenn sie erkannt wird?
Die beste Wirksamkeit zeigt eine traumafokussierte Psychotherapie. Diese wird auch in der aktuellen Leitlinie zur PTBS empfohlen und sollte von einem ausgebildeten Traumatherapeuten durchgeführt werden. Im Idealfall wird die Erkrankung rechtzeitig diagnostiziert und die betroffene Person erhält dann eine leitliniengerechte Behandlung. Allerdings sind die Wartezeiten für einen Psychotherapieplatz sehr lang, speziell wenn man zu einem Traumatherapeuten möchte.

Was zeichnet eine traumafokussierte Psychotherapie aus?
Hier geht es im Kern darum, das Trauma erneut zu bearbeiten. Ein weit verbreiteter Ansatz ist die kognitive Verhaltenstherapie. Zunächst wird der Patient psychisch stabilisiert, damit er überhaupt bereit ist, sich mit den traumatischen Erfahrungen auseinanderzusetzen. Dieser Punkt spielt vor allem bei Gewalterfahrungen eine Rolle. Ein klassisches Element der kognitiven Verhaltenstherapie ist die Exposition. Das bedeutet: Die traumatisierte Person konfrontiert sich – meist gedanklich – unter therapeutischer Anleitung nochmals detailliert mit den traumatischen Erfahrungen, damit diese neu und adäquat verarbeitet werden können. Ziel ist, den typischen Vermeidungskreis einer PTBS aufzubrechen, damit die Erinnerungen an die traumatische Erfahrung nicht mehr so stark angstbesetzt sind. Gut ist es, wenn es gelingt, dass der Betroffene die Ereignisse für sich neu bewerten kann, zum Beispiel: „Ich habe die Wochen auf der Intensivstation geschafft, das ist ein Erfolg.“ Eine weitere Psychotherapieform zur Behandlung von Traumafolgestörungen ist die EMDR.

Was ist das?
EMDR steht für Eye Movement Desensitization and Reprocessing, das bedeutet so viel wie Desensibilisierung und Verarbeitung durch Augenbewegung. Dabei geht man davon aus, dass in der Traumasituation die beiden Hirnhälften nicht miteinander interagieren und dadurch eine fehlerhafte Verarbeitung der traumatischen Erfahrungen stattfindet. Beim EMDR bringt der Therapeut den Patienten dazu, sich gedanklich wieder in die Situation des Traumas zu begeben. Währenddessen bewegt der Therapeut vor den Augen des Patienten fortlaufend einen Finger abwechselnd von rechts nach links und fordert den Patienten auf, dem Finger mit dem Blick zu folgen. Damit soll eine Verarbeitung der gerade präsenten unangenehmen Erinnerung in beiden Hirnhälften ermöglicht werden. Auch wenn es für den Laien zunächst vielleicht nur schwer vorstellbar ist, dass das funktioniert, ist es aber eine sehr effektive Methode, deren Wirksamkeit durch zahlreiche Studien belegt ist.

Welche Rolle spielen Medikamente bei der Behandlung der PTBS?
Dazu kann ich als Psychologin nur wenig sagen, da die medikamentöse Behandlung der PTBS nicht mein Gebiet ist. In der Leitlinie ist festgehalten, dass eine Psychopharmakotherapie „weder als alleinige noch als primäre Therapie“ der PTBS eingesetzt werden soll.

Welche Rolle spielen die Angehörigen bei der Behandlung einer PTBS?
In einem von uns durchgeführten Forschungsprojekt haben wir die Angehörigen in die Behandlung mit einbezogen. Sie sind eine sehr wichtige Ressource für die Patient*innen – auch wenn sie in der Regel selbst betroffen sind, weil sie Zeuge der lebensbedrohlichen Situation geworden sind. Wir haben in verschiedenen Studien untersucht, inwiefern PTBS-Symptome von Patient*innen und Angehörigen zusammenhängen. Sehr häufig ist es so, dass beide Partner gleichzeitig von einer PTBS betroffen sind. Es gibt aber auch Konstellationen, in denen nur Angehörige eine Belastungsstörung haben oder nur der Patient.

Gibt es dafür Gründe?
Das hängt vor allem damit zusammen, dass jeder Mensch ganz unterschiedlich mit einer traumatischen Erfahrung umgeht. Wir hatten zum Beispiel Patient*innen, denen sehr wohl bewusst war, dass etwas nicht stimmt, die sich psychisch belastet fühlten und sich Hilfe suchen wollten. Der Partner oder die Partnerin wollte die Erlebnisse aber am liebsten vergessen und nie wieder darüber sprechen. Dann wird eine Kommunikation in der Familie schwierig. Viele Paare sind zum Zeitpunkt des Intensivaufenthalts Jahrzehnte miteinander verheiratet. Aber eine Offenheit, über Probleme zu reden, vor allem über psychische Probleme, ist häufig nicht automatisch gegeben. Das fällt vielen Paaren genauso schwer wie über Sex, den eigenen Tod oder andere teilweise noch tabuisierte Themen zu sprechen.

Ist es sinnvoll, es trotzdem zu versuchen?
Das ist sehr individuell. Manche Menschen haben „ihr Päckchen gut verschnürt im Keller liegen“, haben mit den Erfahrungen abgeschlossen und sie kommen damit auch ganz gut zurecht. Andere wiederum möchten gerne darüber reden, wissen aber vielleicht nicht wie und mit wem. Trotz der möglichen Kommunikationsprobleme muss man festhalten: Eine stabile Partnerschaft und auch die Unterstützung durch Familie und Freunde sind ganz wichtige Ressourcen nach einem Intensivaufenthalt. Manchmal können auch informierte Menschen im Umfeld hilfreich sein, indem sie den Betroffenen – natürlich mit Fingerspitzenge-

fühl – darauf ansprechen, was ihnen auffällt: „Sag mal, das klingt so, als hättest du ..." oder: „Ich kenne jemanden, dem ging es genauso ...". Hier können auch Betroffenen-Initiativen eine wichtige Rolle spielen, wie zum Beispiel die Deutsche Sepsis-Hilfe. Dort kennt man die Probleme von ehemaligen Intensivpatient*innen sehr gut und es wird eine Telefonberatung angeboten.

Wie sind die Chancen, eine PTBS nach einer Intensivtherapie erfolgreich zu überwinden?
Ein Teil der Patient*innen zeigt eine Spontanremission, das heißt, die Symptome klingen von allein beziehungsweise ohne Therapie ab – das ist aber nur ein sehr geringer Prozentsatz. Bei vielen posttraumatischen Belastungssymptomen kommt es zu einer Chronifizierung, wenn keine adäquate Behandlung erfolgt. Die Symptome werden im Laufe der Zeit meist zwar seltener, aber sie treten immer wieder auf und sind sehr belastend. Wenn die Betroffenen eine adäquate traumafokussierte Psychotherapie erhalten, sind die Heilungschancen sehr gut. Das belegen auch zahlreiche Studien.

*Gilt das für alle Patient*innen?*
Es hängt mit davon ab, wie viele psychische Belastungen vorliegen. Aus Gesprächen mit Traumatherapeut*innen weiß ich, dass sich singuläre Traumata sehr gut behandeln lassen, zum Beispiel, wenn die Betroffenen auf der Intensivstation erstmalig ein traumatisierendes Ereignis erlebt haben. Ungleich komplizierter wird es, wenn sie vorher schon psychisch belastet waren, vielleicht eine Angststörung oder Depression hatten, oder bereits zuvor eine Traumatisierung erlebt haben – vielleicht eine Gewalterfahrung in der Kindheit. Dann spielen multiple traumatisierende Erfahrungen eine Rolle und die Gedächtnisverarbeitung kann auf unterschiedlichen Ebenen gestört sein. Aber eine PTBS, die durch ein singuläres Trauma bedingt ist, lässt sich heute mit guten Erfolgschancen behandeln.

*Würden Sie empfehlen, dass die Patient*innen und Angehörigen vor der Verlegung von der Intensivstation auf das Risiko einer PTBS hingewiesen werden?*
In meiner Wunschvorstellung gibt es auf jeder Intensivstation eine Psychologin oder einen Psychologen. Diese begleitet den Patienten und seine Angehörigen während des Intensivaufenthalts, identifiziert mögliche Risikokandidaten für eine PTBS und informiert vor einer Verlegung die Angehörigen – wenn möglich auch den Patienten selbst – über mögliche Folgebelastungen und Anlaufstellen: Wo finde ich Hilfe? In welchen Situationen sollte ich mir Unterstützung holen? An wen kann ich mich wenden? Was ist nach einem Intensivaufenthalt normal, was ist nicht normal? Da sind viele Patient*innen sehr verunsichert. Aber das ist eine

Wunschvorstellung. Noch sind Psycholog*innen eine Seltenheit auf Intensivstationen.

*Wer ist aus Ihrer Sicht für die psychische Begleitung auf der Intensivstation zuständig, wenn es keine Psycholog*innen gibt – die Pflegenden oder die Mediziner*innen?*
Im Moment teilen sich im klassischen Fall Pflegende und Ärzt*innen diese Aufgabe. Allerdings haben wir im Pflegebereich einen Personalnotstand und die Pflegenden haben viel zu wenig Zeit, sich dieser Probleme mit der notwenigen Aufmerksamkeit anzunehmen. Hinzu kommt, dass Pflegende und Ärzt*innen keine tiefergehende psychologische Ausbildung haben. In der Palliativmedizin, der Onkologie oder der Transplantationsmedizin gehören Psycholog*innen ganz selbstverständlich mit zum Team. Warum braucht es hier Psycholog*innen, nicht aber auf einer Intensivstation? Das ist tatsächlich eine Frage, die in den Fokus der Gesundheitspolitik gehört. Auf der Intensivstation finden täglich lebensbedrohliche Situationen und Traumatisierungen statt. Es ist dringend an der Zeit, die Notwendigkeit zu erkennen, dass psychologische Unterstützung eine unabdingbare Versorgungsaufgabe darstellt. Das würde nicht nur den Patient*innen und Angehörigen zugutekommen, es würde auch die Pflegenden und die Ärzt*innen entlasten und sich letztendlich auf die Qualität der ärztlichen und pflegerischen Versorgung auswirken.

Das Interview mit Jenny Rosendahl haben wir im Sommer 2021 geführt.

Psychologische Soforthilfe vor Ort

Existenzielle Ängste, Traumatisierungen, Sterben – all das ist auf Intensivstationen alltäglich. Eine psychologische Begleitung der Patient*innen und Angehörigen jedoch nicht. Anders im Universitätsklinikum Jena. Hier gehören zwei Psychologinnen fest zum Stationsteam.

An die Zeit auf der Intensivstation denkt Katrin Ziegler (Name geändert) mit Grauen zurück. Wenn sie wach war, hatte sie Halluzinationen. Wenn sie schlief, hatte sie Albträume – Träume, die so schlimm waren, dass sie lieber wach sein wollte. Doch dann kamen die Halluzinationen zurück, bei denen sich zum Beispiel einfach fremde Personen an ihre Bettkante setzten. Auch bei den Pflegenden und Ärzt*innen war sie sich nie sicher: Sind die jetzt echt? Denn in ihren Albträumen existierten „falsche" Schwestern und „falsche" Ärzte, die sie teilweise auch im Wachzustand aufsuchten. „Irgendwann wird man verrückt, wenn man sich immer wieder fragt: Ist das jetzt real? Oder bilde ich mir das ein?", sagt die heute 37-Jährige.

Als es ihr nach Wochen etwas besser ging, traute sie sich, die Psychologin der Intensivstation zu fragen: „Ist das eigentlich normal, dass man Gewaltträume hat?" Die setzte sich zu ihr und sagte, dass bei etwa 80 Prozent aller sedierten Patienten Albträume auftreten und diese teilweise heftig sein können. Sie erklärte ihr auch, wie das mit den Medikamenten und ihrem Krankheitsbild zusammenhängt. Auch gab sie ihr Tipps, was sie tun könne, wenn Halluzinationen auftreten. Sie riet ihr, die Person einfach anzufassen, die sie sehen würde. „Ich habe das ausprobiert und es hat tatsächlich funktioniert. Ich habe die Person mit dem Finger angestupst und gemerkt: Sie existiert nicht", erzählt Katrin Ziegler.

Die Psychologin war es auch, die sich um ihre Angehörigen gekümmert hat. „Mein Mann hat das nach außen gut weggesteckt, aber meine Mutter war sehr schockiert von meinem Zustand. Ich war ja plötzlich wieder im Baby-Status", sagt Katrin Ziegler. „Für sie waren auch die Halluzinationen nicht greifbar. Die Psychologin hat ihr das in Ruhe erklärt und ihr Tipps gegeben, wie sie in diesen Phasen mit mir umgehen kann. Das hat ihr geholfen, ruhig zu bleiben, und ihr viel Kraft gegeben."

Krisensituationen sind auf der Intensivstation häufig

Dass Katrin Ziegler in der Universitätsklinik Jena von einer Psychologin betreut wurde, hat in Deutschland noch Seltenheitswert. Neben Jena gehören festangestellte Psycholog*innen nur in wenigen anderen Kliniken mit zum Stationsteam einer Intensivstation. In Jena ist die promovierte Psychologin Teresa Deffner schon seit 2013 auf den Operativen Intensivstationen tätig. Ursprünglich ist ihre Stelle im Rahmen eines Forschungsprojektes des Sepsis-Forschungszentrums in Jena entstanden und wurde dann in eine reguläre Stelle überführt – mittlerweile mit einem Umfang von 100 Prozent. Diese Stelle teilt sich Teresa Deffner mit ihrer Kollegin Katherina Wicklein.

Die beiden betreuen die Patient*innen und die Angehörigen auf den Intensivstationen und leisten psychologische Begleitung vor Ort. „Jeder Tag ist anders und wenig planbar", sagt Teresa Deffner. In der Regel schaut sie morgens, welche Patient*innen neu auf die Station gekommen sind und sucht diese auf. Oft wird sie auch direkt von den Pflegenden und Ärzt*innen angesprochen und auf Patient*innen oder Angehörige mit besonderem Bedarf aufmerksam gemacht. „Fast immer befinden sich die Betroffenen in einer Krisensituation, deshalb ist ein proaktives Vorgehen wichtig", sagt die Psychologin. Sie führt erste Entlastungsgespräche, in denen Patient*innen und Angehörige ihre Emotionen verbalisieren können. Gleichzeitig schaut sie, was die Betroffenen stützt und welche Ressourcen noch aktiviert werden können. In diesem Gespräch bietet sie auch Orientierung, was die Patient*innen und Angehörigen jetzt erwartet – auch wenn sie natürlich keine medizinischen Informationen gibt.

An einem normalen Tag führt sie ungefähr zehn Gespräche. Zusätzlich muss immer noch Kapazität für plötzliche Krisensituationen eingeplant werden. Denn die seien in der Intensivmedizin häufig, sagt Teresa Deffner. Zum Beispiel, wenn einem Patienten nach einem schweren Autounfall die Nachricht überbracht werden muss, dass einer der Insassen bei dem Unfall verstorben ist. Oder wenn einer Ehefrau nach dem Schlaganfall ihres Mannes gesagt werden muss: Ihr Mann wird das nicht überleben. „Wenn es keinen Psychologen auf der Station gibt, stellt sich die Frage: Wer kann das begleiten? Wer kann sich zu dem Betroffenen setzen, wenn dieser weint, trauert, protestiert?", sagt sie. In solchen Situationen brauche es jemanden, der die Zeit hat, für diesen Menschen da zu sein. Auf Intensivstationen leisten diese Arbeit für gewöhnlich Ärzt*innen und Pflegende, aber auch die wünschen sich Unterstützung für die Begleitung der Angehörigen und Patienten. „Denn wenn sie schon zum nächsten Notfall müssen, können wir noch dableiben und die Angehörigen kontinuierlich begleiten", sagt Deffner.

Die Psychologin sieht sich auch als Übersetzerin und Vermittlerin zwischen den Beteiligten. „Wenn so unterschiedliche Perspektiven aufeinandertreffen wie auf einer Intensivstation, kann Kommunikation leicht schieflaufen", weiß sie. Sie versucht zum Beispiel, den Ärzt*innen und Pflegenden zu erklären, warum Angehörige auf eine bestimmte Art und Weise reagieren. Oder sie vermittelt zwischen dem Patienten und seiner Familie. Manchmal sei es nicht klar, wie lange der Patient die Angehörigen um sich haben möchte. „Ich sage dem Patienten zum Beispiel: ‚Machen Sie Ihre Augen zu, wenn es Ihnen zu viel wird und Sie Ruhe brauchen'", erzählt Deffner. „Der Familie sage ich dann: ‚Wenn Ihr Vater die Augen schließt, ist es vielleicht Zeit, ihm etwas Ruhe zu gönnen'." Wenn Kommunikation zu eskalieren droht, versucht sie, mit Diplomatie zu vermitteln – darum kümmert sich sonst niemand.

Wichtige Entlastung für die Pflegenden

Sabine Hermann ist Fachpflegerin für Intensivpflege und Anästhesie und arbeitet schon seit mehr als 20 Jahren auf der chirurgischen Intensivstation in Jena. Sie kennt die Situation daher mit, aber auch ohne psychologische Begleitung. Sie kann sich ihre Arbeit heute ohne Teresa Deffner und ihre Kollegin nicht mehr vorstellen. „Ich habe immer darunter gelitten, dass der Fokus in der Intensivmedizin viel zu wenig auf die Patienten und die Angehörigen gelegt wurde", sagt sie. „Viele sind in der Luft hängengelassen worden, das hat mich auch persönlich sehr belastet."

Auf ihrer Intensivstation liegen viele Schwersterkrankte, oft mit sehr großen herzchirurgischen Operationen. Etwa ein Drittel der Patient*innen seien Langlieger, gelegentlich mit Liegedauern von etwa 100 Tagen, berichtet Sabine Hermann. „Viele warten auf ein Spenderorgan und haben Herzersatz- oder Herzunterstützungssysteme, eine intraaortale Ballonpumpe oder ECMO." Die Arbeit sei für die Pflegenden – psychisch wie physisch – sehr belastend. „Es sind oft schlimme Dinge, die wir sehen."

Seitdem eine Psychologin mit zum Team gehört, sei es leichter, die Patient*innen und Angehörigen an sich heranzulassen. Früher habe sie diesen Schritt oft gescheut. „Wenn man sich selbst öffnet, dann passiert etwas", sagt sie. „Und dann kann man auch nicht einfach aufhören und sein Gegenüber damit alleinlassen." Heute wisse sie: „Die psychische Begleitung geht weiter und wird von professioneller Seite übernommen." Das sei auch für die jüngeren Kolleg*innen eine wichtige Entlastung. Viele kommen heute „von null auf 100" in die Intensivmedizin, was schnell zur Überforderung führe. Früher wäre der Arbeitsdruck noch deutlich geringer gewesen und es hätte mehr Zeit für Anleitung gegeben. Das sei für die jetzige Generation der Intensivpflegenden anders, weiß sie. „Viele haben eine Mauer um sich gebaut."

Seitdem eine Psychologin mit zum Team gehöre, habe sich ihre persönliche Arbeitszufriedenheit erhöht. „Ich weiß, dass der Patient gut betreut ist und einen konstanten Ansprechpartner und Fürsprecher hat“, sagt die Intensivpflegerin. Und auch für die Angehörigen sei es sehr wichtig, dass diese gut aufgefangen würden. Sie ist überzeugt: „Wenn Angehörige rundum gut betreut werden, fühlen sie sich sicherer und das überträgt sich auf den Patienten und den Heilungsprozess.“ Auch wenn abzusehen sei, dass der Patient versterbe, müsse das der Familie schonend mitgeteilt werden. Wenn die Ärzt*innen mit den Angehörigen über eine infauste Prognose sprechen, sei die Psychologin mit dabei und stelle auch im Anschluss die weitere Betreuung sicher.

Corona – Videotelefonate über die Psychologinnen

Während der zweiten und dritten Welle der Pandemie war eine der beiden chirurgischen Intensivstationen in der Jenaer Uniklinik komplett mit Corona-Patient*innen belegt. „Ohne Frau Deffner und ihr Team wären wir baden gegangen“, sagt Sabine Hermann. „Wir wussten, dass etwa 50 Prozent der Covid-Erkrankten sterben werden. Gleichzeitig durften die Angehörigen nicht hinein. Und die meisten Patienten waren so schwer erkrankt, dass sie nicht mit ihrer Familie telefonieren konnten. In dieser Zeit sind die Psychologinnen bis in den Abend hinein bei uns gewesen und haben auch am Wochenende gearbeitet“, sagt Sabine Hermann. Die Psychologinnen haben bei den Patient*innen gesessen, die Videotelefonate mit den Angehörigen übernommen und immer wieder die Pflegenden und die Ärzt*innen über diese Gespräche informiert.

Auch Teresa Deffner hat diese Zeit noch sehr präsent in Erinnerung. „Dass die Angehörigen nicht kommen konnten, war eine Katastrophe“, sagt sie. Gerade in existenziellen Situationen wünsche man sich, dass die Patient*innen sich emotional gut versorgt fühlen – das gehe aber nicht ohne die Familie. Die Abwesenheit der Angehörigen hätte nur mit Videotelefonie kompensiert werden können. Diese Gespräche hätten zudem immer unter dem Druck gestanden, dass es das letzte Gespräch sein könnte. „Diese Telefonate haben mich selbst sehr berührt“, erinnert sie sich. „Wenn man nicht dafür ausgebildet ist und keinen Schutzmechanismus dafür hat, stelle ich mir das sehr schwer vor.“

In der Pandemie seien alle sehr belastet gewesen, sagt die Psychologin. Eine solche Situation habe sie vorher nicht erlebt: die Menge an sterbenden Patienten, die Abwesenheit der Angehörigen, die Tatsache, dass alle Patient*innen das gleiche Erkrankungsbild hatten. Somit konnten sie auch an ihren Mitpatienten sehen, was sie erwartet. „Diese Häufung an Belastungsfaktoren gab es vorher nicht“, sagt sie.

Warum es mehr Psycholog*innen auf Intensivstationen braucht

Im März 2021 haben die Deutsche Gesellschaft für Fachkrankenpflege und Funktionsdienste (DGF) sowie die Deutsche Interdisziplinäre Vereinigung für Intensiv- und Notfallmedizin (DIVI) eine „Stellungnahme zur Stärkung und Zukunft der Intensivpflege in Deutschland" vorgelegt. In dieser heißt es: „Eine deutliche und schnelle Verbesserung der Situation ist zwingend erforderlich, um einen Exodus vieler Intensivpflegenden zu verhindern und die Versorgungssicherheit der lebensbedrohlich erkrankten Patienten aufrechtzuerhalten" (DGF & DIVI, 2021, S. 2). Neben vielen anderen Entlastungen – wie bessere Arbeitsbedingungen, mehr Kompetenzen und berufliche Perspektiven für Intensivpflegende – fordern DGF und DIVI (2021), dass perspektivisch Psycholog*innen als feste Teammitglieder auf Intensivstationen eingestellt werden.

Teresa Deffner ist sicher, dass festangestellte Psycholog*innen zu einer ganzheitlichen Versorgung und einer humaneren Intensivmedizin beitragen können. In der Palliativmedizin sei das schon lange selbstverständlich. „Hier stellt sich die berechtigte Frage, warum das nicht auch in der Intensivmedizin etabliert wird, wo existenzielle Situationen an der Tagesordnung sind", sagt sie. In ihrer Wunschvorstellung würde es in jedem Klinikum der Regel- und Maximalversorgung Psycholog*innen auf den Intensivstationen geben, die auch die Nachbetreuung der Patient*innen und Angehörigen übernehmen könnten. Denn viele leiden an Traumafolgestörungen nach der Intensivtherapie.

Auch brauche jede Klinik dringend eine sichere psychologische Betreuung in Notfallsituationen, und das rund um die Uhr. „Kürzlich kam es vor, dass ein Säugling aufgenommen wurde, der im Tragetuch erstickt ist. Ein solches Unglück erfordert eine sofortige Krisenintervention", berichtet Teresa Deffner. Doch oft sei nicht klar, wer für solche Fälle zuständig ist. Das sei eine „Riesenkatastrophe". Nur wenige Kliniken, wie zum Beispiel die Uniklinik Bonn, hätten ein professionelles Kriseninterventionsteam, das 24 Stunden abrufbar sei. „Wenn ein solches Team nicht existiert, bleibt die Betreuung der Betroffenen in solchen Extremsituationen meist dem Personal vor Ort überlassen", sagt die Psychologin. „Das ist aus meiner Perspektive extrem unfair."

„Die Psychologin war Gold wert"

Die Intensivpatientin Katrin Ziegler erinnert sich im Rückblick vor allem an die Psychologin und zwei Intensivpflegende, die einen „irrsinnig tollen Job" gemacht haben. „Die Psychologin war Gold wert", sagt sie. Sie hätte sich viel Zeit genommen, in einer Engelsruhe mit ihr geredet und ihr alles erklärt. Und sie wäre ihr immer „real“ erschienen. „Die Psychologin hat mir das Gefühl gegeben, das ist normal, was ich erlebe. Was sie mir gesagt hat, konnte ich gut annehmen“, sagt sie. „Und dann habe ich mich auch nicht mehr so geschämt, dass mein Gehirn nicht mehr so funktioniert wie sonst.“

Für diesen Beitrag haben wir im Herbst 2021 mit einer ehemaligen Intensivpatientin (anonymisiert), der Intensivpflegerin Sabine Hermann und der Psychologin Teresa Deffner Interviews geführt.

Das Trauma der anderen

Viele ehemalige Intensivpatient*innen leiden unter einer posttraumatischen Belastungsstörung. Auch die nahen Familienmitglieder sind betroffen – oftmals sogar häufiger als die Patient*innen selbst. Was hilft den Betroffenen? Ein Überblick über den Forschungsstand.

Wer eine Intensivbehandlung überlebt, hat ein hohes Risiko für eine posttraumatische Belastungsstörung (PTBS). Metaanalysen zeigen: Etwa jeder fünfte Intensivpatient entwickelt im ersten Jahr nach einer Intensivbehandlung eine PTBS (Parker et al., 2015; Righy et al., 2019). Besonders gefährdet sind Intensivpatient*innen, wenn sie Benzodiazepine erhalten, frühe Erinnerungen an beängstigende Erfahrungen auf der Intensivstation haben oder eine psychische Begleiterkrankung aufweisen (Parker et al., 2015).

Typische Symptome einer PTBS: Die Betroffenen erleben die traumatischen Ereignisse in Form von Erinnerungen (Flashbacks) und Albträumen intensiv und sich wiederholt aufdrängend wieder. Sie vermeiden Gedanken, Gefühle, Handlungen oder Gespräche, die mit dem Trauma assoziiert sind. Oft lässt sich auch eine emotionale Taubheit beobachten, die sich zum Beispiel in einem allgemeinen Rückzug, Interessenverlust oder einer inneren Teilnahmslosigkeit äußert. Häufig sind Schlafstörungen, Schreckhaftigkeit, vermehrte Reizbarkeit, Affektintoleranz und Konzentrationsstörungen (Gawlytta et al., 2019).

Ängste und Depressionen sind weitere psychische Begleiterscheinungen nach einem Intensivaufenthalt. Das belegt eine klinische Studie aus Großbritannien, die an mehreren Einrichtungen durchgeführt wurde (Multicenterstudie) und bei der knapp 5000 Intensivpatient*innen mindestens einen postalisch zugestellten Fragebogen vollständig ausfüllten. Mehr als die Hälfte (55 %) berichtete über erhebliche Symptome von Angstzuständen (46 %), Depressionen (40 %) oder PTBS (22 %) nach dem Intensivaufenthalt. 18 % der Befragten wiesen alle drei psychologischen Erkrankungen gleichzeitig auf. Bei Patient*innen mit depressiven Symptomen zeigte sich, dass die Wahrscheinlichkeit, in den ersten zwei Jahren nach der Entlassung von der Intensivstation zu sterben, um 47 % höher lag als bei denen ohne Depressionen (Hatch et al., 2018).

Eine psychische Ausnahmesituation – auch für die Angehörigen

Viele Forscher*innen widmen sich nicht nur den Belastungen der Intensivpatient*innen, sondern gezielt denen der Angehörigen. Denn für sie ist die Umgebung der Intensivstation genauso fremdartig und bedrohlich wie für die Patient*innen selbst. Hinzu kommt, dass sie die Situation und die Gefahr, in der das Familienmitglied schwebt, bei vollem Bewusstsein erleben. Die Geschäftigkeit des Personals und die häufige Notwendigkeit, wegen Behandlungsmaßnahmen des Zimmernachbarn den Raum verlassen zu müssen, können das Gefühl verstärken, unerwünscht zu sein und zu stören. Gleichzeitig kann es Ängste auslösen, den geliebten Menschen unbekannten Maschinen und Prozeduren überlassen zu müssen (Köllner & Loew, 2008).

Um das Belastungserleben von Angehörigen nach einem Intensivaufenthalt zu erfassen, untersuchen Forscher*innen das Auftreten von Angst und Depressivität, aber auch die Häufigkeit von posttraumatischen Belastungsstörungen. Ein weiteres Phänomen, das im Zusammenhang mit psychischen Belastungen von Angehörigen nach einem Intensivaufenthalt genannt wird, ist das „Post Intensive Care Syndrom – Family“, kurz PICS-F. Dieser Begriff bezieht sich auf enge Familienangehörige von Intensivpatient*innen, die im Anschluss an den Aufenthalt auf der Intensivstation unter psychischen Beeinträchtigungen leiden. Am häufigsten sind dabei Schlafmangel, Angstzustände, Depressionen und komplizierte Trauer (Smith & Rahmann, 2021).

Die Studienergebnisse verdeutlichen, dass der Aufenthalt auf einer Intensivstation auch für die nahen Angehörigen eine psychische Ausnahmesituation ist – oft sind sie in der Folge häufiger von psychischen Symptomen betroffen als die Patient*innen selbst. In einer französischen Multicenterstudie mit 78 teilnehmenden Intensivstationen konnte nachgewiesen werden, dass 75,5 % aller Familienangehörigen und 82,7 % aller Ehepartner*innen Symptome von Angst oder Depressivität zeigten (Pochard et al., 2005). Diese waren stärker ausgeprägt, wenn die Patient*innen jünger waren oder auf der Intensivstation verstarben.

Internationale Übersichtsarbeiten zeigen ebenfalls, dass ein hoher Anteil der Familienmitglieder nach einem Intensivaufenthalt unter Symptomen von Angst (70 %) und Depression (35 %) leiden (Schmidt & Azoulay, 2012). Die Arbeitsgruppe um van Beusekom et al. (2015) untersuchte in einer Literaturübersicht 28 Artikel zu Belastungen von Angehörigen erwachsener Intensivpatient*innen. Die am häufigsten berichteten Ergebnisse betrafen psychosoziale Belastungen. Sechs Monate nach der Entlassung von der Intensivstation lag die Prävalenz von Angstzuständen zwischen 15 und 24 %, von Depressionen zwischen 4,7 und 36,4 % und von posttraumatischen Belastungsstörungen zwischen 35 und 57,1 %. Auch der Verlust des Arbeitsplatzes, finanzielle Belastungen, Beeinträchtigungen des Lebensstils und eine geringe gesundheitsbezogene Lebensqualität wurden häufig genannt (van Beusekom et al., 2015).

Eine weitere Übersichtsarbeit verdeutlicht, wie häufig eine PTBS nach einem Intensivaufenthalt auftreten kann: Innerhalb der ersten sechs Monate nach intensivmedizinischer Behandlung wiesen 33 bis 69 % der Angehörigen PTBS-Symptome auf. Die Prävalenz einer PTBS, die mehr als sechs Monate nach dem Tod oder nach der Entlassung aus der Intensivstation gemessen wurde (bis zu vier Jahren danach), war sehr unterschiedlich. Sie lag zwischen 4 und 80 % (Petrinec & Daly, 2016).

In allen Studien und Übersichtsarbeiten wird deutlich: Die Prävalenz für eine PTBS liegt bei Angehörigen von kritisch kranken Intensivpatient*innen deutlich höher als bei den Patient*innen selbst – mitunter sogar doppelt so hoch.

Wer ist besonders gefährdet?

Interessant ist in diesem Zusammenhang die Frage, ob es Risikofaktoren gibt, die das Auftreten von Ängsten, Depressionen und psychischen Belastungsreaktionen begünstigen. Verschiedene Studien und Übersichtsarbeiten haben sich mit dieser Frage beschäftigt. Angehörige von jüngeren Patient*innen und Frauen scheinen besonders häufig betroffen zu sein (Pochard et al., 2001, 2005; Smith & Rahmann, 2021). Belastungssymptome treten zudem deutlich häufiger auf, wenn es sich bei den Angehörigen um Ehepartner*innen handelt (Pochard et al., 2001; Schmidt & Azoulay, 2012; Smith & Rahmann, 2021). Ein niedrigeres Bildungsniveau und eine Vorgeschichte mit psychischen Störungen werden ebenfalls als Risikofaktoren beschrieben (Smith & Rahmann, 2021).

Erhielten die Angehörigen unzureichende oder unvollständige Informationen oder war das Gesagte widersprüchlich, war das Belastungserleben größer (Azoulay et al., 2005; Pochard et al., 2001). Darüber hinaus spielten räumliche Gegebenheiten eine Rolle. Waren die Intensivpatient*innen in einem Mehrbettzimmer untergebracht, war dies bei den Angehörigen mit einer höheren Depressivität verbunden (Pochard et al., 2005). Auch wenn Räumlichkeiten für Angehörige fehlten, die nur für Treffen mit Familienmitgliedern genutzt werden können, wurde das mit einer stärkeren Belastung in Verbindung gebracht (Pochard et al., 2001).

In verschiedenen Studien zeigte sich, dass Angehörige, deren Familienmitglied auf der Intensivstation verstirbt, besonders gefährdet für psychische Belastungssymptome sind (Azoulay et al., 2005; Pochard et al., 2001, 2005; Schmidt & Azoulay, 2012). Auch Angehörige, die in Therapieentscheidungen sowie Entscheidungen am Lebensende eingebunden waren, zeigten besondere Belastungen (Azoulay et al., 2005). In einer französischen Multicenterstudie mit 284 Angehörigen von Intensivpatient*innen wurden bei 33,1 % der Familienmitglieder posttraumatische Belastungssymptome gefunden, die mit einem mittleren bis hohen Risiko für eine PTBS übereinstimmen. Höhere Raten wurden bei Familienmitgliedern festgestellt, die an der Entscheidungsfindung beteiligt waren (47,8 %), deren Angehörige auf der Intensivstation verstarben (50 %) und deren Angehörige nach Entscheidungen am Lebensende verstarben (60 %). Am stärksten belastet waren mit 81,8 % diejenigen Angehörigen, deren Familienmitglied auf der Intensivstation verstarb und die an der Entscheidung am Lebensende beteiligt waren (Azoulay et al., 2005).

Therapeutische Ansätze zur Belastungsreduktion

Können posttraumatische Belastungsstörungen, aber auch Angstzustände und Depressionen als Folge der Intensivtherapie, vermieden werden? Welche Interventionen sind geeignet? Bei der hohen Prävalenz der PTBS – sowohl bei den Patient*innen als auch ihren Angehörigen – sind das wichtige Fragen, denen sich verschiedene Studien, Übersichtsarbeiten und Metaanalysen widmen. Einige Arbeiten konzentrieren sich dabei auf Maßnahmen, die schon auf der Intensivstation erfolgen, andere zum Beispiel auf Nachsorgeprogramme, die erst nach dem Intensivaufenthalt stattfinden. Während einige Arbeiten ausschließlich die Intensivpatient*innen oder die Angehörigen im Blick haben, fokussieren andere auch auf beide Zielgruppen gleichzeitig.

Mehrere Autor*innen empfehlen ein frühzeitiges Screening der Intensivpatient*innen sowie der Angehörigen auf PTBS-Symptome, um betroffene Personen identifizieren und behandeln zu können (Azoulay et al., 2005; Deffner et al., 2021; Righy et al., 2019; van Beusekom et al., 2015). Für Angehörige schlagen van Beusekom et al. (2015) eine Nachbeobachtungszeit von mindestens sechs Monaten vor. Das Screening könnte im Rahmen einer Telefonberatung oder als Teil eines Besuchs in einer Post-ICU-Klinik durchgeführt werden. Die Autor*innen empfehlen, das Screening in die Post-ICU-Betreuung der Intensivpatient*innen zu integrieren, falls diese angeboten wird. Wenn es keine Nachsorgeprogramme gibt, sei es wichtig, dass die Hausärzt*innen um das Risiko einer PTBS bei Angehörigen ehemaliger Intensivpatient*innen wissen (van Beusekom et al., 2015).

Bislang existieren nur wenige spezifische Behandlungsansätze (Gawlytta et al., 2019). Der Einsatz von Intensivtagebüchern zeigte in mehreren Studien positive Auswirkungen auf die Patient*innen, aber auch auf ihre Familien, indem sie die psychologischen Folgeerscheinungen der Intensivstation abmildern können. Allerdings ist die Studienlage nicht ganz eindeutig (Barreto et al., 2019; Gawlytta et al., 2019; Op't Hoog et al., 2021; Parker et al., 2015). Ein Intensivtagebuch wird während des Intensivaufenthalts von den Angehörigen und von Pflegenden geführt. Dabei werden die Ereignisse und Entwicklungen während der Bewusstlosigkeit des Patienten niedergeschrieben. Die Patient*innen können dann im Nachhinein ihr persönliches Tagebuch nach eigenem Ermessen lesen (Gawlytta et al., 2019).

Eine niederländisch-australische Metaanalyse hat untersucht, welche Interventionen auf der Intensivstation in Bezug auf das Post Intensiv Care Syndrom (PICS) und/oder PICS-Familie (PICS-F) wirksam sind (Op't Hoog et al., 2021). PICS gilt dabei als Oberkategorie für die vielfältigen Symptome, die nach einem Intensivaufenthalt auftreten können – von körperlichen Symptomen wie Abbau der Muskulatur, Polyneuropathie und chronischen Schmerzen bis zu psychischen Belastungen wie Depressionen und PTBS. Insgesamt wurden fünf Studien mit unterschiedlichen Interventionen in die Metaanalyse einbezogen. Von diesen Studien zeigte nur eine einzelne Studie einen signifikanten Unterschied – und das bei den körperlichen Funktionen der Patient*innen nach drei Monaten. Dabei handelte es sich um ein Nachsorgeprogramm, das von einer Pflegefachperson geleitet wurde. Auf die psychischen Beeinträchtigungen der Intensivpatient*innen und der Angehörigen wie Angst, Depression und PTBS zeigte keine der Studien eine signifikante Wirkung (Op't Hoog et al., 2021).

Mehrere Autor*innen verweisen darauf, dass eine gute und traumasensible Kommunikation einen wesentlichen Einfluss auf das aktuelle und langfristige seelische Befinden von Angehörigen hat (Deffner et al., 2021; Lautrette et al., 2007; Niecke et al., 2017; Zante et al., 2020). Weitere wirksame Interventionen, die genannt werden, sind die Einbindung von Familienmitgliedern in die Pflege (Goldfarb et al., 2020), die Begleitung durch ein multiprofessionelles Team während und nach dem Intensivaufenthalt, inkl. Psychotherapeut*innen und Sozialarbeiter*innen (Niecke et al., 2017), sowie eine ausreichende Information durch das medizinische Fachpersonal (Op't Hoog et al., 2021; Zante et al., 2020).

Eine proaktive Kommunikation kann PTBS reduzieren

Eine Studie auf 22 französischen Intensivstationen mit 126 Teilnehmer*innen hat untersucht, wie sich eine proaktive Kommunikationsstrategie in der Betreuung der Angehörigen von sterbenden Intensivpatient*innen auf die PTBS-Rate auswirkt (Lautrette et al., 2007). Sowohl in der Interventions- als auch in der Kontrollgruppe wurden Familienkonferenzen am Lebensende durchgeführt. In der Interventionsgruppe (n = 63 Familienmitglieder) lief diese aber nach festen Richtlinien und mit definierten Gesprächszielen ab: 1. Wertschätzen und würdigen, was das Familienmitglied sagt (Value), 2. die Gefühle der Familienmitglieder anerkennen (Acknowledge), 3. Zuhören (Listen), 4. Fragen stellen, die es dem Patienten erlauben, die Persönlichkeit des Patienten zu verstehen (Understand), 5. Die Familienmitglieder zu Fragen ermuntern (Elicit questions). Zusätzlich wurde den Angehörigen der Interventionsgruppe eine Trauerbroschüre ausgehändigt. Die Kontrollgruppe (n = 63 Familienmitglieder) erhielt die übliche Behandlung. Hierbei zeigte sich, dass die Besprechungen mit den Angehörigen aus der Interventionsgruppe durchschnittlich länger dauerten und die Familien mehr Gelegenheit hatten zu reden und ihre Emotionen auszudrücken. Diese Familien fühlten sich auch vergleichsweise besser bei schwierigen Entscheidungen unterstützt. Die Angehörigen der Interventionsgruppe wiesen 90 Tage nach der Entlassung bzw. dem Versterben des Patienten im Vergleich zur Kontrollgruppe ein signifikant niedrigeres Risiko für das Ausbilden einer PTBS sowie geringere Angst- und Depressionswerte auf (Lautrette et al., 2007).

Weniger eindeutig zeigte sich eine Schweizer Studie, die untersuchte, wie sich ein pflegerisch geleitetes Familienunterstützungsprogramm auf die Zufriedenheit, das Wohlbefinden und die psychische Belastung der Familienmitglieder auswirkte (Naef et al., 2021). Die Ergebnisse zeigen einen Trend zu einer höheren Gesamtzufriedenheit mit der Betreuung auf der Intensivstation, insbesondere mit der Entscheidungsfindung und der Betreuung am Lebensende, jedoch konnten die Symptome von Depression, Angst und Stress bei den Familienmitgliedern nach einer kritischen Erkrankung nicht gemildert werden. Im Gegensatz dazu zeigte sich ein höheres Maß an psychischer Belastung. Dies führen die Autor*innen darauf zurück, dass die Patient*innen der Interventionsgruppe eine längere Verweildauer auf der Intensivstation hatten und einen höheren Anteil an Todesfällen aufwiesen (Naef et al., 2021).

Insgesamt wird deutlich: Das Auftreten von Ängsten, Depressionen und posttraumatischen Belastungsstörungen nach einem Intensivaufenthalt ist ein häufiges Phänomen – das betrifft sowohl die Intensivpatient*innen als auch deren Angehörige. Nahe Familienmitglieder waren in den genannten Studien sogar doppelt so häufig von einer PTBS betroffen wie die Patient*innen. Trotz der hohen Prävalenz existieren bislang nur wenig bis kaum gesicherte Interventionen, um einer PTBS gezielt vorzubeugen oder sie zu behandeln. Eine gute, proaktive Kommunikation, ausreichende Informationen des Behandlungsteams und der Einsatz von Intensivtagebüchern scheinen vielversprechende Ansätze. Wichtig ist zudem ein frühzeitiges Screening von Intensivpatient*innen und Angehörigen.

6
Lichtblicke und Perspektiven

„Wir müssen den Angehörigen besser zuhören!"

In der Angehörigenintegration auf Intensivstationen hinkt Deutschland anderen Ländern noch hinterher, sagt Jos Latour. Ein Gespräch mit dem Pflegewissenschaftler über mögliche Gründe, die Wichtigkeit von mehr Forschung und was wir von der Kinderintensivpflege lernen können.

Interview mit Professor Dr. Jos Latour
Professor Dr. Jos Latour hat einen Lehrstuhl für klinische Pflege an der University of Plymouth, England und ist Professor für Kinderkrankenpflege am Hunan Children's Hospital, Changsha, China. Einer seiner Forschungsschwerpunkte ist die Angehörigenintegration. Er forscht und lehrt u.a. zu patienten- und familienorientierter Pflege auf der Neugeborenen-Intensivstation, Kinderintensivstation und der Intensivstation für Erwachsene. Latour hat 25 Jahre als Intensivpfleger und Stationsleiter auf einer Kinderintensivstation in den Niederlanden gearbeitet.

Herr Professor Latour, wenn Sie nur eine Sache auf Intensivstationen für Angehörige ändern könnten, was wäre das?
Professor Dr. Jos Latour: Ich würde sagen, geben Sie mir bitte ein Portemonnaie mit viel Geld. Am liebsten möchte ich auf allen Intensivstationen Einzelzimmer einrichten lassen. Das hätte allerdings deutliche Auswirkungen auf die Pflegenden.

Auswirkungen welcher Art?
Für die Integration der Angehörigen könnte es einen positiven Effekt haben. Zunächst würde es sich aber negativ auf die Arbeit der Pflegenden auswirken. Für viele würde es eine Erhöhung des Arbeitspensums bedeuten. In Deutschland ist

das Verhältnis Pflegende zu Patient*innen deutlich schlechter als in anderen europäischen Ländern. Eine Intensivpflegende betreut oft drei Patienten. In Großbritannien ist das Verhältnis 1:1. Da ist die Betreuung in Einzelzimmern leichter umsetzbar. Für Einzelzimmer brauchen wir mehr Personal und mehr Geld. Es gibt zwar auch in Deutschland immer mehr Intensivstationen, die Einzelzimmer haben, wir haben aber noch zu wenig Erfahrungen damit. Wir brauchen mehr Studien, die Angehörige fragen: „Wie ist das, wenn Sie allein in einem Zimmer mit Ihrer Liebsten sind, wenn nicht immer eine Pflegende im Zimmer ist?"

Was würden Sie unter den derzeitigen Umständen ändern?
Ich würde meinen Kolleg*innen sagen: „Denken Sie an einfache Interventionen, die ohne großen Aufwand möglich sind, um unseren Patienten die Zeit auf der Intensivstation zu verbessern – mit und ohne Angehörige." Etwa die Beleuchtung ändern, es nachts so dunkel wie möglich machen, die Geräusche reduzieren oder die Patient*innen ihre Lieblingsmusik hören lassen. Ich habe eine Studie mit beatmeten Kindern auf einer Intensivstation in China gemacht. Die Kinder haben über Kopfhörer eine Stunde lang Kindermusik gehört. Wir haben über die Beatmung ihr Wohlbefinden gemessen. Die Kinder waren beruhigter und entspannter als vorher. Was ich aber am liebsten ändern möchte: unsere Einstellung. Wenn wir etwas für die Angehörigen ändern wollen, müssen wir zuerst unsere Haltung ändern: Können wir mit unseren Angehörigen und Patient*innen zusammenarbeiten?

Wie gelingt es Intensivstationen heute schon, mit Angehörigen zusammenzuarbeiten?
Es gibt noch einen ziemlich großen Unterschied zwischen einzelnen Intensivstationen. Man kann immer noch nicht sagen, dass wir eine standardisierte angehörigenzentrierte Pflege und Betreuung auf allen Intensivstationen haben. Wir haben einige Richtlinien, die kommen aus Amerika. Ich habe aber nicht den Eindruck, dass diese Richtlinien in Deutschland und in Europa überall eindeutig befolgt werden. Die Basics werden umgesetzt, wir erlauben den Angehörigen, auf die Station zu kommen. Aber auch hier gibt es große Unterschiede. Manche Intensivstationen erlauben eine Stunde, andere zwölf Stunden. Wir haben noch viel zu tun, um eine angehörigenzentrierte Pflege umzusetzen.

Was muss sich aus Ihrer Sicht ändern?
Wir müssen die Angehörigen einbeziehen. Wir müssen ihnen erlauben, an der Pflege und Betreuung der Patient*innen teilzuhaben. Das ist auch eine Frage der Haltung: *Familien sind keine Besucher*. Die Bandbreite an dem, was zugelassen wird, ist groß. Bei den einen können die Angehörigen am Bett sitzen, bei den an-

deren dürfen sie bei der Körperpflege mithelfen und beim Essen unterstützen und bei den nächsten dürfen sie mitentscheiden über die Pflege oder Entscheidungen am Ende des Lebens mittreffen.

Warum ist das so unterschiedlich und warum bewegt sich in Deutschland in Sachen Angehörigenintegration so wenig?
Es gibt zwei wichtige Gründe: Der erste und wichtigste ist das Verhältnis Pflegende zu Patienten. Und dieses ist eng verknüpft mit Geld. Pflege ist teuer, Intensivpflege ist besonders teuer. Der zweite Grund: Es gibt zu wenig Studienergebnisse, die zeigen, wie sich das Verhältnis Pflegende zu Patienten auf das Outcome und den Gesundungsprozess von Patient*innen auswirkt. Ich kenne keine deutsche Studie, die das für Intensivstationen untersucht hat. Pflegeorganisationen und Ärzt*innen sollten sich hier zusammentun. Solche Studienresultate können helfen zu belegen, dass wir mehr und besser qualifiziertes Personal benötigen. Wie wichtig das ist, zeigt auch das Post-Intensive-Care-Syndrom, kurz PICS. Wir wissen, dass die Patienten und Angehörigen bis zwölf Monate nach einer Intensivstation noch sehr starke körperliche und psychische Probleme haben sowie Stress, Ängste und Depressionen. Deshalb müssen wir uns fragen: Welche Interventionen sind nötig, um Familien und Patient*innen auf der Intensivstation besser zu begleiten? Und: Wie können wir ihnen nach einem Intensivaufenthalt helfen?

Was ist aus pflegewissenschaftlicher Sicht noch erforderlich?
Wir müssen unsere Studienergebnisse mit den Intensivpflegenden teilen und ihnen sagen: „Wisst ihr, was nach zwölf Monaten passiert?" Die Verknüpfung zwischen Wissenschaft und klinischer Praxis muss besser verankert werden. Es sollte auch mehr über internationale Ergebnisse und Erfahrungen in deutschen Fachzeitschriften berichtet werden. Aber ich sehe auch gute Entwicklungen, zum Beispiel das Projekt „Angehörigenfreundliche Intensivstation" des Vereins Pflege e.V. Die vergeben gemeinsam mit der Universität Witten/Herdecke das Zertifikat „Angehörigenfreundliche Intensivstation". Solche Entwicklungen sind sehr wichtig, um die Situation von Angehörigen zu verbessern. Es gibt also noch viel zu tun – auch wenn der Unterschied zwischen anderen europäischen Ländern und Deutschland kleiner geworden ist.

Auf den pädiatrischen Intensivstationen ist Angehörigenintegration in den meisten Ländern, auch in Deutschland, mittlerweile fast normal. Warum ist das bei Erwachsenen anders?
Als ich noch Stationsleitung einer Kinderintensivstation in Holland war, habe ich Pflegende der Erwachsenen-Intensivstation mal eingeladen, für eine Woche

bei uns zu hospitieren. Danach haben die gesagt: „Nee, das geht gar nicht. Das machen wir nicht. Das ist zu komplex." Sie waren es nicht gewöhnt, Angehörige 24 Stunden am Bett zu haben. Sie sind damit nicht aufgewachsen. Mittlerweile ist das in den Niederlanden anders. Auch auf der Erwachsenen-Intensivstation dürfen Angehörige 24 Stunden kommen. Und das ist auch richtig so. Für mich macht es keinen Unterschied, ob ich als 60-Jähriger bei meinem 27-jährigen Kind auf der Intensivstation sein möchte oder als 30-Jähriger bei meinem 8-jährigen Kind. Ich bin immer der Vater, und ich möchte dabei sein. Das Alter des Kindes sollte kein Argument sein, um die Eltern auszuschließen.

Wie schaffen wir es auch in Deutschland, diese Situation der Kinderintensivpflege auf die Erwachsenenstationen zu übertragen?
So lange wir die Tür der Intensivstationen geschlossen halten und im Kopf haben, dass Angehörige Besucher sind, kommen wir nicht weiter. Die Angehörigen müssen anwesend sein, um an der Pflege teilnehmen zu können. Und sie müssen von uns gestärkt und befähigt werden, ihre Bedürfnisse zu äußern. Wir müssen den Angehörigen besser zuhören und verstehen, was sie wollen. Nur dann können wir gemeinsam mit ihnen ihre Wünsche umsetzen. Und wir müssen verstehen, dass Gefühle und Bindungen auch für Erwachsene wichtig sind. Aber was bedeutet das? Was ist Partizipation? Was lassen wir zu? Wie weit lassen wir uns in unserer täglichen Pflege, unseren täglichen Entscheidungen über unsere Patient*innen von Angehörigen beeinflussen? Ich denke, hier müssen wir noch ein Stückchen gehen. Wir können es besser machen!

Wie könnte das in der Praxis aussehen?
Wir müssen Angehörigen mehr erlauben. Zuerst erlauben wir ihnen, länger da zu sein und zu allen Zeiten zu kommen. Wenn jemand tagsüber arbeitet, muss er abends um 22 Uhr kommen können. Dann müssen wir ihnen wichtige Bedürfnisse erfüllen. Als ich Stationsleitung auf der Kinderintensivstation war, kamen einmal die Eltern eines kleinen Mädchens zu mir. Ihr Sohn hatte seine Schwester lange nicht gesehen und vermisste sie. Sie haben gefragt, ob er kommen dürfe und mir erzählt, dass er Violine spielt. Ich habe gesagt, er solle kommen – mit seiner Violine. Der Vater hat seine Gitarre mitgebracht und die Mutter hat am Bett gesungen. Ich habe die Gardinen um das Bett herum zugezogen und dachte: Das ist Familie. Dieses Gefühl des Zusammenseins, der Nähe, konnte ich ihnen geben. Das war für sie so wichtig, dass sie mit ihrer Familie zusammen sein konnten und etwas gesungen haben.

Wie sieht es mit Haustieren aus? Gehören die auch zur Familie?
Ja, wenn ein älterer Mann einen Hund hat, mit dem er schon seit 20 Jahren zusammenlebt, würde ich sagen: „Lasst den Hund rein. Legt den Hund aufs Bett." Es gibt gute Anleitungen, wie man Hunde am besten für so einen Besuch reinigt und vorbereitet. Dann kann man sie noch vom Tierarzt testen lassen und sie können hineinkommen. – The sky is the limit! Hören wir unseren Angehörigen zu!

Kennen Sie Intensivstationen, die Rooming-In für Erwachsene ermöglichen?
Auf Stationen mit Einzelzimmern gibt es das in England und den Niederlanden mittlerweile häufiger. Stationen ohne Einzelzimmer haben manchmal einen Liege- oder Relaxstuhl, auf dem Angehörige liegen können. Ich würde aber auf Intensivstationen für Erwachsene Rooming-In nicht bewusst fördern oder anbieten. Man muss auch an die mentale und physische Gesundheit der Angehörigen denken. Wenn ihre Liebsten für eine Woche auf der Intensivstation liegen, dann sollten sie auch nachts gut schlafen. Was nicht heißt, dass sie nicht auf der Abteilung schlafen dürfen.

Wo und in welchen Fällen wäre das dann möglich?
Ich würde ein Familienzimmer empfehlen. Manche Intensivstationen haben das mittlerweile. Wenn es Patient*innen sehr schlecht geht, haben die Angehörigen ein Zimmer in der Nähe der Station, damit sie sich nahe fühlen und trotzdem nachts schlafen können. Um nochmal zur ersten Frage zu kommen, was ich tun würde, wenn ich nur eine Sache auf Intensivstationen ändern dürfte: Wenn ich kein Geld für Einzelzimmer hätte, würde ich Familienzimmer einrichten. Ein Familienzimmer ist wie ein Hotelzimmer für Angehörige. Das macht vor allem dann Sinn, wenn wir wissen, dass es dem Patienten schlecht geht und wir am liebsten die Familie in den nächsten 24 Stunden in der Nähe hätten.

Wie sollten Intensivstationen vorgehen, wenn sie ein Familienzimmer einrichten wollen?
Suchen Sie in der Nähe der Station ein kleines Zimmer, bauen Sie es um wie ein nettes Hotelzimmer, mit Bett und einem kleinen Kühlschrank, damit die Familien sich darin wohlfühlen können. Am besten wären zwei oder drei Familienzimmer. Und wenn es dafür kein Geld gibt: Gehen Sie zu größeren Möbelhäusern und erzählen Sie ihnen davon. Es gibt Möbelhäuser, die solche Familienzimmer in Krankenhäusern schon gesponsert haben.

Was würden Sie einem Stationsteam empfehlen, das Angehörige auf der Intensivstation systematisch integrieren möchte?
Mein erster Rat wäre: Gehen Sie Schritt für Schritt. Der erste Schritt sollte sein, die Besuchszeiten abzuschaffen. Das erfordert eine ziemlich große Flexibilität des Teams. Der zweite Schritt ist: Machen Sie Familienanamnesen. Fragen Sie die Angehörigen nach ihren Wünschen, fragen Sie sie, was sie auf der Intensivstation gerne für die Patient*innen machen möchten. Und finden Sie heraus, was für ein Mensch der Patient ist. Dazu kann man den Angehörigen einen Bogen Papier geben und sie bitten: „Schreiben Sie einmal für uns auf, was Ihre Geliebte für ein Mensch ist? Was arbeitet sie? Was macht sie täglich? Hat sie einen Hund, was mag sie, hört sie gern Musik? Wir Pflegenden und Ärzte lesen das und überlegen, was wir machen können, damit es Ihrer Geliebten besser geht." Der nächste Schritt ist der schwierigste: Was lassen wir die Angehörigen machen?

Warum ist das so schwierig?
Wenn wir Angehörige wirklich in die Pflege einbeziehen möchten, müssen wir sie dazu ermächtigen und befähigen, sich an Pflege und Betreuung zu beteiligen. Wir müssen sie darin bestärken, zu sagen, was sie machen möchten und sie dann dabei unterstützen. Das bedeutet, wir müssen noch viel mehr mit ihnen reden, müssen fragen: „Was möchten Sie am liebsten machen? Was haben Sie zu Hause zusammen gemacht? Was können Sie hier machen?" Vielleicht können sie zum Beispiel bei der Frührehabilitation mithelfen. Und die Integration ist perfekt, wenn die Angehörigen hineinkommen, die Pflege alleine machen und sagen: „Jos, ich hab das und das gemacht." – „Fein, schreiben Sie es in den Pflegebericht, dann brauch ich das nicht mehr zu machen."

Sehen Sie Angehörigenintegration als Aufgabe der Pflegenden?
Nein, Angehörigenintegration ist ein multidisziplinärer Auftrag. Das ist nicht nur Aufgabe der Pflegenden, sondern aller Berufsgruppen rund um den Patienten und Angehörigen: Pflegende, Ärzt*innen, Psycholog*innen, Physiotherapeut*innen, Diätassistent*innen ... Die sind alle mit im Team.

Neben Angehörigenintegration wird oft von familienzentrierter Pflege gesprochen. Gibt es einen Unterschied?
Im Wesentlichen meinen „family-integrated care", meistens übersetzt mit Angehörigenintegration und „family-centered care", übersetzt mit „familienzentrierte Pflege", dasselbe. Aber was heißt das überhaupt? Die Übersetzung dieser nicht

leicht zu begreifenden Begriffe ist wichtig. Wir übersetzen sie nicht nur für die Familien und Angehörigen, sondern auch für uns selbst. Wir müssen uns immer wieder fragen: Was heißt eigentlich Angehörigenintegration bei uns?

Und wie können Intensivteams diese Frage für sich klären?
Als ich noch auf der Kinderintensivstation gearbeitet habe, haben wir am Ende der Schicht gemeinsam überlegt: „Was haben wir heute mit unseren Patienten gemacht? War das familienintegriert? Welche Probleme hatten wir? Hatten unsere Kollegen ähnliche Probleme? Wie sind sie damit umgegangen?“ Über diesen Austausch können wir voneinander lernen. Eine gute Sache ist auch ein Angehörigen-Rat. Das ist eine Gruppe von Angehörigen und ehemaligen Patient*innen, mit denen sich das gesamte Team einer Intensivstation regelmäßig, etwa alle drei Monate, trifft. Die Angehörigen und Patienten sprechen über ihre Erfahrungen und geben Empfehlungen, was aus ihrer Perspektive geändert werden sollte. Die Mitglieder des Rats wechseln immer wieder.

Gibt es Selbsthilfe-Initiativen?
In England gibt es ICUsteps. Das ist eine Selbsthilfegruppe von ehemaligen Intensivpatient*innen und ihren Angehörigen, die den Intensivteams Ratschläge geben, wie wir Familien besser einbeziehen können. Sie unterstützen außerdem Angehörige und Patient*innen nach einem Intensivaufenthalt. Betroffene finden über die Website der Organisation (https://icusteps.org/) Informationen, Hilfe und Ansprechpartner*innen, wenn sie mit jemandem über ihre Intensiverfahrungen sprechen möchten. Pflegende und andere Berufsgruppen auf der Intensivstation können hierüber Informationsbroschüren für erwachsene Patienten, Angehörige oder Kinder für ihre Station bestellen oder als PDF-Datei downloaden. Was wir oft in Holland gemacht haben, sind Spiegel-Gespräche.

Was sind das für Gespräche?
Das sind Team-Meetings mit allen Mitarbeitenden einer Intensivstation. Wir laden zwei, drei Familien mit Patient*innen ein, die bei uns auf der Station gelegen haben. Wir fragen sie vorher: „Möchten Sie uns Ihre Erfahrungen erzählen?“ Es gibt immer Leute, die das gerne machen. Wir nennen das Spiegel-Gespräch, weil wir in einen Spiegel sehen. Der Spiegel sind unsere Patient*innen, die sagen, wie wir aussehen, was wir gemacht haben. Die Meetings sind freiwillig, aber immer gut besucht. Alle mögen sie, weil sie sehr lehrreich sind – eine kleine Maßnahme, die nicht viel kostet.

Zum Abschluss: Was würden Sie den Intensiv-Teams für die Integration von Angehörigen gern noch mit auf den Weg geben?
Startet morgen, aber startet langsam! Macht kleine Änderungsschritte, damit es von allen akzeptiert wird, damit die Erfolge für alle sichtbar sind. Wichtig ist auch, wenn etwas nicht erfolgreich ist, wieder damit aufzuhören. Es ist sinnvoll, eine Vereinbarung zu haben: Wenn etwas nicht wirkt, hören wir auf, wenn etwas wirkt, machen wir weiter.

Das Interview mit Jos Latour haben wir im Herbst 2021 geführt.

Wenn die Familie mit zum Team gehört

Seit 2007 gibt es in Deutschland das Zertifikat „Angehörigenfreundliche Intensivstation". Das heißt: Die Familie darf jederzeit zu ihrem kranken Angehörigen. Das erfordert nicht nur offene Besuchszeiten, sondern ist vor allem eine Frage der Haltung.

Am Klinikum rechts der Isar in München liegt es gar nicht so lange zurück, dass Besuche von Angehörigen auf der Intensivstation kurz und auf eine feste Zeit begrenzt waren. „Die tägliche Besuchszeit war von 15 bis 16.30 Uhr. Wir haben die Patienten für diese Zeit schön hergerichtet und die Angehörigen konnten sich in Ruhe ans Patientenbett setzen", erinnert sich Marina Ufelmann, Fachkrankenschwester für Anästhesie- und Intensivpflege am Münchner Klinikum. Was damals normal schien, sieht sie heute als „Katastrophe" für die Angehörigen: „Viele von uns haben sich überhaupt keine Gedanken darüber gemacht, was wir den Angehörigen damit zugemutet haben. Und berufstätige Menschen hatten überhaupt keine Möglichkeit, zu kommen."

Von einem auf den anderen Tag offene Besuchszeiten eingeführt

Das änderte sich, als die Pflegedirektorin und der Bereichsleiter beschlossen, im Jahr 2013 für alle sechs Intensivstationen des Klinikums rechts der Isar das Zertifikat „Angehörigenfreundliche Intensivstation" zu beantragen. Voraussetzung dafür waren offene Besuchszeiten. Und die wurden von einem auf den anderen Tag eingeführt – von ehemals 1,5 auf 24 Stunden täglich, also rund um die Uhr. Die meisten Pflegenden waren von dieser Neuerung zunächst gar nicht angetan. „Ich war zu Beginn auch nicht begeistert", gibt Ufelmann zu. „Ein solcher Wechsel erfordert ja ein Umdenken. Die Besuchszeiten zu öffnen, heißt auch, die Scheu vor den Angehörigen zu verlieren und sie wirklich mit ins Team aufzunehmen."

Ufelmann erinnert sich, dass ein Pfleger argumentierte: „Warum soll ich den Angehörigen meine Arbeit zeigen? Ein Bäcker zeigt ja auch nicht, wie er seine Brez'n schwingt." Sie sagt: „Da bin ich wachgeworden, denn mir war klar: Wir müssen unsere Arbeit nicht vor den Angehörigen verstecken. Wir arbeiten hochprofessionell, und das dürfen die Angehörigen auch sehen." Bei ihr dauerte es nur zwei Monate, dann war sie begeistert von den offenen Besuchszeiten. Ihre Erfahrung: „Die Patienten brauchen die Angehörigen. Es geht ihnen einfach besser, wenn sie da sind." Das zeige sich auch daran, dass ein Delir gefühlt viel seltener auftrete, wenn jemand aus der Familie da ist. Überzeugt hat Ufelmann vor allem die Dankbarkeit der Angehörigen, wenn sie sich auf der Intensivstation jederzeit willkommen fühlen.

Als die offenen Besuchszeiten eingeführt wurden, zeigte sich zudem: Viele Sorgen, die die Pflegenden zunächst hatten, erwiesen sich als unbegründet – zum Beispiel, dass die Angehörigen rund um die Uhr am Patientenbett sitzen könnten. Oder dass einige sehr fürsorgliche Angehörige sich über das kranke Familienmitglied so vergessen, dass sie kaum noch zum Schlafen kommen. „Wir müssen manche Angehörigen zwar ermutigen, abends nach Hause zu gehen, aber dann machen sie es auch", sagt Ufelmann. „Wir sagen ihnen: ‚Wir sind hier und schauen nach Ihrem Mann. Gehen Sie schlafen, ruhen Sie sich aus, wir passen gut auf.' Wenn man so auf die Angehörigen zugeht, fühlen Sie sich auch gesehen."

Angehörige werden proaktiv gebeten, häufig vorbeizukommen

Sehr viel leichter verlief die Zertifizierung auf der Interdisziplinären Intensivstation in Hattingen, die 2007 als erste angehörigenfreundliche Intensivstation ausgezeichnet wurde. „Bei uns gab es schon immer offene Besuchszeiten und das rund um die Uhr", sagt Carsten Jehle, der bereits seit 1994 auf der Intensivstation arbeitet und seit 1999 stellvertretender Stationsleiter ist. „Wir hatten 30 Jahre einen leitenden Oberarzt, der eine klare Haltung zur Wichtigkeit von Angehörigen hatte. Diese Einstellung und Haltung wurden von der pflegerischen Leitung immer unterstützt und geteilt. Und alle neuen Pflegenden und Ärzte sind so sozialisiert worden; sie kennen es gar nicht anders." Angehörige seien oft erstaunt, wie offen die Regelungen in Hattingen sind. „Viele haben noch keine Erfahrung mit der Intensivmedizin, wissen aber von Freunden und Bekannten, wie schwierig es sein kann, jederzeit zu seinem kranken Angehörigen zu dürfen", berichtet Jehle. „Bei uns ist das anders, und wir erfahren dafür viel Dankbarkeit."

Gelegentlich kommen in Hattingen Angehörige auch noch um 22 Uhr vorbei – manchmal nur für fünf Minuten, um kurz „Gute Nacht" zu sagen. Auch in der Zeit zwischen 20 und 22 Uhr sind oft noch berufstätige Familienmitglieder da. „Wir versuchen immer, Angehörige proaktiv anzusprechen und sie zu bitten, möglichst viel Zeit mit ihrer kranken Mutter oder ihrem Mann zu verbringen. Das ist vor allem dann wichtig, wenn Patienten desorientiert sind", erzählt Jehle. Auf der Hattinger Intensivstation bleiben die Angehörigen oft viele Stunden. Häufig sind mehrere Personen gleichzeitig da, auch Enkelkinder sind gerne gesehen. Manchmal bleiben die Angehörigen auch über Nacht, zum Beispiel bei sehr desorientierten Patient*innen oder im Sterbeprozess. Die Station hält dafür zwei bequeme, elektrisch verstellbare Liegestühle und immer ausreichend Kissen und Decken bereit, damit es für die Angehörigen so angenehm wie möglich ist.

Unterstützt wird dieses offene Besuchskonzept in Hattingen durch eine architektonische Besonderheit. Die Station hat einen Besuchergang rund um die Station herum, das heißt, wenn Angehörige kommen, klingeln sie und können dann außen an den Zimmern vorbei direkt zu ihrem kranken Familienmitglied gehen. Dadurch gibt es keine Besuchsströme über die Station, keine Blicke nach recht und links, wo schwer erkrankte Patient*innen liegen. Dieser Besuchergang wurde schon Anfang der 1970er-Jahre nach dem Vorbild einer Klinik aus Baltimore, USA, gebaut. Auch dient der Gang mitunter als Vergrößerung des Patientenzimmers, wenn mehrere Angehörige gleichzeitig zu Besuch kommen und das Zimmer dann zu eng wird.

Eine Auszeichnung für angehörigenfreundliche Intensivstationen

Das Zertifikat „Angehörigenfreundliche Intensivstation“ des Pflege e.V. gibt es seit etwa 15 Jahren. Initiiert wurde es von der Pflegewissenschaftlerin Angelika Zegelin, die viele Jahre an der Universität Witten/Herdecke gelehrt und zahlreiche innovative Projekte ins Leben gerufen hat. Angeregt durch Abschlussarbeiten ihrer Studierenden – ob zum Erleben von Angehörigen oder zu Besuchszeiten auf der Intensivstation – kam ihr die Idee, ein Zertifikat für Intensivstationen einzuführen. Das Ziel: den Angehörigen verbindlich den Zutritt zu Intensivstationen zu gewähren – zum Wohl der Patient*innen. „Die wichtigste Anforderung für das Zertifikat ist deshalb, dass ein Besuch rund um die Uhr für die beiden engsten Bezugspersonen möglich ist“, sagt Zegelin. Das könne auch nach dem Vertragsmodell erfolgen. Das heißt: Angehörige dürfen jederzeit nach Absprache auf die Intensivstation kommen – ob morgens um 5 oder abends um 23 Uhr.

Was leicht klingt, erweist sich in der Praxis oft als schwierig. „Sie glauben nicht, wie viele Pflegende mich verzweifelt anrufen, weil sie ihre Station unbedingt für die Angehörigen öffnen möchten, aber der Chefarzt oder die anderen Pflegenden spielen nicht mit“, sagt Zegelin. Dabei zeige die Pflegeforschung weltweit, welche positiven Auswirkungen die Bezugspersonen auf die Patienten hätten. Oft seien diese Ergebnisse aber noch nicht bekannt, sodass offene Besuchszeiten im Team immer noch auf Widerstände stoßen. „Am wichtigsten ist die Willkommenskultur“, sagt Zegelin. „Angehörige müssen merken, dass ihre Anwesenheit erwünscht ist und dass sie ernst genommen werden. Der Rest kommt von allein.“

Derzeit sind 278 Intensivstationen in insgesamt 230 Kliniken zertifiziert, darunter auch sechs Stationen in der Schweiz, Österreich und in Tschechien (Stand: Oktober 2021). Beim Beantragen des Zertifikats „Angehörigenfreundliche Intensivstation“ geht es in einem ersten Schritt darum, die Öffnung der Besuchszeiten nachzuweisen. Eine Zertifikatsverlängerung wird dann nach jeweils drei Jahren erforderlich. Bei dieser Re-Zertifizierung erläutert die Station schriftlich, wie sie eine Willkommenskultur etabliert hat und welche zusätzlichen Angebote es für Angehörige gibt (mehr zum Antragsverfahren unter: www.stiftung-pflege.info).

Vom Besuchskonzept für Kinder bis zu virtuellen Besuchen

Auch die Intensivstationen in Hattingen und am Klinikum rechts der Isar sind schon mehrfach re-zertifiziert worden. „Wir haben in den vergangenen Jahren einige Dinge umsetzen können, die unsere Willkommenskultur für Angehörige weiter verstärkt haben“, berichtet Marina Ufelmann, die mittlerweile die Arbeitsgruppe „Angehörigenfreundliche Intensivstation“ leitet. Auf den Münchner Intensivstationen gibt es zum Beispiel verschiedene Informationsbroschüren, Angehörige werden in die Pflege oder therapeutische Konzepte wie die Basale Stimulation® eingebunden, und es werden Intensivtagebücher für die Patient*innen geschrieben. Auch wurde ein Angehörigen-Café ins Leben gerufen, bei dem sich die Familienmitglieder von Intensivpatient*innen und Intensivpflegende einmal pro Monat jenseits des Stationsalltags austauschen können. „Die Familie gehört bei uns wirklich mit zum Team“, sagt Ufelmann.

Um Kindern den Besuch auf der Intensivstation zu ermöglichen, wurde in München ein spezielles Besuchskonzept etabliert. Dazu haben die Pflegenden ein Malbuch der englischen Angehörigen-Initiative ICU-Steps eingeführt, das von Intensivpflegenden und Psycholog*innen entwickelt und in verschiedene Sprachen übersetzt wurde (Download des Malbuchs unter: www.mri.tum.de/intensivstationen). „Wir geben den Eltern dieses Malbuch zur Vorbereitung auf den ersten Besuch bei uns mit“, erzählt Ufelmann. In dem Buch können die Kinder Bilder einer Intensivstation sehen, selbst Bilder malen und ausmalen, kleine Rätsel zur Intensivstation lösen oder in einem „Sorgen-Baum“ ihre Ängste und Sorgen niederschreiben. „Auch informieren wir die nahen Angehörigen, wie sie mit dem Kind über die schwere Erkrankung sprechen können“, sagt Ufelmann. „Denn oft ist das Fernhalten der Kinder viel beunruhigender für sie, als die Wahrheit zu erfahren.“ Erst danach können die Kinder entscheiden, ob sie ihren kranken Vater oder die Großmutter besuchen möchten. „Wenn ja, planen wir den Besuch und begleiten die Familie dabei.“

Ein besonderes Projekt zur Angehörigenintegration ist in München während der Corona-Pandemie entstanden: virtuelle Besuche. Denn gerade in den ersten Monaten der Pandemie waren fast alle Intensivstationen komplett geschlossen – kein Angehöriger durfte hinein. Damit fehlten genau diejenigen, die so wichtig für Intensivpatienten sind. Ufelmann hat gemeinsam mit ihrem Team das Konzept entwickelt und die Mitarbeitenden geschult, die die virtuellen Besuche begleiten.

Jeder virtuelle „Besuch" läuft nach einem festen Schema ab und dauert etwa 20 Minuten: Zunächst folgt ein kleiner Video-Rundgang über die Station, um zu zeigen, wo der Patient sich befindet. Danach berichten die Pflegenden, wie es dem Patienten geht, wie er aussieht und ob er einen Beatmungsschlauch oder ein ECMO-Gerät hat. „Erst danach fragen wir: Möchten Sie Ihren Angehörigen sehen?", sagt Ufelmann. Fast alle Angehörigen bejahen diese Frage, auch wenn der Patient komatös oder beatmet ist. Die begleitende Pflegeperson dreht das Smartphone dann so, dass sie die Reaktion des Angehörigen sehen und diesen bei Bedarf auffangen kann. „Fast alle Angehörigen beginnen zu weinen", erzählt Ufelmann, „meist aus Erleichterung. Die meisten sagen: ‚Ich habe mir das schlimmer vorgestellt.' Es ist sehr berührend, diese Reaktionen mitzuerleben." Bei wachen Patienten werden die Angehörigen beim Erstbesuch ebenfalls begleitet und die Pflegenden sprechen mit den Angehörigen. Danach wird das Smartphone im Patientenzimmer auf ein Stativ gestellt und die Pflegende verlässt den Raum, damit Patient und Angehörige ungestört miteinander reden können.

Wohlfühl-Mix auf der Intensivstation in Traunstein

Auf der angehörigenfreundlichen Intensivstation am Klinikum Traunstein sind in den vergangenen zehn Jahren verschiedene Konzepte zur Angehörigenintegration umgesetzt worden. Damit die Angehörigen „gut ankommen", wird kurz nach der Aufnahme des Patienten ein gemeinsames Erstgespräch im Arztzimmer geführt. Dieses Gespräch führen ein Arzt und die betreuende Pflegeperson gemeinsam. Sie informieren über die Situation, besprechen die Therapieziele mit den Angehörigen, trösten und schaffen eine Atmosphäre des Vertrauens. Diese Gespräche dauern in der Regel 15 bis 20 Minuten. „Diese Zeit ist sehr gut investiert und vermeidet viele Rückfragen", sagt der mittlerweile berentete Intensivmediziner Dr. Martin Glaser, der viele Konzepte mit entwickelt hat. „Wir haben grundsätzlich keine Gespräche über den Patienten am Intensivbett geführt."

Um den Angehörigen eine Rückzugsmöglichkeit auf der Intensivstation zu bieten, wurde ein alter Schleusenraum in ein Angehörigenzimmer umfunktioniert.

Auf wenigen Quadratmetern entstand hier ein Rückzugsraum in warmen Farbtönen, mit Sofa, gemütlicher Sitzecke und Kühlschrank. Auch wurde eines der Intensivzimmer so umfunktioniert, dass Angehörige mit aufgenommen werden können und ein eigenes Bett im Zimmer haben. „Geri-Lodge“ wird das Zimmer liebevoll genannt. „In dem Zimmer ist eine Beatmung nicht möglich, aber es eignet sich sehr gut für delirgefährdete, palliative und sterbende Patienten“, sagt Glaser. „Allerdings ist für Rooming-In wichtig, dass ausreichend Pflegende vor Ort sind, da der Betreuungsaufwand sehr hoch ist.“

Der Intensivmediziner ist sicher, dass Angehörigenfreundlichkeit den Familien und damit auch den Patienten hilft. Davon profitiere auch das Team. „Eine Studie aus den USA hat gezeigt, dass Entscheidungen am Lebensende schneller und eher im Sinne der Patienten getroffen werden, wenn die Angehörigen sich gut betreut fühlen“, sagt er. Das zeige: Wenn ein gutes Vertrauensverhältnis da ist, lassen sich auch ethische Fragen besser thematisieren. Zudem gehe es darum, Folgeerscheinungen der Intensivtherapie zu minimieren, zum Beispiel posttraumatische Belastungsstörungen. Auch dafür brauche es die Angehörigen. Am Klinikum Traunstein werden dafür Intensivtagebücher eingesetzt und das Projekt „sedierungsfreie Intensivstation“ durchgeführt. „Eine Intensivstation ist traumatisierend. Je mehr Patienten von der Therapie mitbekommen, desto weniger Alpträume haben sie und desto besser lassen sich die belastenden Folgen der Therapie reduzieren“, sagt Glaser.

Eine Frage der Haltung

Angehörigenintegration benötigt gute Konzepte, aber auch Zeit, denn sie geht mit einem höheren Kommunikationsbedarf einher, weiß Carsten Jehle von der Hattinger Intensivstation. „Angehörige brauchen eine gute Anleitung, wenn man sie in die Pflege integrieren möchte, ob beim Essen- oder Getränkeanreichen oder bei der Mobilisation“, sagt er. Man merke schnell, wer den Wunsch hat, auch praktisch mitzuhelfen. Das müsse dann aber vonseiten der Pflegenden gut begleitet werden. Für die Ärzte sei der zeitliche Aufwand ebenfalls höher. „Jeder zweite Angehörige, der da ist, möchte natürlich auch mit dem Arzt sprechen“, sagt Jehle.

Entscheidend sei aber nicht der zeitliche Aspekt, sondern die Haltung des Teams. „Wenn der Großteil der Ärzte und Pflegenden die Haltung vertritt, dass die Anwesenheit der Angehörigen wichtig für den Patienten und seine Genesung ist, ist das ein Selbstläufer“, sagt Jehle. „Wenn diese Haltung das Team jedoch nicht durchdringt, sehe ich wenig Chancen für eine gelungene Umsetzung. Dann wird es immer wieder Versuche geben, die Einbindung der Angehörigen zu unterlaufen.“

Deshalb brauche es viele Unterstützer im Team und auf der Leitungsebene. „Es braucht starke Persönlichkeiten, die nicht nachgeben und ihre Kollegen in persönlichen Gesprächen überzeugen können", sagt Jehle. Wenn die Haltung stimmt, profitierten alle Beteiligten, auch die Mitarbeitenden selbst. „Wir haben nahezu keine Fluktuation im Team, daran ist unser Konzept nicht unbeteiligt", ist sich Jehle sicher. „Und viele Pflegende, aber auch Ärzte sagen: Wenn meine Mutter oder mein Vater auf der Intensivstation wären, würde ich es mir ganz genauso wünschen."

Für diesen Beitrag haben wir im Herbst 2021 mit der Pflegewissenschaftlerin Angelika Zegelin, den Intensivpflegenden Marina Ufelmann und Carsten Jehle sowie dem Arzt Martin Glaser Interviews geführt.

„Symbol der Hoffnung“

Ein Intensivtagebuch hält für bewusstlose und schwerstkranke Menschen fest, was auf der Intensivstation passiert ist. Das hilft ihnen später, den Weg zurück ins Leben zu finden. Der Intensivpfleger und Pflegewissenschaftler Peter Nydahl erklärt, wie die Umsetzung auf den Stationen gelingt.

Interview mit Dr. Peter Nydahl

Dr. Peter Nydahl ist Pflegewissenschaftler am Universitätsklinikum Schleswig-Holstein, Campus Kiel. Er arbeitet zu 75 Prozent als Pflegeforscher und zu 25 Prozent als Krankenpfleger auf einer anästhesiologischen Intensivstation. Seine besonderen Themen: die Frühmobilisierung von Intensivpatient*innen, Delir und das Intensivtagebuch. Zusammen mit dem Schweizer Intensivpflegefachmann Dirk Knück hat Nydahl das Intensivtagebuch ab 2008 im deutschsprachigen Raum bekannt gemacht.

Herr Dr. Nydahl, erinnern Sie sich noch an die ersten Intensivtagebücher, die Sie geschrieben haben?

Dr. Peter Nydahl: Ich kann mich noch erinnern, dass die ersten Tagebücher sehr unterschiedlich waren. Bei den jüngeren Patient*innen lief das meistens sehr gut. Die Familien haben uns gelobt und auch mal einen Kuchen mitgebracht. So ein Feedback motiviert natürlich sehr. Es gab aber auch Patient*innen, bei denen keine Angehörigen kamen. Wir haben bei ihnen ebenfalls mit den Intensivtagebüchern begonnen und zwei, drei Einträge geschrieben. Aber dann lief es nicht weiter. Das Feedback der Angehörigen scheint also gerade in der Anfangsphase eine wichtige Rolle zu spielen.

*Gab es auch ein Feedback der Patient*innen?*

Wir haben auf einer neurologischen Intensivstation begonnen und da dauert es lange, bis Patienten selbst eine Rückmeldung geben können. Am schönsten war es natürlich, wenn die Patient*innen – noch auf der Station – das Tagebuch gelesen und gesagt haben: „Das habt ihr super gemacht, das hilft mir sehr.“ Oder wenn sie später wiederkommen, an der Tür klingeln und sagen: „Ich habe mein Tagebuch gelesen und wollte jetzt endlich mal schauen, wer das geschrieben hat.“

*Wie oft kommt es denn vor, dass die Patient*innen sich später bei Ihnen melden?*

In der Neurologie kann das Wochen bis Monate dauern. Auf unserer Station kam es etwa ein halbes Jahr nach Einführung der Intensivtagebücher dazu, dass ehemalige Patient*innen plötzlich häufiger zu uns kamen als vorher. Alle hatten ihr Tagebuch dabei und sagten zum Beispiel: „Ich will jetzt mal mit Sabine reden, die immer diese tollen Einträge geschrieben hat.“ Oft können die sich ja nicht mehr dran erinnern, wer das nochmal war, aber durch die Einträge kommt einiges wieder.

Wie haben die Angehörigen denn auf die ersten Intensivtagebücher reagiert? Das war damals ja etwas komplett Neues.
Die Reaktion der Familien fand ich phänomenal. Ich bin meistens am zweiten oder dritten Tag zu den Patient*innen hin und habe den Angehörigen nur das Buch gezeigt, auf dem „Intensivtagebuch“ stand. Die haben den Sinn und Zweck des Intensivtagebuchs sofort verstanden. Das ist wie ein Symbol der Hoffnung für sie gewesen. Da leuchteten plötzlich die Augen und sie hatten eine Perspektive. Das Tagebuch symbolisiert ja auch: Es kommt eine Zeit nach dem Intensivaufenthalt.

Wie ist es Ihnen gelungen, die Intensivtagebücher in Deutschland bekannt zu machen?
Wir haben viele Artikel in Fachzeitschriften veröffentlicht, auf Kongressen darüber berichtet, Forschungsprojekte durchgeführt, die Website „www.intensivtagebuch.de“ erstellt, einen Newsletter ins Leben gerufen und vieles mehr. Meilensteine in der Implementierung des Tagebuchs waren auch Artikel in der lokalen Presse. Zeitungen in Kiel, Hamburg, Bremen, München usw. haben das Thema aufgegriffen und darüber berichtet. Ich glaube, die Deutschen lieben Tagebücher.

Warum ist das so?
Jeder von uns hat früher Tagebuch geschrieben – und wenn auch nur für ein halbes Jahr –, oder ein Freundschaftsbuch gehabt. Ich glaube, die Deutschen haben einen kulturellen Hang dazu, schriftlich miteinander zu kommunizieren und soziale Beziehungen zu pflegen. Und deswegen ist der Schritt nicht weit, für andere Menschen ein Tagebuch zu schreiben. Diese Idee versteht sofort jeder. Es gab Fernsehberichte, Interviews in diversen Zeitschriften und Artikel in der „Zeit“. So kam es, dass die Tagebücher nicht nur in der Fachszene, sondern auch in der Öffentlichkeit bekannter wurden.

Fordern Angehörige das Schreiben eines Intensivtagebuchs auch ein?
Ich habe von Kolleg*innen gehört, dass auf ihrer Station auch schon Familien mit einem Tagebuch gekommen sind und die Pflegenden eingeladen haben:

„Wenn Sie Lust haben, schreiben Sie doch mit." Dort haben also die Angehörigen die Tagebücher eingeführt – und nicht die Pflegenden. Ich finde es fantastisch, wenn das so läuft.

Wie viele Intensivstationen in Deutschland setzen heute Intensivtagebücher ein?
Wir schätzen etwa 20 Prozent, also jede fünfte Intensivstation in Deutschland. Diese Zahlen basieren auf einer Umfrage in Baden-Württemberg und Schleswig-Holstein, die wir vor Jahren gemacht haben. In Asien, Australien und den USA liegen die Zahlen ebenfalls bei etwa 20 Prozent. In Skandinavien hingegen führen fast 70 bis 80 Prozent der Stationen ein Intensivtagebuch.

Was ist aus Ihrer Sicht der wichtigste Nutzen?
Für die Intensivpatient*innen ist das Tagebuch vor allem eine Hilfestellung, um die Zeit ihres Intensivaufenthalts zu verstehen und aufarbeiten zu können. Viele haben nach dem Aufenthalt nicht nur körperliche, sondern auch psychische und soziale Probleme. Sie zeigen Aufmerksamkeits- und Konzentrationsstörungen, leiden unter Angst, Depressionen oder auch unter einer posttraumatischen Belastungsstörung, kurz PTBS. Gleichzeitig haben Patient*innen nur wenige bis verschwommene Erinnerungen an die Zeit auf der Intensivstation. Teilweise haben sie auch Schwierigkeiten, zwischen Träumen und Wirklichkeit zu unterscheiden, halten Geträumtes für wahr und umgekehrt. Da kann das Tagebuch eine große Hilfe sein, für sich zu rekonstruieren, was in dieser Zeit passiert ist.

*Und erleben die Patient*innen das Tagebuch auch als Hilfestellung?*
Ja, viele haben uns gesagt, dass es ihnen geholfen hat, den Intensivaufenthalt besser zu verstehen und dass es für sie sehr interessant war, die Einträge zu lesen. Einige lesen das Tagebuch am Stück, andere lesen es häppchenweise. Manche lesen es auch mehrfach. Ein Patient erzählte mir zum Beispiel, dass er das Tagebuch immer mal wieder gelesen hat, zum Beispiel wenn es ihm in der Reha nicht so gut ging oder wenn er keine Lust hatte zu üben. Das Tagebuch war quasi eine Motivationshilfe, seinen Weg weiter zu gehen, weiter zu üben und mehr Sport zu machen. Solche Feedbacks helfen uns Pflegenden natürlich und motivieren uns, Tagebücher zu schreiben.

Was bedeutet das Intensivtagebuch für die Angehörigen?
Für die Angehörigen scheint es sehr wichtig zu sein, über das Tagebuch in Verbindung bleiben zu können. Eine Angehörige sagte mal: „Es ist ein Weg, Kontakt zu halten, so als wenn ich einen Brief schreibe." Und man weiß, dieser Brief wird in

ein paar Tagen oder Wochen gelesen und irgendwann auch beantwortet. Über das Schreiben gelingt es oft, Druck rauszunehmen und innezuhalten. Auch für uns Pflegende bietet das Tagebuch die Chance zu reflektieren, nachzudenken und das pflegerische Handeln um psychosoziale Aspekte zu erweitern. Es geht ja nicht nur um Monitoring und Gerätemedizin.

*Für welche Patient*innen sollte ein Intensivtagebuch geschrieben werden?*
Grundsätzlich macht ein Tagebuch Sinn für Patient*innen mit einer Bewusstseinsstörung, die drei Tage oder länger andauert. Das müssen auch nicht nur beatmete oder sedierte Personen sein. Für die vielen Kurzlieger macht ein Tagebuch hingegen keinen Sinn. Das war zu Beginn eine wichtige Botschaft an unsere Kolleg*innen: „Ihr sollt nicht für alle Patient*innen ein Tagebuch schreiben, es sind wirklich nur wenige.“ Vielleicht ein Fünftel der Intensivpatient*innen, also 20 Prozent, haben ein Tagebuch.

Wie aufwendig ist es für die Pflegenden, ein Intensivtagebuch zu schreiben?
Wir haben das zeitlich gemessen. Das Schreiben dauert täglich etwa drei bis fünf Minuten, und diese Zeit ist wirklich gut und sinnvoll investiert. Ich kenne keine Pflegetätigkeit – außer der Händehygiene –, die so nachhaltig wirksam ist wie Tagebuchschreiben. Einige Patient*innen beschäftigen sich auch noch Jahre später mit ihren Tagebüchern. Die meisten Pflegenden schreiben ihren Eintrag am Ende der Schicht. Wir haben dazu auch eine kleine Studie gemacht, die gezeigt hat: Je mehr Erfahrungen Pflegende mit dem Tagebuchschreiben haben, desto mehr Zeit nehmen sie sich dafür.

Das ist interessant, man würde ja denken, es wäre andersherum. Wie erklären Sie sich das?
Ich denke, dass die Pflegenden die Tagebücher mit der Zeit mehr wertschätzen, die Wichtigkeit höher bewerten und sich deshalb auch mehr Zeit dafür nehmen. Es gibt trotzdem einige Stationen, wo Pflegende die Tagebucheinträge erst nach Dienstschluss schreiben, also quasi in ihrer Freizeit. Das geht sicherlich zu weit. Tagebuchschreiben muss Bestandteil der Arbeitszeit sein.

Wie oft sollten die Pflegenden in das Tagebuch schreiben?
Ein Tagebuch macht nur Sinn, wenn es kontinuierlich geführt wird. Ich empfehle, zu Beginn ein- bis dreimal täglich zu schreiben, bei stabilen Verläufen reicht dann ein Eintrag pro Tag. Bei Patient*innen, die mehr als drei Monate auf der Station sind, muss man das nicht mehr so eng sehen.

Wie grenzt sich das Tagebuch von der Pflegedokumentation ab?
Eine dänische Studie hat das mal analysiert und die Pflegedokumentation und das Tagebuch miteinander verglichen. Der wesentliche Unterschied: In der Pflegedokumentation schreiben wir *über* einen Menschen, im Tagebuch *an* einen Menschen. Und wir schreiben dabei so, dass es laienverständlich ist. In der Pflegedokumentation steht vielleicht: „Der Patient ist hämodynamisch und respiratorisch stabil." Im Tagebuch würde eher stehen: „Sie haben heute sehr ruhig und gleichmäßig geatmet. Ihr Kreislauf normalisiert sich wieder." Das hat auch die dänische Studie gezeigt: Anhand des Tagebuchs kann man die Geschichte der kritischen Erkrankung rekonstruieren. Anhand der Pflegedokumentation geht das nicht.

Welche Personen sollten in das Tagebuch schreiben?
Idealerweise die nahen Angehörigen und die Pflegenden. Aus skandinavischen Studien wissen wir: Innerhalb der Familie gibt es meist eine Hauptansprechperson, die auch für das Tagebuch zuständig ist. Diese Person regelt im Hintergrund, wer wann in das Tagebuch schreibt. Das bekommen die Pflegenden gar nicht mit. Die Ehefrau sagt dann zum Beispiel der Schwiegermutter: „Morgen kommst du, schreib in das Tagebuch hinein." Und dann muss die Schwiegermutter in das Tagebuch schreiben. Vom Personal sind es meist die Pflegenden, in der Regel die Bezugspflegeperson, die in das Tagebuch schreiben. Mediziner*innen und die therapeutischen Berufe nutzen es weniger.

Wie lange sollte ein guter Tagebucheintrag sein?
Das wäre eine spannende Forschungsfrage: Wie viele Worte braucht man, um eine PTBS zu vermeiden? Aber im Moment wissen wir noch nichts über Dosis und Wirkung von Tagebucheinträgen. Das durchschnittliche Tagebuch hat zehn Einträge mit jeweils rund 100 Worten. Ob das gut und ausreichend für Patient*innen ist, wissen wir nicht. Es hängt letztendlich auch davon ab, was auf der Intensivstation passiert ist und wie eloquent die Kolleg*innen sich äußern können. Manchen fällt es schwer, die passenden Worte zu finden und die schreiben vielleicht: „Es geht Ihnen gut. Ich wünsche Ihnen weiter gute Besserung. Pfleger Peter." Punkt. Andere schreiben drei Seiten.

*Was sagen denn Patient*innen? Was möchten sie gerne lesen?*
Die finden es vor allem gut, wenn Ereignisse beschrieben sind, die mit den eigenen Erinnerungen übereinstimmen. Wenn sie sich zum Beispiel an eine Nacht mit schrecklichen Albträumen erinnern und im Tagebuch lesen: „Heute waren Sie die

ganze Nacht sehr unruhig.“ So eine Übereinstimmung ist super, ganz gleich, ob das wenige oder viele Worte sind. Aber das ist natürlich nicht einfach: Wir wissen nicht, was die Patient*innen gerade bewegt, und wir wissen nicht, wie wir formulieren müssen, damit es den Patient*innen hilft. Da gibt es noch ein bisschen Forschungsbedarf. Ich empfehle, mit einem gesunden Menschenverstand an die Tagebücher ranzugehen und mindestens eine Seite pro Tagebucheintrag zu schreiben. Das sind etwa 50 oder 100 Worte. Mit ein bisschen Übung kann man das so runterschreiben.

Was sollte inhaltlich thematisiert werden?
Der erste Eintrag sollte die Ereignisse zusammenfassen, die zum Aufenthalt geführt haben. Danach sollte der tägliche Zustand beschrieben werden mit Meilensteinen, Fort- und Rückschritten, Besuchen usw. Pflegende schreiben meist eher aus einer pflegerischen Perspektive heraus, zum Beispiel: „Heute haben Sie einen neuen Venenweg bekommen.“ Die Angehörigen schreiben über andere Dinge, zum Beispiel aus der Familie oder dass es dem Hund gut geht. Ich glaube, beides zusammen macht eine gute Geschichte aus.

Können Sie Beispiele für gute, sinnvolle Einträge von Pflegenden nennen?
Einträge sind immer dann gut, wenn deutlich wird, dass Pflegende sich wirklich Gedanken um den einzelnen Menschen machen und individuelle Reaktionen aufgreifen. Zum Beispiel: „Heute haben Sie mit den Augen gezwinkert“ oder „Sie haben sich das erste Mal bewegt und die Hand gehoben“, „Sie haben meine Hand fest gedrückt“, „Wir haben gemeinsam auf der Bettkante gesessen und Sie haben mich angelächelt“. An solchen Äußerungen merken Patient*innen: Die haben mich genau beobachtet, mich als Person wahrgenommen und darauf reagiert. Dann fühlen sie sich auch verstanden.

Sollten die Pflegenden beim Schreiben der Tagebücher begleitet werden?
Das macht auf jeden Fall Sinn. Ich empfehle allen Stationen, die Tagebücher implementieren wollen: Übt das vorher, zum Beispiel in einer kleinen Gruppe mit Fantasiepatienten. Man muss zunächst diesen Perspektivwechsel hinbekommen: Wie schreibe ich *für* oder *an* jemanden anstatt *über* jemanden? Auf unserer Website www.intensivtagebuch.de haben wir dazu auch Beispiele und Textbausteine formuliert. Und natürlich macht es Sinn, dass die Person, die für die Implementierung zuständig ist, zumindest zu Beginn auch mal schaut, was die Kolleg*innen so schreiben und eine persönliche Rückmeldung gibt.

Es gibt ja immer Pflegende, die nicht gerne schreiben. Was machen Sie mit denen? Das Schreiben einfordern oder es lieber sein lassen?
Das hängt davon ab. Ich habe dazu zwei typische Beispiele: Der eine ist Legastheniker, deswegen schreibt er nicht gerne, weil ihm das unangenehm ist. So jemanden zu zwingen, würde ich unkollegial finden. Der andere hat eine völlig unleserliche Handschrift, die keiner entziffern kann. Beide finden Tagebücher gut. Das sind so Gründe, warum man sagen kann: Okay, wir lassen das. Wenn jemand aber einfach keine Lust hat, ist das schon eine andere Geschichte. Da kann man das auch schon mal einfordern oder auf anderem Wege motivieren.

Wenn der Patient auf die Normalstation verlegt wird, wie geht es dann mit dem Tagebuch weiter?
In Deutschland ist es meistens so, dass die Intensivpatient*innen, wenn sie stabilisiert sind, auf eine allgemeine Station gehen und anschließend in die Reha. Wir wissen aber, dass ungefähr ein Drittel der Patient*innen auch über den Intensivaufenthalt hinaus noch Erinnerungslücken hat, wenn man sie ein halbes Jahr später befragt. Wir empfehlen deshalb weiterzuschreiben und geben den Patient*innen oder den Angehörigen das Tagebuch für die weiteren Stationen mit. In Skandinavien ist das anders. Da kommen die Patienten nach mehreren Wochen zurück auf die Intensivstation. Die Pflegenden setzen sich dann mit ihnen zusammen und übergeben das Tagebuch.

*Was empfehlen Sie Patient*innen, wie und wann sie das Tagebuch lesen sollen?*
Das ist unterschiedlich. Bei PTBS zum Beispiel ist eine Konfrontation mit dem Tagebuch oder ein Auffordern – jetzt lies das doch mal endlich – kontraindiziert. Hier sollte man eher auf Patientensignale achten. Wenn die Person fragt: „Was ist denn los mit mir, warum bin ich so schwach und ängstlich, was war denn los mit mir in der ganzen Zeit?", dann kann man auf das Tagebuch hinweisen und fragen: Möchtest du es lesen? Das Lesen sollte dann idealerweise begleitet werden, entweder von den Angehörigen oder einer*m Psycholog*in. Ich habe auch ein paar Mal erlebt, dass Patient*innen schon auf der Intensivstation die Tagebücher gelesen haben. Einige haben danach geweint. Weinen wird ja häufig als negative Reaktion gesehen. Wir fanden das eher positiv, weil die wirklich berührt waren.

*Was passiert, wenn Patient*innen versterben? Bekommen die Angehörigen dann das Tagebuch?*
Das hängt von der Situation ab. Wir wissen, dass das Tagebuch auch für die Angehörigen sehr hilfreich sein kann – auch für die Trauerbewältigung. Manchmal gibt

es jedoch keine Gelegenheit mehr, das Tagebuch zu übergeben. Und nicht alle melden sich hinterher oder man möchte die Angehörigen nicht unbedingt anrufen. Wir empfehlen, das Tagebuch für ein Jahr aufzubewahren und frühestens dann zu vernichten.

Zum Abschluss: Haben Sie ein Erlebnis mit dem Intensivtagebuch, das sie persönlich besonders berührt hat?
Ich erinnere mich an eine junge Schlaganfall-Patientin. Bei ihr war das Problem, dass sie zu Beginn eine Aphasie hatte, also gar nicht lesen konnte. Nach einer langen Rehabilitation war sie ein Vierteljahr später in der Lage, das Tagebuch zu lesen und sich dazu zu äußern. Die Patientin kam danach zu uns auf die Station und hat sich sehr für das Tagebuch bedankt. Später gab es auch eine Fernsehreportage über sie. Und es war letztendlich auch ein tolles Feedback für uns – eine Aphasie galt bis dahin immer als Ausschlusskriterium. Da haben wir gemerkt, dass ein Intensivtagebuch auch diesen Menschen langfristig helfen kann.

Das Interview mit Peter Nydahl haben wir im Sommer 2021 geführt.

Was machen andere Länder?

Die USA, Norwegen und die Schweiz gelten als besonders fortschrittlich, was die Pflege betrifft. Gilt das auch für die Angehörigenintegration? Wir haben uns umgehört.

USA: Angehörige werden bei jedem Notfall begleitet

*Die Mayo-Klinik in Rochester, Minnesota, USA, wurde 2021 als beste Klinik der Welt ausgezeichnet. Auf den Intensivstationen stehen – neben den Patient*innen – auch die Familien im Fokus. Verschiedene Berufsgruppen haben daran ihren Anteil.*

Es gibt eine Sache, die alle Intensivpflegenden schon bei der Einweisung lernen: „Denken Sie laut! Erklären Sie dem Patienten immer, was Sie tun, ob er nun sediert ist oder nicht. Diese Botschaft zieht sich durch die gesamte Berufslaufbahn auf der Intensivstation“, sagt Kelly Jones, Expertin für Pflegebildung an der Mayo-Klinik in Rochester, Minnesota. Von diesen Erklärungen profitierten auch die anwesenden Familienmitglieder. Sie erfahren, was genau gemacht wird, und können Fragen stellen, wenn ihnen etwas unklar ist, zum Beispiel bei pflegerischen Interventionen. „Das hilft ihnen, sich wohlzufühlen und zu verstehen, was mit dem geliebten Menschen passiert.“

Für eine gelingende Einbindung der Angehörigen sei es wichtig, eine Beziehung zu ihnen aufzubauen. „Die Angehörigen sollen sich sicher fühlen. Sie sollen sich trauen, uns Fragen zu stellen oder uns um etwas zu bitten. Sie sind in vielen Fällen ein entscheidender Teil unseres Teams“, sagt Phil Bonacorda, Intensivpfleger an der Mayo-Klinik. Er weiß, dass die Belastungen der Familien sehr hoch sind und dass es in vielen Fällen kein wirkliches Gegenmittel gibt, um ihre Ängste und Sorgen zu mildern. Was den Angehörigen aus seiner Sicht am meisten hilft, ist zu wissen, dass sie immer da sein dürfen und willkommen sind. Und zu wissen: „Wir tun alles, was wir können, um ihrem erkrankten Familienmitglied zu helfen. Wir sind offen und ehrlich im Umgang mit ihnen, damit sie wissen, was vor sich geht“, sagt Phil Bonacorda.

Auf den Intensivstationen der Mayo-Klinik kümmern sich verschiedene Berufsgruppen um das Wohl der Angehörigen. Dazu gehören Sozialarbeiter*innen, Seelsorger*innen und sogenannte Kinderlebensspezialisten („child life specialists“). „Sobald Kinder involviert sind, lassen wir diese Experten kommen“, erklärt Kelly Jones. „Sie kümmern sich um die Kinder, die auf der Intensivstation zu Besuch kommen, erklären ihnen, was passiert ist, trösten sie und spielen mit ihnen." Kinderlebensspezialisten sind in der Mayo-Klinik ein fester Teil des Gesundheitsteams. Sie bieten Kindern und Familien eine zusätzliche Unterstützung, um die oft stressige Situation einer Erkrankung oder Verletzung zu verarbeiten.

Eine Besonderheit ist auch, dass den Angehörigen während Notfallsituationen sicher eine Person zur Seite gestellt wird. Das kann eine Pflegeperson oder auch ein*e Mediziner*in sein. Diese Person kümmert sich während der gesamten Notfallsituation nur um die Angehörigen, erklärt, tröstet und beantwortet Fragen. Die Angehörigen können sich entscheiden, ob sie während der Notfallsituation bei ihrem Familienmitglied oder lieber draußen bleiben möchten. „Unser Ziel ist, die Angehörigen in dieser belastenden Situation nicht allein zu lassen und ihnen jemanden zur Seite zu stellen, der Zeit für sie hat und sie unterstützt", sagt Kelly Jones.

Um die Angehörigen bestmöglich auf dem Laufenden zu halten, sind sie eingeladen, an den täglichen Visiten und auch an interprofessionellen Fallbesprechungen teilzunehmen. Diese finden vor allem dann statt, wenn es Patienten ohne erkennbare Ursache plötzlich schlechter geht oder sie kontinuierlich abbauen. Dann kommen alle Berufsgruppen, die den Patienten betreuen, Spezialist*innen und die engste Familie zusammen, um die Situation zu diskutieren. „Diese Besprechungen sind sehr hilfreich für die Angehörigen", sagt Phil Bonacorda. „Oft bekommen sie die Informationen sonst nur stückweise. Hier haben sie die Chance, sich ein umfassendes Bild zu verschaffen und können auch die Sichtweise der Familie einbringen."

Wenn Angehörige weiter entfernt wohnen, werden sie von der zuständigen Pflegeperson oder dem Arzt angerufen und regelmäßig über den Zustand des Patienten informiert. In diesen Fällen werden auch regelmäßige Zoom-Treffen organisiert, damit der Patient und seine Angehörigen sich zumindest virtuell sehen können. „Das haben wir auch schon vor der Pandemie gemacht, nutzen es seitdem aber nochmal deutlich häufiger", sagt der Intensivpfleger. Sind die Angehörigen regelmäßig auf der Station, werden sie auf Wunsch auch in pflegerische Maßnahmen eingebunden. Die Pflegenden leiten sie dann zum Beispiel an, die Hände oder Füße einzucremen oder die Schultern zu massieren. „Vielen hilft das Gefühl, etwas zur Pflege beitragen zu können", sagt Phil Bonacorda. „Wir versuchen aber, ihre Pflegetätigkeiten auf einfache und vor allem Wohlfühl-Maßnahmen zu beschränken."

Wenn abzusehen ist, dass Patient*innen sterben, bekommen die Angehörigen ein Mitglied aus dem Team zur Seite gestellt – eine Pflegeperson oder einen Arzt –, das sich in dieser schwierigen Zeit besonders um die Familie kümmert. In der Nähe der Intensivstationen gibt es zudem mehrere „Räume der Stille", die den Angehörigen zur Verfügung stehen, um sich mal zurückziehen und ausruhen zu können. Vor der Pandemie haben die Pflegenden der Familie häufig Getränke und Essen aufs Patientenzimmer gebracht. Das ist seit Corona aus Gründen des Infektionsschutzes nicht mehr möglich. „Stattdessen bieten wir ihnen nun Gutscheine an, mit denen sie etwas in der Cafeteria essen können, damit sie nicht das Krankenhaus verlassen müssen", sagt Kelly Jones. Zur Trauerbegleitung gehören auch weitere Aufmerksamkeiten. „Wir drucken zum Beispiel ein EKG mit dem Herzrhythmus des Patienten aus und bewahren es in einem kleinen Glas auf. Wir machen mit Farben einen Handabdruck vom Patienten, und manchmal nehmen wir auch seine Herztöne auf", erzählt Kelly Jones. Diese Erinnerungsstücke kann die Familie nach dem Tod des Patienten mit nach Hause nehmen.

Grundsätzlich dürfen die Angehörigen ihr Familienmitglied jederzeit auf der Intensivstation besuchen. Seit der Pandemie haben sich die Besuchsregelungen aber etwas verändert, und es dürften nicht mehr als zwei Familienmitglieder gleichzeitig zu Besuch kommen. Auch Besuche von Kindern ab 5 Jahren sind erwünscht und in Ausnahmefällen darf auch das Haustier auf die Intensivstation – unter besonderen Vorgaben. In bestimmten Situationen können die Angehörigen auch über Nacht im Zimmer bleiben. „Das kann zum Beispiel sinnvoll sein, wenn die Angehörigen zu Hause eine 24-Stunden-Pflege leisten, oder sie den Patienten am besten beruhigen und mit ihm kommunizieren können", sagt Kelly Jones. „In der Regel ermutigen wir die Angehörigen aber, abends nach Hause zu gehen – auch sie brauchen dringend Ruhe und Schlaf."

Norwegen: Intensivtagebücher, Bezugspflege und Nachsorgetermine

Im hohen Norden ist in der Intensivpflege vieles anders – vom Personalschlüssel bis zur Qualifikation der Pflegenden. Davon profitieren auch die Angehörigen.

Unterschiedliche Besuchsregeln auf Intensivstationen? Das gibt es in Norwegen nicht. Jeder Angehörige kann zu jeder Zeit sein erkranktes Familienmitglied besuchen – ob tagsüber oder nachts, unabhängig von der Klinik. „Auf allen Intensivstationen herrscht ein einheitliches Verständnis dafür, dass alle Angehörigen jederzeit kommen dürfen. Das gilt auch für Kinder jeden Alters", sagt Paula Lykke, Vorsitzende des norwegischen Intensivpflegeverbandes und selbst langjährige Intensivpflegende. Allerdings ist die Kliniklandschaft weitaus überschaubarer als in Deutschland. Laut Statistik gibt es in Norwegen insgesamt nur 56 Intensivstationen. Die Leitungen der Stationen sind über Online-Besprechungen regelmäßig im Austausch.

Als im Frühjahr 2020 die Pandemie begann, wurden die Intensivstationen vorübergehend für die Angehörigen geschlossen. „Das war eine komplett neue Situation für uns, und es war wirklich hart für die Intensivpflegenden. Wir sind es gewohnt, mit den Angehörigen sehr eng zusammenzuarbeiten", sagt Paula Lykke. „Wenn zum Beispiel ein junges Mädchen auf der Intensivstation liegt und sehr ängstlich ist – was machen Sie da ohne Angehörige?" Sie ist sehr froh, dass sich die Situation wieder normalisiert hat. Mittlerweile gibt es in Norwegen keinerlei Besuchseinschränkungen mehr für Angehörige auf Intensivstationen (Stand: November 2021).

„Wir brauchen die Angehörigen, damit die Patienten sich sicherer fühlen", betont Paula Lykke. Oft seien sie die Einzigen, die die Patient*innen beruhigen und auf mögliche Sorgen eingehen können. „Wir erklären ihnen zum Beispiel, dass es wichtig ist, dass sie über alltägliche Dinge berichten, zum Beispiel, ob die Rechnungen bezahlt sind, die Kinder zur Schule gehen, die Wäsche erledigt ist – also alles anzusprechen, worüber der Patient sich Sorgen machen könnte." Auch werden die Angehörigen angeleitet, einfache pflegerische Maßnahmen zu übernehmen, wie die Hände, Füße oder Haare zu waschen, und darin gefördert, den so wichtigen Hautkontakt zu halten.

Die Intensivpflegenden sehen die Familien als wichtige Verbindung zum Patienten. Sie ermuntern sie deshalb auch, Fotos mitzubringen. „Es ist auch für uns wichtig, den Patienten zu sehen, als er gesund war und mitten im Leben stand. Wir haben häufig Bilder des Patienten am Bett stehen, von den Kindern, den Haustieren oder auch der Ferienhütte, wo die Familie zum letzten Osterfest war", erzählt Paula Lykke. Darüber entstehe für die Pflegenden eine andere Verbindung zum Patienten, die auch für die Beziehung sehr wichtig sei.

Auf vielen Intensivstationen in Norwegen werden Intensivtagebücher für die Patient*innen geführt. „Die Stationen, die damit arbeiten, sind sehr zufrieden", sagt sie. „Auch von den Patienten und Angehörigen werden die Tagebücher als sehr wertvoll erlebt. Sie geben ihnen ein Stück Erinnerung an die Zeit zurück, die ihnen während des Intensivaufenthalts verloren gegangen ist."

Auch ist auf den meisten norwegischen Intensivstationen das Bezugspflegekonzept eingeführt. „Das bedeutet, dass die Pflegenden einige Patienten und Angehörige über einen sehr langen Zeitraum begleiten", sagt Paula Lykke. „Es gehört dann auch zu ihren Aufgaben, ihren Verlauf nach der Entlassung von der Intensivstation zu verfolgen." Dazu laden die Bezugspflegenden die Patient*innen sogar wieder auf die Intensivstation ein. So kann der Patient einige vertraute Personen des Intensivteams wiedertreffen und über seine Erfahrungen berichten. In der Regel werden die Patient*innen drei Monate, sechs Monate und ein Jahr nach dem Intensivaufenthalt zu einem Nachsorgetermin eingeladen.

Eine Besonderheit ist in Norwegen der Personalschlüssel auf den Intensivstationen. „Angestrebt ist ein Verhältnis von einer Pflegeperson auf einen Patienten", sagt Paula Lykke, „in der Realität sind es aber manchmal auch zwei Patienten." Alle Pflegenden haben in Norwegen ein Bachelor-Studium absolviert, für die Intensivpflege gibt es zusätzlich ein Master-Studium. „Wir würden uns wünschen, dass alle Pflegenden auf der Intensivstation einen Master-Abschluss haben. So weit sind wir noch nicht, aber in den Universitätskliniken haben etwa 80 bis 90 Prozent der Intensivpflegenden einen Master absolviert."

„Wir sind sehr stolz auf die Intensivpflegenden und unsere Intensivstationen", sagt Paula Lykke. „Wir haben hart daran gearbeitet, um zum heutigen Stand der intensivpflegerischen Versorgung zu kommen. Unsere Ergebnisse sind wirklich sehr gut. Während der Covid-Pandemie haben zum Beispiel 80 Prozent der Intensivpatienten überlebt." Sie ist sicher, dass das auch mit der 1:1-Versorgung zusammenhängt. Und von Anfang an sei sehr gut ausgewählt worden, wer intensivmedizinisch behandelt werden soll. „Wenn man versucht, alle zu retten, kann es für alle richtig schlecht enden. Man muss wissen, welche Patienten von einer Behandlung auf der Intensivstation profitieren. Für die, die es schaffen können, ist es extrem wichtig, dass sie eine echte Chance bekommen."

Schweiz: Tägliche Anrufe des Intensivteams

Die Intensivstationen des Universitätsspitals Zürich (USZ) haben verschiedene Konzepte, um die Belastung der Angehörigen zu lindern. Dazu gehören vor allem das aktive Angehörigentelefonat und die Bezugspflege.

Morgens zwischen acht und zehn Uhr ist es ruhig auf der neurochirurgischen Intensivstation. Das war nicht immer so. „Früher hat um diese Zeit permanent das Telefon geläutet", erzählt Jürgen Maier, Pflegeexperte am Universitätsspital Zürich. „Besorgte Angehörige haben angerufen, um sich nach dem Befinden ihres Patienten zu erkundigen." Durchschnittlich zählte das Team zwischen vier und fünf Telefonate pro Patient und Tag. „Das war ein Riesenaufwand, auch vom Lärmpegel her, und hat alle sehr gestresst", sagt Jürgen Maier. Er stieß bei einer Literaturrecherche zufällig auf das „aktive Angehörigentelefonat", das ein US-Klinikum schon Mitte der 1990er-Jahre praktiziert: Hier rufen nicht die Angehörigen auf der Intensivstation an, sondern die Intensivpflegenden melden sich zu einem festgelegten Termin bei den Angehörigen.

Der Pflegeexperte bekam grünes Licht von seiner Abteilungsleitung und durfte das „aktive Angehörigentelefonat" 2009 auf der neurochirurgischen Intensivstation einführen. „Ich habe nie wieder ein Projekt gehabt, das einen so durchschlagenden Erfolg und so viele Vorteile für alle Beteiligten hatte", sagt er im Nachhinein. Die Anrufe auf der Station sind sofort deutlich zurückgegangen, sie erfordern nur einen geringen Zeitaufwand und ermöglichen zudem, dass mit den Angehörigen die Besuchszeit für den Tag abgestimmt werden kann. „Nach drei bis vier Wochen waren die Angehörigentelefonate fest etabliert, weil die Vorteile für alle spürbar waren. Das hat die Akzeptanz im Team sehr gefördert", sagt Jürgen Maier.

Das Prinzip des Angehörigentelefonats ist einfach: Innerhalb der Familie wird eine Bezugsperson bestimmt, die die Telefonanrufe annimmt und die Informationen dann an die anderen Familienmitglieder weitergibt. Mit dieser Person wird ein fester Zeitpunkt für ein Telefonat vereinbart, zum Beispiel morgens um halb neun. Um diese Zeit ruft die betreuende Intensivpflegeperson dann die Bezugsperson an und gibt ihr ein kurzes strukturiertes Update: Wie war die Nacht? Wie geht es dem Patienten im Vergleich zum Vortag? Was steht heute an Untersuchungen auf dem Programm? Etc. „Oft fragen die Angehörigen schon nach bestimmten medizinischen Parametern wie Hirndruck oder Blutdruck, wenn sie etwas länger da sind", berichtet der Pflegeexperte. Manchmal reichen die Pflegenden das Telefon auch an die Intensivärzt*innen weiter. Im Schnitt dauern die Gespräche ein bis zwei Minuten, die Angehörigen sind beruhigt, und auf der Station ist es deutlich ruhiger geworden.

Die große Befürchtung des Intensivteams, dass sich die Angehörigen nicht auf eine Bezugsperson einigen könnten, hat sich nicht bestätigt. Die Familien lösen diese Frage meist ohne Schwierigkeiten in Eigenregie. Oft ist es auch nicht die nächststehende Angehörige wie die Ehefrau, sondern vielleicht der Sohn oder die Schwiegertochter. „Meistens übernimmt die Aufgabe derjenige, der kognitiv am besten dazu in der Lage ist und Zeit hat, die Anrufe – entweder zu Hause oder auf der Arbeit – sicher anzunehmen", berichtet Jürgen Maier. Nur ganz selten macht das Intensivteam Ausnahmen und lässt zwei Bezugspersonen zu, zum Beispiel wenn die Familie zerstritten ist oder – das sei der Klassiker – es gleichzeitig eine Ehefrau und eine Geliebte gibt. In der Regel habe sich bei schwierigen Familienkonstellationen eher der Benefit gezeigt, dass manche Familien wieder mehr miteinander sprechen – die Informationen müssen ja weitergegeben werden.

Nach dem erfolgreichen Start auf der neurochirurgischen Intensivstation haben auch die anderen Intensivstationen des USZ das aktive Angehörigentelefonat etabliert. Manchmal wird es nach der Verlegung von der Intensiv auch von anderen Stationen weitergeführt, zum Beispiel auf der Stroke Unit oder in der Neurochirurgie. „Das Telefonat macht überall dort Sinn, wo die Patienten zum Beispiel aufgrund von Sprachstörungen nicht selbst telefonieren können", sagt Jürgen Maier. Zudem hat das Angehörigentelefonat über das USZ hinaus Nachahmer gefunden, auch in Deutschland. Genaue Zahlen, wie viele Intensivstationen das Angehörigentelefonat mittlerweile umsetzen, seien aber nicht bekannt.

Neben dem aktiven Angehörigentelefonat gibt es am USZ noch weitere Konzepte, um den Angehörigen den Intensivaufenthalt zu erleichtern, zum Beispiel über eine Öffnung der Besuchszeiten. „Als ich 2006 ins Klinikum kam, gab es noch Intensivstationen mit nur einer Stunde Besuchszeit pro Tag", berichtet der Pflegeexperte. „Mittlerweile haben wir offene Zeiten, die wir aber individuell mit den Angehörigen aushandeln." Kinder sind als Besucher willkommen, Intensivtagebücher sind fest etabliert, und es gibt eine Checkliste zum Erstkontakt mit Familien im Taschenkarten-Format. Hier ist zum Beispiel beschrieben, wie Angehörige bei ihrem ersten Besuch begrüßt und auf der Station eingeführt werden, welche mündlichen und schriftlichen Informationen sie erhalten und wie mit Wartezeiten und Krisensituationen umgegangen wird. „Das ist gerade für neue Kolleginnen und Kollegen sehr hilfreich", weiß Jürgen Maier.

Etwa zeitgleich zum aktiven Angehörigentelefonat wurde auf allen Intensivstationen des USZ ein Bezugspflegesystem eingeführt. Die sechs Pflegeexpert*innen der Intensivstationen haben das Konzept vorab speziell für die Intensivpflege angepasst. Alle Patient*innen, die eine potenzielle Liegedauer von drei und mehr Tagen haben, bekommen eine Bezugspflegeperson. Diese übernimmt die pflegerische Verantwortung für den Patienten, nimmt an Familien-Gesprächen teil und ist erste Ansprechperson für die Angehörigen. „Mit der Bezugspflege hält nun jemand die Fäden fest in der Hand. Pflegerische Maßnahmen werden verbindlich geplant und umgesetzt, sofern der Verlauf des Patienten das zulässt. Das sichert die Kontinuität in der Pflege und vermeidet, dass der eine es so und der nächste wieder anders macht", sagt Jürgen Maier. Auch die Betreuung der Familie gelinge mit diesem Konzept sehr gut.

Gibt es Bedarf für ein Familien- oder ein Round-Table-Gespräch, um zum Beispiel lebensverlängernde Maßnahmen zu besprechen, ist die Bezugspflegeperson immer mit dabei. „Sie kennt den Patienten am besten und hat einen guten Kontakt zu den Angehörigen. Sie muss in solche Entscheidungen einbezogen sein", sagt der Pflegeexperte. Bevor das Konzept eingeführt wurde, gab es oft das Problem, dass dem Pflegeteam das Therapieziel der Patient*innen nicht bekannt war: „Jeden Tag war jemand anders bei dem Patienten, und Entscheidungen wurden ohne die Pflege getroffen. Dann kamen immer ganz viele Fragen: Warum wird die Frau noch therapiert, obwohl sie doch schon 88 ist? Warum wird bei dem Patienten operiert, bei dem andern nicht?", erzählt Jürgen Maier. Der entscheidende Vorteil der Bezugspflege sei, dass jemand diese Fragen nun in den Round-

Table-Gesprächen klären könne. „Wenn die Bezugspflegeperson in diesen Prozess involviert ist und die Entscheidung mittragen kann, dann kann es auch das restliche Pflegeteam."

Für diesen Beitrag haben wir im Herbst 2021 mit den Pflegenden Kelly Jones und Phil Bonacorda, USA, Paula Lykke vom norwegischen Intensivpflegeverband und dem Schweizer Pflegeexperten Jürgen Maier Interviews per Zoom geführt.

Literatur

Abt-Zegelin, A., Juchems, S., Laible, J. & Mayer, H. (2006). *Besucherregelungen auf Intensivstationen in deutschen Krankenhäusern – Ausgewählte Ergebnisse der Befragung von Pflegenden.* Witten: Universität Witten/Herdecke.

Al Mutair, A., Shamsan, A., Salih, S. & Al-Omari, A. (2020). Sleep Deprivation Etiologies Among Patients in the Intensive Care Unit: Literature Review. *Dimensions of Critical Care Nursing, 39*(4), 203–210. https://doi.org/10.1097/DCC.0000000000000422

Aromapraxis. (2020). *Wissenschaftliche Studien.* Verfügbar unter https://aromapraxis.de/aromaschule/aetherische-oele/wissenschaft/wissenschaftliche-studien/

Azoulay, E., Pochard, F., Kentish-Barnes, N., Chevret, S., Aboab, J., Adrie, C., Annane, D., Bleichner, G., Bollaert, P.E., Darmon, M., Fassier, T., Galliot, R., Garrouste-Orgeas, M., Goulenok, C., Goldgran-Toledano, D., Hayon, J., Jourdain, M., Kaidomar, M., Laplace, C., ... FAMIREA Study Group. (2005). Risk of post-traumatic stress symptoms in family members of intensive care unit patients. *American Journal of Respiratory and Critical Care Medicine, 171*(9), 987–994.

Barreto, B.B., Luz, M., de Oliveira Rios, M.N., Lopes, A.A. & Gusmao-Flores, D. (2019). The impact of intensive care unit diaries on patients' and relatives' outcomes: a systematic review and meta-analysis. *Critical Care, 23*(1), 1–10. https://doi.org/10.1186/s13054-019-2678-0

Beneker, C. (2017, 09. Mai). Lärm auf der Intensivstation – laut wie an Durchgangsstraßen. *Ärzte-Zeitung.* Zugriff am 16. Oktober 2020 unter https://www.aerztezeitung.de/Wirtschaft/Laerm-auf-der-Intensivstation-laut-wie-an-Durchgangsstrassen-307007.html

Berggötz, A. (2012). Heilsame Berührung – Erfahrung von Wertschätzung. Zeit für Nähe, Raum für Distanz. Das Konzept respectare® – respektvolle Berührung in Pflege und Therapie. *Die Diakonieschwester, 2012*(April), 83–88.

Bienstein, C. (2017). Forschungsergebnisse. Basale Stimulation: Was sagt die Wissenschaft? *Die Schwester/Der Pfleger, 56*(1), 22–23.

Bienstein, C. & Fröhlich, A. (2016). *Basale Stimulation® in der Pflege: Die Grundlagen.* Bern: Hogrefe. https://doi.org/10.1024/85648-000

Blume, E. (2020, 03. August). *VitalSky: wie Intensivpatienten unter künstlichem Himmel besser genesen. Interview mit Dr. Marc Achilles, Chefarzt der Klinik für Anästhesiologie und Intensivmedizin, Marien-Hospital Wesel.* Düsseldorf: MEDICA Magazin. Zugriff am 10. März 2021 unter https://www.medica.de/de/News/Thema_des_Monats/%C3%84ltere_Themen_des_Monats/Themen_des_Monats_2020/Intensivstation/VitalSky_wie_Intensivpatienten_unter_k%C3%BCnstlichem_Himmel_besser_genesen

Braem, H. (2012). *Die Macht der Farben: Bedeutung & Symbolik* (10. Aufl.). Wien: Amalthea-Signum.

Brauchle, M., Nydahl, P., Pregartner, G., Hoffmann, M. & Jeitziner, M.M. (2022). Practice of family-centred care in intensive care units before the COVID-19-pandemic: A cross-sectional analysis in German-speaking countries. *Intensive & Critical Care Nursing, 68*, 103139. https://doi.org/10.1016/j.iccn.2021.103139

Breiner, T.C. (2019). *Farb- und Formpsychologie.* Berlin: Springer. https://doi.org/10.1007/978-3-662-57870-4

Brichetti, K. & Mechsner, F. (2019). *Heilsame Architektur: Raumqualitäten erleben, verstehen und entwerfen* (Bd. 48). Bielefeld: transcript. https://doi.org/10.1515/9783839445037

Brito, R.A., do Nascimento Rebouças Viana, S.M., Beltrão, B.A., de Araújo Magalhães, C.B., de Bruin, V. & de Bruin, P. (2020). Pharmacological and non-pharmacological interventions to promote sleep in intensive care units: a critical review. *Sleep and Breathing, 24*(1), 25–35. https://doi.org/10.1007/s11325-019-01902-7

Buether, A. (2020). *Die geheimnisvolle Macht der Farben. Wie sie unser Verhalten und Empfinden beeinflussen.* München: Droemer.

Cho, E.H., Lee, M.-Y. & Hur, M.-H. (2017). The Effects of Aromatherapy on Intensive Care Unit Patients' Stress and Sleep Quality: A Nonrandomised Controlled Trial. *Evidence-Based Complementary Alternative Medicine, 2017*, 2856592. https://doi.org/10.1155/2017/2856592

Couch, C. (2017, March 04). How Redesigning The Abrasive Alarms Of Hospital Soundscapes Can Save Lives. *Fast Company.* Available from https://www.fastcompany.com/40400763/alarm-fatigue

Daou, M., Telias, I., Younes, M., Brochard, L. & Wilcox, M.E. (2020). Abnormal Sleep, Circadian Rhythm Disruption, and Delirium in the ICU: Are They Related? Review. *Frontiers in Neurology. 11*, 549908. https://doi.org/10.3389/fneur.2020.549908

Deffner, T., Rosendahl, J. & Niecke, A. (2021). Psychotraumatological aspects in intensive care medicine. *Der Nervenarzt, 92*(1), 81–89. https://doi.org/10.1007/s00115-020-01060-2

Delaney, L., Litton, E. & Van Haren, F. (2019). The effectiveness of noise interventions in the ICU. *Current Opinion in Anaesthesiology, 32*(2), 144–149. https://doi.org/10.1097/ACO.0000000000000708

Deutsches Farbenzentrum e.V. (2019). *Gesundheit und Therapie: Farbe im Gesundheitsbau.* Verfügbar unter https://deutsches-farbenzentrum.de/farbe-im-gesundheitsbau/

Deutsches Farbenzentrum e.V. (2020). *Gesundheit und Therapie: Farb-Lichtgestaltung senkt Krankenstand beim Pflegepersonal um 35,37%! Healing Architecture – 2. Studie zu den Wirkungen von Licht und Farben auf die Gesundheit und das Wohlbefinden des Menschen.* Verfügbar unter https://deutsches-farbenzentrum.de/farb-lichtgestaltung-senkt-krankenstand-beim-pflegepersonal-um-3537/

Devlin, J.W., Skrobik, Y., Gélinas, C., Needham, D.M., Slooter, A., Pandharipande, P.P., Watson, P.L., Weinhouse, G.L., Nunnally, M.E., Rochwerg, B., Balas, M.C., van den Boogaard, M., Bosma, K.J., Brummel, N.E., Chanques, G., Denehy, L., Drouot, X., Fraser, G.L., Harris, J.E., ... Alhazzani, W. (2018). Clinical Practice Guidelines for the Prevention and Management of Pain, Agitation/Sedation, Delirium, Immobility, and Sleep Disruption in Adult Patients in the ICU. *Critical Care Medicine, 46*(9), e825–e873.

DGF & DIVI. (Hrsg.). (2021). *Stellungnahme zur Stärkung und Zukunft der Intensivpflege in Deutschland.* Verfügbar unter https://www.dgf-online.de/wp-content/uploads/DGF-und-DIVI-Stellungnahme-zur-St%C3%A4rkung-und-Zukunft-der-der-Intensivpflege-in-Deutschland.pdf

DSO. (Hrsg.). (2021). *Jahresbericht Organspende und Transplantation.* Verfügbar unter https://dso.de/SiteCollectionDocuments/DSO-Jahresbericht%202020.pdf

Edvardsen, J.B. & Hetmann, F. (2020). Promoting Sleep in the Intensive Care Unit. *SAGE Open Nursing, 8*(6), 2377960820930209. https://doi.org/10.1177/2377960820930209

Estrup, S., Kjer, C.K.W., Poulsen, L.M., Gøgenur, I. & Mathiesen, O. (2018). Delirium and effect of circadian light in the intensive care unit: a retrospective cohort study. *Acta Anaesthesiologica Scandinavica, 62*(3), 367–375. https://doi.org/10.1111/aas.13037

Fontaine, G.V., Der Nigoghossian, C. & Hamilton, L.A. (2020). Melatonin, Ramelteon, Suvorexant, and Dexmedetomidine to Promote Sleep and Prevent Delirium in Critically Ill Patients: A Narrative Review With Practical Applications. *Critical Care Nursing Quarterly, 43*(2), 232–250. https://doi.org/10.1097/CNQ.0000000000000304

Fuchs, I. (2015). Ruhe, bitte! – Lärmreduzierung. *JuKiP, 4*(1), 10–14. https://doi.org/10.1055/s-0035-1544959

Gao, C.A. & Knauert, M.P. (2019). Circadian Biology and Its Importance to Intensive Care Unit Care and Outcomes. Review. *Seminars in Respiratory and Critical Care Medicine, 40*(5), 629–637. https://doi.org/10.1055/s-0039-1698394

Gawlytta, R., Wintermann, G.B., Böttche, M., Niemeyer, H., Knaevelsrud, C. & Rosendahl, J. (2019). Posttraumatische Belastungsstörung nach Intensivtherapie: Häufigkeit, Risikofaktoren und Behandlungsansätze. *Medizinische Klinik, Intensivmedizin und Notfallmedizin, 114*(1), 9–14.

Goeren, D., John, S., Meskill, K., Iacono, L., Wahl, S. & Scanlon, K. (2018). Quiet Time: A Noise Reduction Initiative in a Neurosurgical Intensive Care Unit. *Critical Care Nurse, 38*(4), 38–44. https://doi.org/10.4037/ccn2018219

Goldfarb, M., Bibas, L. & Burns, K. (2020). Patient and family engagement in care in the cardiac intensive care unit. *Canadian Journal of Cardiology, 36*(7), 1032–1040. https://doi.org/10.1016/j.cjca.2020.03.037

Grom, I.-U., Vagts, D.A., Kampa, U., Pfeiffer, G., Schreiber-Winzig, L. & Wiese, C.H.R. (2013). Patienten am Lebensende auf der Intensivstation. Kulturelle Aspekte der Begleitung. *Der Anaesthesist, 6*(62), 473–482. https://doi.org/10.1007/s00101-013-2174-x

Grunwald, M. (2017). *Homo Hapticus. Warum wir ohne Tastsinn nicht leben können.* München: Droemer.

Haas, M. (2020, 01. Juni). Wie klingt Heilung? *Süddeutsche Zeitung.* Verfügbar unter https://sz-magazin.sueddeutsche.de/die-loesung-fuer-alles/yoko-sen-interview-88847

Hacke, D. (2016, 23. Mai). *Aromatherapie in der Akutpflege.* Essen: Karl und Veronica Carstens-Stiftung. Zugriff am 29. Oktober 2020 unter https://www.carstens-stiftung.de/artikel/aromatherapie-in-der-akutpflege.html

Hacke, D. (2018, 25. Januar). *Dufttherapie hilft auch bewusstlosen Palliativpatienten.* Essen: Karl und Veronica Carstens-Stiftung. Zugriff am 29. Oktober 2020 unter https://www.carstens-stiftung.de/artikel/dufttherapie-hilft-auch-bewusstlosen-palliativpatienten.html

Hanley, M.A., Coppa, D. & Shields, D. (2017). A Practice-Based Theory of Healing Through Therapeutic Touch: Advancing Holistic Nursing Practice. *Journal of Holistic Nursing, 35*(4), 369–381. https://doi.org/10.1177/0898010117721827

Harris, S.J., Papathanassoglou, E.D.E., Gee, M., Hampshaw, S.M., Lindgren, L. & Haywood, A. (2018). Interpersonal touch interventions for patients in intensive care: A design-oriented realist review. *Nursing Open, 6*(2), 216–235. https://doi.org/10.1002/nop2.200

Hartog, C.S. & Bodechtel, U. (2018). Umgang mit Angehörigen auf der Intensivstation. Family-Centered Care in the ICU. *DMW – Deutsche Medizinische Wochenschrift, 143*(1), 15–20. https://doi.org/10.1055/s-0042-109257

Hartog, C.S., Jöbges, S., Kumpf, O. & Janssens, U. (2018). Das Angehörigengespräch in der Intensivmedizin. Grundlagen und Empfehlungen für die Praxis. *Medizinische Klinik – Intensivmedizin und Notfallmedizin, 113*(3), 231–242. https://doi.org/10.1007/s00063-018-0417-y

Hatch, R., Young, D., Barber, V., Griffiths, J., Harrison, D. A. & Watkinson, P. (2018). Anxiety, depression and post traumatic stress disorder after critical illness: a UK-wide prospective cohort study. *Critical Care, 22*(1), 1–13. https://doi.org/10.1186/s13054-018-2223-6

Heckelsmüller, T., Dietmar, L. & Ruppel, J. (2020). Vertraute Stimmen. Projekt „Voice Weaning". *PflegenIntensiv, 17*(1), 18–21.

Heine, C. (2016). Den Schlaf positiv beeinflussen. *PflegenIntensiv, 13*(3), 8–12.

Heitmann, D. & Bohr, K. (2020). Die Intensivstation aus der Perspektive von Angehörigen. *Pflegezeitschrift, 73*(5), 58–60. https://doi.org/10.1007/s41906-020-0690-2

Herbák, R. (2015, November). *Therapeutic Touch. Mit Händen die Seele berühren.* Zugriff am 17. September 2021 unter https://www.bibliomed-pflege.de/news/29353-mit-haenden-die-seele-beruehren

Hermes, C., Nydahl, P. & Dewes, M. (2019). Leitlinie PADIS – Teil 3. Die Schlafqualität effektiv fördern. *PflegenIntensiv, 16*(1), 16–20. https://doi.org/10.1007/s41906-019-0654-6

Herzog, U. (2020a). Es werde Licht! Innovative Beleuchtung und Farbgestaltung. *PflegenIntensiv, 17*(1), 4–9.

Herzog, U. (2020b). „Farben wirken ähnlich wie Neuroleptika". Raumgestaltung von Intensivstationen. *PflegenIntensiv, 17*(1), 10–12.

Hönig, K. & Gündel, H. (2016). Angehörige auf der Intensivstation. (Un)Befriedigte Bedürfnisse. *Nervenarzt, 87*(3), 269–275. https://doi.org/10.1007/s00115-016-0069-1

Hravnak, M., Pellathy, T., Chen, L., Dubrawski, A., Wertz, A., Clermont, G. & Pinsky, M. R. (2018). A call to alarms: Current state and future directions in the battle against alarm fatigue. *Journal of Electrocardiology, 51*(6), 44–48. https://doi.org/10.1016/j.jelectrocard.2018.07.024

Hu, R. F., Jiang, X. Y., Chen, J., Zeng, Z., Chen, X. Y., Li, Y., Huining, X., Evans, D. J. W. & Wang, S. (2015). Non-pharmacological interventions for sleep promotion in the intensive care unit. *Cochrane Database of Systematic Reviews, 6*(10), CD008808. https://doi.org/10.1002/14651858.CD008808.pub2

Kaden, D. (2020). *Die Macht der sanften Berührung (Dokumentation).* Strasbourg: ARTE.

Karadag, E., Samancioglu, S., Ozden, D. & Bakir, E. (2017). Effects of aromatherapy on sleep quality and anxiety of patients. *Nursing in Critical Care, 22*(2), 105–112. https://doi.org/10.1111/nicc.12198

Kerr, F., Wiechula, R., Feo, R., Schultz, T. & Kitson, A. (2019). Neurophysiology of human touch and eye gaze in therapeutic relationships and healing: a scoping review. *JBI Database of Systematic Reviews Implementation Reports, 17*(2), 209–247. https://doi.org/10.11124/JBISRIR-2017-003549

Knauert, M. P., Pisani, M., Redeker, N., Murphy, T., Araujo, K., Jeon, S. & Yaggi, H. (2019). Pilot study: an intensive care unit sleep promotion protocol. *BMJ open respiratory research, 6*(1), e000411. https://doi.org/10.1136/bmjresp-2019-000411

Knauert, M. P., Redeker, N. S., Yaggi, H. K., Bennick, M. & Pisani, M. A. (2018). Creating Naptime: An Overnight, Nonpharmacologic Intensive Care Unit Sleep Promotion Protocol. *Journal of Patient Experience, 5*(3), 180–187. https://doi.org/10.1177/2374373517747242

Koczy, P. (2017, April). *Musik und Aromatherapie beruhigen beatmete Intensivpatienten.* Essen: Karl und Veronica Carstens-Stiftung. Zugriff am 29. Oktober 2020 unter https://www.carstens-stiftung.de/artikel/musik-und-aromatherapie-beruhigen-beatmete-intensivpatienten.html

Köllner, V. & Loew, T. (2008). Psychosoziale Situation und psychologische Betreuung in der Intensivmedizin. In H. Burchardi, R. Larsen, R. Kuhlen, K.-W. Jauch & J. Schölmerich (Hrsg.), *Die Intensivmedizin* (10. Aufl., S. 17–26). Berlin, Heidelberg: Springer. https://doi.org/10.1007/978-3-540-72296-0_3

Lautrette, A., Darmon, M., Megarbane, B., Joly, L.M., Chevret, S., Adrie, C., Barnoud, D., Bleichner, G., Bruel, C., Choukroun, G., Curtis, J.R., Fieux, F., Galliot, R., Garrouste-Orgeas, M., Georges, H., Goldgran-Toledano, D., Jourdain, M., Loubert, G., Reignier, J., ... Azoulay, E. (2007). A communication strategy and brochure for relatives of patients dying in the ICU. *New England Journal of Medicine, 356*(5), 469–478.

Layer, M. (Hrsg.). (2014). *Praxishandbuch Rhythmische Einreibungen nach Wegman/Hauschka.* Bern: Huber.

Lewandowska, K., Małkiewicz, M.A., Siemiński, M., Cubała, W.J., Winklewski, P.J. & Mędrzycka-Dąbrowska, W.A. (2020). The role of melatonin and melatonin receptor agonist in the prevention of sleep disturbances and delirium in intensive care unit – a clinical review. *Sleep Medicine, 69*(5), 127–134. https://doi.org/10.1016/j.sleep.2020.01.019

Lewis, S.R., Pritchard, M.W., Schofield-Robinson, O.J., Alderson, P. & Smith, A.F. (2018). Melatonin for the promotion of sleep in adults in the intensive care unit. *Cochrane Database of Systematic Reviews, 5*(5), CD012455. https://doi.org/10.1002/14651858.CD012455.pub2

Leydecker, S. (2017). *Das Patientenzimmer der Zukunft: Innenarchitektur für Heilung und Pflege.* Basel: Birkhäuser. https://doi.org/10.1515/9783038211129

Liebert, A. & Kiat, H. (2021). The history of light therapy in hospital physiotherapy and medicine with emphasis on Australia: Evolution into novel areas of practice. *Physiotherapy Theory and Practice, 37*(3), 389–400. https://doi.org/10.1080/09593985.2021.1887060

Lübbers, A. & Zech, N. (2017). Mit Patienten sprechen. Die Macht der Worte nutzen. Interview mit Dr. med. Nina Zech. *Heilberufe – Das Pflegemagazin, 69*(11), 50–51. https://doi.org/10.1007/s00058-017-3101-3

Lücke, S. (2016a, Oktober). *Raumkonzept „Adaptive Healing Room". Wellness auf der Intensivstation.* Melsungen: Bibliomed Medizinische Verlagsgesellschaft. Zugriff am 21. September 2021 unter https://www.bibliomed-pflege.de/news/29485-wellness-auf-der-intensivstation

Lücke, S. (2016b). Schlafförderung. „Eine gute Schlafqualität ist unverzichtbar. Interview mit der Pflegewissenschaftlerin Susanne Krotsetis. *PflegenIntensiv, 13*(3), 14–17.

Lücke, S. (2018). Zertifizierung „Angehörigenfreundliche Intensivstation". Angehörige gehören zum therapeutischen Team. *PflegenIntensiv, 15*(4), 42–43.

Lücke, S. & Maier, J. (2020). „Eine zugehende und interessierte Haltung ausstrahlen". Kommunikation mit Angehörigen. *PflegenIntensiv, 17*(2), 46–48.

Lücke, S. & Naef, R. (2019). Angehörige auf der Intensivstation. „Die Beziehung mit Angehörigen proaktiv gestalten". *PflegenIntensiv, 16*(2), 36–37.

Luetz, A., Grunow, J.J., Mörgeli, R., Rosenthal, M., Weber-Carstens, S., Weiss, B. & Spies, C. (2019). Innovative ICU Solutions to Prevent and Reduce Delirium and Post-Intensive Care Unit Syndrom. *Seminars in Respiratory and Critical Care Medicine, 40*(5), 673–686. https://doi.org/10.1055/s-0039-1698404

Management & Krankenhaus (2015). *UKM: Adaptive Healing Room soll Störfaktoren bei Versorgung Schwerkranker minimieren.* Verfügbar unter: https://www.management-krankenhaus.de/news/ukm-adaptive-healing-room-soll-stoerfaktoren-bei-versorgung-schwerkranker-minimieren

Marshall, A.G. & McGlone, F.P. (2020). Affective Touch: The Enigmatic Spinal Pathway of the C-Tactile Afferent. *Neuroscience Insights, 15,* 2633105520925072. https://doi.org/10.1177/2633105520925072

Ministerium für Umwelt, Landwirtschaft, Natur- und Verbraucherschutz des Landes Nordrhein-Westfalen. (Hrsg.). (2020). *Geräte- und Maschinenlärm.* Verfügbar unter https://www.umwelt.nrw.de/umwelt/umwelt-und-gesundheit/laerm/geraete-und-maschinenlaerm

Mohr, L., Zündel, M. & Fröhlich, A. (Hrsg.). (2019). *Basale Stimulation: grundlegend und grundsätzlich. Basale Stimulation®. Das Handbuch.* Bern: Hogrefe. https://doi.org/10.1024/85701-000

Mueller, G., Palli, C. & Schumacher, P. (2019). The effect of Therapeutic Touch on Back Pain in Adults on a Neurological Unit: An Experimental Pilot Study. *Pain Management Nursing, 20*(1), 75–81. https://doi.org/10.1016/j.pmn.2018.09.002

Münch, U., Müller, H., Deffner, T., von Schmude, A., Kern, M., Kiepke-Ziemes, S. & Radbruch, L. (2020). Empfehlungen zur Unterstützung von belasteten, schwerstkranken, sterbenden und trauernden Menschen in der Corona-Pandemie aus palliativmedizinischer Perspektive: Empfehlungen der Deutschen Gesellschaft für Palliativmedizin (DGP), der Deutschen Interdisziplinären Vereinigung für Intensiv-und Notfallmedizin (DIVI), des Bundesverbands Trauerbegleitung (BVT), der Arbeitsgemeinschaft für Psychoonkologie in der Deutschen Krebsgesellschaft, der Deutschen Vereinigung für Soziale Arbeit im Gesundheitswesen (DVSG) und der Deutschen Gesellschaft für Systemische Therapie, Beratung und Familientherapie (DGSF). *Schmerz, 34*(4), 303–313. https://doi.org/10.1007/s00482-020-00483-9

Naef, R., von Felten, S., Petry, H., Ernst, J. & Massarotto, P. (2021). Impact of a nurse-led family support intervention on family members' satisfaction with intensive care and psychological wellbeing: A mixed-methods evaluation. *Australian Critical Care, 34*(6), 594–603. https://doi.org/10.1016/j.aucc.2020.10.014

Niecke, A., Schneider, G., Hartog, C.S. & Michels, G. (2017). Traumatisierte Angehörige von Intensivpatienten. *Medizinische Klinik – Intensivmedizin und Notfallmedizin, 112*(7), 612–617. https://doi.org/10.1007/s00063-017-0316-7

Niemeyer, F. (2020, September). *Noise-Cancelling-Kopfhörer Test 2020. Bluetooth-Kopfhörer mit ANC im Experten-Check.* München: BurdaForward. Zugriff am 23. Oktober2020 unter https://www.chip.de/artikel/Die-besten-Noise-Cancelling-Kopfhoerer-im-Test_131613832.html

Nissen, N. (2016). Snoezelen auf der Intensivstation. Intensivpflege in anderem Licht. *PflegenIntensiv, 13*(2), 40–44.

Nydahl, P. & Bartoszek, G. (Hrsg.). (2020). *Basale Stimulation: Neue Wege in der Pflege Schwerstkranker.* München: Urban & Fischer.

Nydahl, P., Hermes, C. & Dewes, M. (2019). Leitlinie PADIS – Teil 2. Früh mobilisieren – die Rehabilitation fördern. *PflegenIntensiv, 16*(1), 12–15.

Op't Hoog, S.A.J.J., Eskes, A.M., van Mersbergen-de Bruin, M.P.J., Pelgrim, T., van der Hoeven, H., Vermeulen, H. & Maria Vloet, L.C. (2021). The effects of intensive care unit-initiated transitional care interventions on elements of post-intensive care syndrome: A systematic review and meta-analysis. *Australian Critical Care*, Jun 10, S1036-7314(21)00067-9. Advance online publication.

Parker, A.M., Sricharoenchai, T., Raparla, S., Schneck, K.W., Bienvenu, O.J. & Needham, D.M. (2015). Posttraumatic stress disorder in critical illness survivors: a metaanalysis. *Critical Care Medicine, 43*(5), 1121–1129. https://doi.org/10.1097/CCM.0000000000000882

Petrinec, A.B. & Daly, B.J. (2016). Post-traumatic stress symptoms in post-ICU family members: review and methodological challenges. *Western Journal of Nursing Research, 38*(1), 57–78. https://doi.org/10.1177/0193945914544176

Pinzon, D. & Galetke, W. (2020). Sleep in the intensive care unit. *Somnologie, 24*(1), 16–20. https://doi.org/10.1007/s11818-020-00246-9

Pochard, F., Azoulay, E., Chevret, S., Lemaire, F., Hubert, P., Canoui, P., Grassin, M., Zittoun, R., le Gall, J.R., Dhainaut, J.F., Schlemmer, B. & French FAMIREA Group. (2001). Symptoms of anxiety and depression in family members of intensive care unit patients: ethical hypothesis regarding decision-making capacity. *Critical Care Medicine, 29*(10), 1893–1897.

Pochard, F., Darmon, M., Fassier, T., Bollaert, P.E., Cheval, C., Coloigner, M., Merouani, A., Moulront, S., Pigne, E., Pingat, J., Zahar, J.R., Schlemmer, B., Azoulay, E. & French FAMIREA study group. (2005). Symptoms of anxiety and depression in family members of intensive care unit patients before discharge or death. A prospective multicenter study. *Journal of Critical Care, 20*(1), 90–96.

Powell, A. (2019, September). *Lärm im Gesundheitswesen: ein unterschätztes Problem.* Zugriff am 16. Oktober 2020 unter https://news.ophardt.com/laerm-im-gesundheitswesen-ein-unterschaetztes-problem

Prinz, B.K. (2021). *Naturheilkundliche Anwendungen in der Pflege. Praxistipps für den Pflegealltag.* Berlin: Springer. https://doi.org/10.1007/978-3-662-60477-9

Redaktion kma Online. (Hrsg.). (2019, September). *Moderne Delir-Prävention auf Intensivstationen mit VitalSky von Philips. Als erstes Krankenhaus weltweit setzt das Marien-Hospital Wesel auf nicht-pharmakologische Delir-Prävention mit personalisierter Lichttherapie.* Verfügbar unter https://www.kma-online.de/unternehmen/philips/news/detail/als-erstes-krankenhaus-weltweit-setzt-das-marien-hospital-wesel-auf-nicht-pharmakologische-delir-praevention-mit-personalisierter-lichttherapie-a-42074

Redaktion KWM. (Hrsg.). (2015, Juni). *Störfaktor Lärm auf Intensivstation: Sechs Tipps für mehr Ruhe.* Verfügbar unter https://blog.klinik-wissen-managen.de/stoerfaktor-laerm-auf-intensivstation-sechs-tipps-fuer-mehr-ruhe/

respectare®. (Hrsg.). (2013). *Begleiten und Berühren in Pflege und Therapie.* Verfügbar unter www.respectare.de

Reuter-Rice, K., McMurray, M.G., Christoferson, E., Yeager, H. & Wiggins, B. (2020). Sleep in the Intensive Care Unit: Biological, Environmental, and Pharmacologic Implications for Nurses. *Critical Care Nursing Clinics of North America, 32*(2), 191–201. https://doi.org/10.1016/j.cnc.2020.02.002

Righy, C., Rosa, R.G., da Silva, R., Kochhann, R., Migliavaca, C.B., Robinson, C.C., Teche, S.P., Teixeira, C., Bozza, F.A. & Falavigna, M. (2019). Prevalence of post-traumatic stress disorder symptoms in adult critical care survivors: a systematic review and meta-analysis. *Critical Care, 23*(1), 213. https://doi.org/10.1186/s13054-019-2489-3

Rueb, E.S. (2019, July 09). To Reduce Hospital Noise, Researchers Create Alarms That Whistle and Sing. *The New York Times.* Retrieved October 23, 2020, from https://www.nytimes.com/2019/07/09/science/alarm-fatigue-hospitals.html

Schiff, A. (2015). Begleitung von Familien in kritischen Situationen: Das „Da-Sein“ möglich machen. *Die Schwester/Der Pfleger, 54*(6), 46–49.

Schmidt, M. & Azoulay, E. (2012). Having a loved one in the ICU: the forgotten family. *Current Opinion in Critical Care, 18*(5), 540–547. https://doi.org/10.1097/MCC.0b013e328357f141

Schneider, A. (2020). *Lautstärke & Dezibel.* Verfügbar unter https://www.geers.de/rund-ums-hoeren/lautstaerke-dezibel/

Scott, J.B., de Vaux, L., Dills, C. & Strickland, S.L. (2019). Mechanical Ventilation Alarms and Alarm Fatigue. *Respiratory Care, 64*(10), 1308–1313. https://doi.org/10.4187/respcare.06878

Sczuplinski, T. (2019). Klinik-Neubau – „Hier ist etwas richtig Gutes entstanden“. Interview mit dem Geschäftsführer des Gesundheit Nord Klinikverbunds Bremen Klaus Beekmann. gesund mal 4. *Das Magazin der Gesundheit Nord gGmbH, 3*(10), 8–9.

Sen Sound. (o.D.). *Welcome to Sen Sound.* Verfügbar unter https://www.sensound.space/

Sewing, F. & Jehle, C. (2020). Angehörige sind herzlich willkommen. *Intensiv, 28*(2), 64–67. https://doi.org/10.1055/a-1088-4926

Sharma, S., Hashmi, M.F. & Valentino III, D.J. (2020). Sedation Vacation in the ICU. *StatPearls. Treasure Island (Bookshelf ID: NBK513327).* Available from https://www.ncbi.nlm.nih.gov/books/NBK513327/

Simons, K.S., Verweij, E., Lemmens, P., Jelfs, S., Park, M., Spronk, P.E., Sonneveld, J., Feijen, H.M., van der Steen, M.S., Kohlrausch, A.G., van den Boogaard, M. & de Jager, C. (2018). Noise in the intensive care unit and its influence on sleep quality: a multicenter observational study in Dutch intensive care units. *Critical Care, 22*(1), 250.

Smith, S. & Rahman, O. Post Intensive Care Syndrome (PICS, Updated 2021 Jul 29). In: *StatPearls*. Treasure Island (FL): StatPearls Publishing; 2020 Jan. Retrieved August 23, 2021, from https://www.ncbi.nlm.nih.gov/books/NBK558964/

Smonig, R., Magalhaes, E., Bouadma, L., Andremont, O., de Montmollin, E., Essardy, F., Mourvillier, B., Lebut, J., Dupuis, C., Neuville, M., Lermuzeaux, M., Timsit, J.F. & Sonneville, R. (2019). Impact of natural light exposure on delirium burden in adult patients receiving invasive mechanical ventilation in the ICU: a prospective study. *Annals of intensive care, 9*(1), 120.

Snoezelen. (2020, 25. September). In *Wikipedia*. Zugriff am 25. September unter https://de.wikipedia.org/wiki/Snoezelen

Strainchamps, A. & Field, T. (2020). *Even During Quarantine, You Need A 'Daily Dose Of Touch'*. Available from https://www.ttbook.org/interview/even-during-quarantine-you-need-daily-dose-touch

Sun, T., Sun, Y., Huang, X., Liu, J., Yang, J., Zhang, K., Kong, G., Han, F., Hao, D. & Wang, X. (2021). Sleep and circadian rhythm disturbances in intensive care unit (ICU)-acquired delirium: a case-control study. *Journal of International Medical Research, 49*(3), 300060521990502. https://doi.org/10.1177/0300060521990502

Teigeler, B. & Hansen, E. (2021). „Kommunikation wirkt – auch in Narkose!" Therapeutische Kommunikation. *PflegenIntensiv, 18*(2), 72–76.

TOBO Cash and Paging Systems GmbH. (2018). *Pagersysteme ... für Krankenhäuser, Kliniken, Arztpraxen*. Verfügbar unter https://www.tobopager.de/produkte/krankenhaus/

Umweltbundesamt. (2020). *Straßenverkehrslärm*. Dessau-Roßlau: Umweltbundesamt. Verfügbar unter https://www.umweltbundesamt.de/themen/verkehr-laerm/verkehrslaerm/strassenverkehrslaerm#gerauschbelastung-im-strassenverkehr

van Beusekom, I., Bakhshi-Raiez, F., de Keizer, N.F., Dongelmans, D.A. & van der Schaaf, M. (2015). Reported burden on informal caregivers of ICU survivors: a literature review. *Critical Care, 20*(1), 1–8. https://doi.org/10.1186/s13054-016-1185-9

Völker, S. & Schumacher, H. (Hrsg.). (2016). *9. Symposium Licht und Gesundheit. Abstracts der Tagung „9. Symposium Licht und Gesundheit" vom 6. bis 7. Oktober 2016 im Forum Treptow in Berlin*. Berlin: Universitätsverlag der TU Berlin.

Volkmann, A. (2016, September). *Wenn Krankenhauslärm der Gesundheit schadet*. Berlin: Gesundheitsstadt Berlin. Zugriff am 16. Oktober 2020 unter https://www.gesundheitsstadt-berlin.de/wenn-krankenhauslaerm-der-gesundheit-schadet-10743/

Watkins, R.H., Dione, M., Ackerley, R., Backlund Wasling, H., Wessberg, J. & Löken, L.S. (2021). Evidence for sparse C-tactile afferent innervation of glabrous human hand skin. *Journal of Neurophysiology, 125*(1), 232–237. https://doi.org/10.1152/jn.00587.2020

WHO. (2018a). *Neue Leitlinien der WHO für Lärmbelastung veröffentlicht*. Verfügbar unter https://www.euro.who.int/de/media-centre/sections/press-releases/2018/press-information-note-on-the-launch-of-the-who-environmental-noise-guidelines-for-the-european-region

WHO. (2018b). *Leitlinien für Umgebungslärm für die Europäische Region. Zusammenfassung*. Verfügbar unter https://www.euro.who.int/de/health-topics/environment-and-health/noise/publications/2018/environmental-noise-guidelines-for-the-european-region-executive-summary-2018

Willemeit, T. (2015). Parametrische (T)Raumgestaltung – die Zukunft von Intensivstationen. Ein wissenschaftliches Forschungsprojekt zur Bekämpfung von Angst, Desorientierung und

Stress und zur Förderung des natürlichen Schlafes auf Intensivstationen. In C. Nickl-Weller, S. Matthys & T. Eichenauer (Hrsg.), *Health Care der Zukunft 5. Healing Architecture + Communication* (S. 127–132). Berlin: MWV.

Younis, M. B., Hayajneh, F. & Batiha, A.-M. (2019). Measurement and Nonpharmacologic Management of Sleep Disturbance in the Intensive Care Units: A Literature Review. *Critical Care Nursing Quarterly, 42*(1), 75–80. https://doi.org/10.1097/CNQ.0000000000000240

Zante, B., Camenisch, S. A. & Schefold, J. C. (2020). Interventions in post-intensive care syndrome-family: a systematic literature review. *Critical Care Medicine, 48*(9), e835–e840. https://doi.org/10.1097/CCM.0000000000004450

Weiterführende Literatur

Anderson, W.G., Arnold, R.M., Angus, D.C. & Bryce, C.L. (2009). Passive decision-making preference is associated with anxiety and depression in relatives of patients in the intensive care unit. *Journal of Critical Care, 24*(2), 249–254. https://doi.org/10.1016/j.jcrc.2007.12.010

de Heer, G. & Kluge, S. (2012). Kommunikation in der Intensivmedizin. *Medizinische Klinik - Intensivmedizin und Notfallmedizin, 107*(4), 249–254. https://doi.org/10.1007/s00063-011-0060-3

Fick, Chr. (2019). Symptomkontrolle lautet das oberste Ziel. Konzept zur Versorgung sterbender Patienten. *PflegenIntensiv, 16*(4), 10–12.

Ganz, F.D. (2019). Improving Family Intensive Care Unit Experiences at the End of Life: Barriers and Facilitators. *Critical Care Nurse, 39*(3), 52–58. https://doi.org/10.4037/ccn2019721

Geri, T., Viceconti, A., Minacci, M., Testa, M. & Rossettini, G. (2019). Manual therapy: Exploiting the role of human touch. *Musculoskeletal Science & Practice, 44*, 102044. https://doi.org/10.1016/j.msksp.2019.07.008

Graf, J., Rath, T. & Roeb, E. (2009). Kommunikation – ein Missverständnis?! *Intensivmedizin und Notfallmedizin, 46*(5), 313–317. https://doi.org/10.1007/s00390-009-0049-9

Heindl, P. & Ruppert, S. (2019). Palliative Care und Critical Care in Einklang bringen. *PflegenIntensiv, 16*(4), 4–9.

Hermes, C. & Weller, L. (2016). Individuelle Trauerbegleitung. Ein Raum zum Abschiednehmen. *PflegenIntensiv, 13*(2), 14–16.

Janssens, U. & Graf, J. (2007). Das Unfassbare verstehen: Kommunikation mit Angehörigen von sterbenden Patienten auf der Intensivstation. *Intensivmedizin und Notfallmedizin, 44*(6), 325–331. https://doi.org/10.1007/s00390-007-0795-5

Knauert, M.P., Redeker, N.S., Yaggi, H.K., Bennick, M. & Pisani, M.A. (2018). Creating Naptime: An Overnight, Nonpharmacologic Intensive Care Unit Sleep Promotion Protocol. *Journal of Patient Experience, 5*(3), 180–187. Verfügbar unter https://www.ncbi.nlm.nih.gov/pmc/articles/PMC6134539/. https://doi.org/10.1177/2374373517747242

Malatek, A. (2019). Patientenbetreuung in der letzten Lebensphase. Ist ein würdevolles Sterben auf der Intensivstation möglich? *PflegenIntensiv, 16*(2), 42–46.

Michalsen, A., Neitzke, G., Dutzmann, J., Rogge, A., Seidlein, A.-H., Jöbges, S., Burchardi, H., Hartog, Ch., Nauck, F., Salomon, F., Duttge, G., Michels, G., Knochel, K., Meier, St., Gretenkort, P. & Janssens, U. (2021). Überversorgung in der Intensivmedizin: erkennen, benennen, vermeiden. Positionspapier der Sektion Ethik der DIVI und der Sektion Ethik der DGIIN. *Medizinische Klinik - Intensivmedizin und Notfallmedizin, 116*, 281–294.

Müller-Busch, H.C. (2013). Palliativmedizin und Sterben auf der Intensivstation – kein Widerspruch. *DIVI, 1*, 22–27.

Nydahl, P. (2017). Angehörigenintegration. Studie: Längere Besuchszeiten senken Delirrate und -dauer. *PflegenIntensiv, 14*(3), 49.

Nydahl, P., Dubb, R., Hermes, C., Filipovic, S., Klarmann, S. & Ottens, Th. (2018). Jede Möglichkeit nutzen! Kommunikation mit beatmeten Patienten. *PflegenIntensiv, 15*(2), 62–66.

O'Donnell, A., Buffo, A., Campbell, T.C. & Ehlenbach, W.J. (2020). The Critical Care Nurse Communicator Program: An Integrated Primary Palliative Care Intervention. *Critical Care Nursing Clinics of North America, 32*(2), 265–279. https://doi.org/10.1016/j.cnc.2020.02.008

Ratliff, M. & Neumann, J.-O. (2016). Entscheidungskonflikte mit Angehörigen auf der Intensivstation. *Medizinische Klinik – Intensivmedizin und Notfallmedizin, 111*(7), 638–643. https://doi.org/10.1007/s00063-015-0109-9

Redaktion scinexx – das wissensmagazin. (2020). *Warum Lavendel beruhigend wirkt. Forscher lüften Geheimnis um die Wirkung des Lavendeldufts.* Düsseldorf: MMCD NEW MEDIA. Verfügbar unter https://www.scinexx.de/news/biowissen/warum-lavendel-beruhigend-wirkt/

Ruppert, S. & Heindl, P. (Hrsg.). (2019). *Palliative Critical Care. Palliative Pflegemaßnahmen auf der Intensivstation.* Berlin: Springer. https://doi.org/10.1007/978-3-662-58115-5

Sailer, U., Hausmann, M. & Croy, I. (2020). Pleasantness Only? *Experimental Psychology, 67*(4), 224–236. https://doi.org/10.1027/1618-3169/a000492

Schmidt, L. (2016). Palliative Care auf der Intensivstation. Es bewegt sich etwas. *PflegenIntensiv, 13*(2), 18–21.

Wallner, J. (2013). Sterben auf der Intensivstation. *Medizinische Klinik-Intensivmedizin und Notfallmedizin 109*(1),13–18. https://doi.org/10.1007/s00063-013-0281-8

Zimmermann, E. (2018). *Aromatherapie für Pflege- und Heilberufe* (6. Aufl.). Stuttgart: Haug Verlag. https://doi.org/10.1055/b-004-129580

Autorinnen

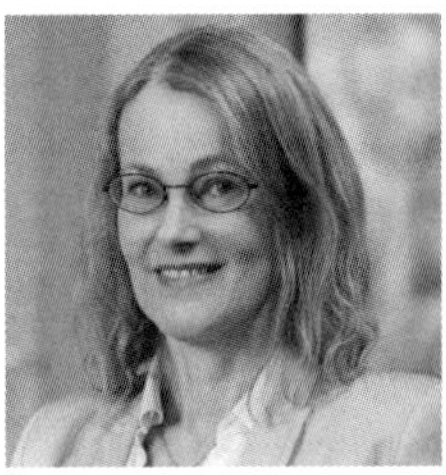

Brigitte Teigeler, geb. 1969, lebt in Marburg. Sie ist Kinderkrankenschwester, Diplom-Pflegewirtin und Fachjournalistin und hat 15 Jahre als Redakteurin im Bibliomed-Verlag gearbeitet (u.a. für die Zeitschriften „Die Schwester Der Pfleger“ und „PflegenIntensiv“). Seit 2018 ist sie freiberuflich als Journalistin tätig und gibt Seminare und Fortbildungen. Ausführliche Informationen unter https://www.brigitte-teigeler.de/

Kontakt: mail@brigitte-teigeler.de

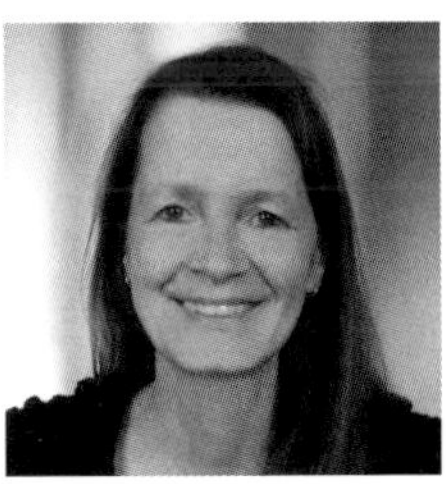

Sabine Walther, Dr., geb. 1963, lebt in Duisburg. Sie ist Krankenschwester und Sprachwissenschaftlerin mit Schwerpunkt auf Angewandter Gesprächsforschung und Kommunikation von Pflegenden. Sie arbeitet als Lehrerin für Deutsch als Fremd-/Zweitsprache, freie Lektorin und Dozentin, u.a. zur Kommunikation Pflegender. Ausführliche Informationen unter https://www.lektorat-walther.de/

Kontakt: sw@lektorat-walther.de

Sachwortverzeichnis